CAROLIN KOTKE

EAT WELL, FEEL BETTER!

Die neue Säure-Basen-Formel

INHALT

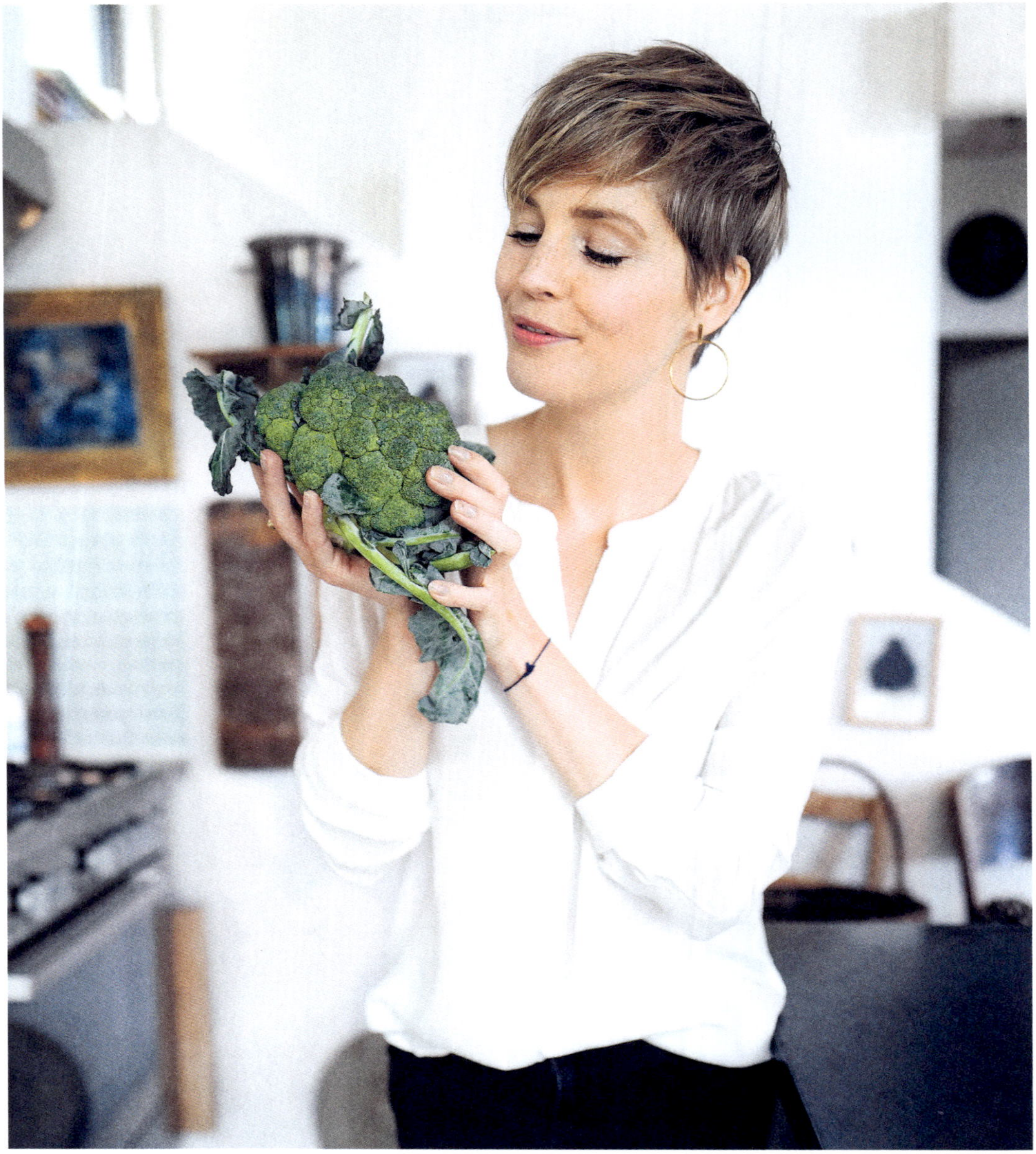

»JEMAND MUSS AUFSTEHEN UND SAGEN, DASS DIE LÖSUNG KEINE WEITERE PILLE IST. DIE LÖSUNG IST BROKKOLI.«

Carolin Kotke

EINLEITUNG

Ich freue mich, dass du dieses Buch in den Händen hältst und damit offen dafür bist, etwas für dich und deinen Körper zu tun. Bei diesem Buch handelt es sich um meine persönliche Ernährungsbibel, eine Gebrauchsanweisung, für die ich all das Wissen, das ich in den letzten Jahren gesammelt habe, und all die Erfahrungen, die ich machen durfte, zusammengetragen und niedergeschrieben habe. Das Buch begleitet dich auf deinem Weg zu mehr Wohlbefinden und einem ganz neuen Bewusstsein für deinen Körper. Eigentlich ist es sogar viel mehr als nur ein Ernährungsratgeber. Es ist ein Guide, der dir hilft, dich in deinem Körper wieder wohlzufühlen, und der gleichzeitig deine Gesundheit langfristig stärkt.

Mit sich und seinem Körper im Einklang zu sein, seinen Körper zu verstehen, ihn zu unterstützen und auf ihn zu hören – dies ermöglicht ein Leben voller Gesundheit und Wohlbefinden. Daher enthält dieses Buch nicht nur Ernährungstipps, sondern ich erläutere auch, welche weiteren Elemente für mich wichtig sind. Ich erkläre, wie unser Körper funktioniert, wie wir ihn mit der richtigen Auswahl der Lebensmittel und mit verschiedenen Verhaltensweisen unterstützen und mit ihm zusammenarbeiten können.

Wie ich zu all diesen Erkenntnissen gekommen bin? Auslöser war meine Brustkrebsdiagnose im Jahr 2017. An diesem Tag stellte ich fest, dass ich die Kontrolle über meinen Körper scheinbar verloren hatte. Und auch das komplette Vertrauen in ihn. Mein Körper hatte mich all die Jahre hervorragend unterstützt, war eigentlich super in Form und hatte mich durch einige turbulente Zeiten gebracht. Ich war damals seit zehn Jahren erfolgreich in meinem Beruf, liebte Überstunden, absolvierte neben meinem Vollzeitjob in der Werbung ein Abendstudium, war sehr zielstrebig und ehrgeizig und nutzte die wenige Freizeit, die ich hatte, unter anderem für Sport, um den Kopf freizubekommen. Alles kein Problem! Mein Körper machte immer gut mit. Bis zu diesem Tag, an dem man mir erklärte, dass ein bösartiger Tumor in meiner Brust wächst. Ein Tumor, der mich umbringen könnte, der dringend rausoperiert werden musste und zudem eine sechsmonatige Chemotherapie erforderlich machte.

Ich fragte mich, wieso mir mein Körper so etwas antut und warum der Tumor ausgerechnet jetzt auftauchen musste, wo ich doch gerade auf Erfolgskurs war. Mein Leben fiel wie ein Kartenhaus in sich zusammen. Die Therapie brachte mich seelisch und körperlich komplett an meine Grenzen. Bereits nach den ersten Chemotherapiesitzungen hatte ich akute Magen-Darm-Probleme, verlor an Gewicht und fühlte mich immer schwächer und antriebslos. Mir war klar, dass ich etwas unternehmen musste. Ich wollte nicht mehr nur blind den Ärzten vertrauen. Ich wollte selbst aktiv werden. Also las ich ein Ernährungsbuch nach dem nächsten, stolperte über diverse Ernährungsformen, erhielt von unterschiedlichen Seiten die verschiedensten Ratschläge und probierte alles Mögliche aus. Schließlich kam ich zu einer ganz klaren Erkenntnis: Es ist nicht wichtig, welche Ernährungsform man wählt, sondern welche Lebensmittel!

MIT DER ERNÄHRUNG DEN KÖRPER UNTERSTÜTZEN

Vor meiner Diagnose war ich davon überzeugt, dass ich mich bereits sehr gesund ernährte. Doch am Ende variiert die Definition einer gesunden Ernährung von Person zu Person, es herrscht viel Halbwissen und so musste auch ich mir eingestehen, dass ich viele »klassische« Ernährungsfehler machte. Umso mehr freue ich mich, meine Erkenntnisse und Erfahrungen in diesem Buch mit dir teilen zu können.

Uns allen ist bewusst, dass wir Nahrung zum Leben brauchen und Ernährung für uns unverzichtbar ist. Doch der eigentliche Sinn unserer Ernährung ist immer mehr aus dem Fokus geraten. Wir essen, was uns schmeckt, wir essen, um satt zu werden, und wir essen, um uns mit Energie zu versorgen. Aber wer achtet bewusst darauf, seinen Nährstoffbedarf zu decken? Die wenigsten! Dabei ist es doch der eigentliche Sinn unserer Nahrung, uns mit Nährstoffen zu versorgen und unsere Organe und die komplexen Zellvorgänge, die ununterbrochen in unseren Körper stattfinden, so gut es geht, zu unterstützen. Genau dies wird immer schwieriger. Denn die Ernährung von heute ist leider schon lange nicht mehr so nährstoffreich wie früher, und auch unser Lebensstil bringt uns und unseren Körper völlig aus der Balance. Die Folge sind die verschiedensten Beschwerden, Krankheiten, Unverträglichkeiten und Übergewicht.

Immer häufiger fühlen wir uns schlapp, haben ein geschwächtes Immunsystem, wir werden anfälliger für Krankheiten. Chronische Müdigkeit, Schlafprobleme, Sodbrennen, unreine Haut oder Kopfschmerzen – häufig nehmen wir all diese Symptome gar nicht mehr richtig wahr und tun sie als völlig normal ab. Wir haben uns an sie gewöhnt. Wenn sie uns stören, versuchen wir sie mit Medikamenten zu unterdrücken, doch kaum setzen wir die Medikamente ab, sind sie wieder da. Doch diese Symptome sind alles andere als normal. Sie sind ein Zeichen dafür, dass etwas nicht stimmt. Um sie loszuwerden, müssen wir nach ihrem Ursprung suchen. Und dieser ist oftmals in einer falschen oder unbewussten Ernährung zu finden.

UNSERE ERNÄHRUNG BEWIRKT ETWAS

Nach meiner Krebsdiagnose habe ich mich intensiv mit meiner Ernährung auseinandergesetzt und mir angeschaut, wie ich mit der Auswahl meiner Lebensmittel mir und meinem Körper in dieser schwierigen Zeit etwas Gutes tun kann. Es ist lebensnotwendig, dass wir essen und trinken, in akuten Krankheitssituationen mehr denn je. Dabei ist es weniger wichtig, wie viele Kalorien wir zu uns nehmen – entscheidend sind die Nährstoffe, die unser Körper dazu braucht, um die Funktion unserer Zellen und unseres Gewebes aufrechtzuerhalten. Die Nährstoffe, die unserem Körper langfristige Energie und Leistungsfähigkeit schenken. Unser Körper benötigt Lebensmittel und Nährstoffe, die ihn unterstützen, damit er funktioniert, und wir müssen mit ihm zusammenarbeiten.

Also stellte ich meine Ernährung um. Ich richtete den Fokus auf die Nährstoffoptimierung und einen ausgeglichenen Säure-Basen-Haushalt und durfte dadurch ein ganz neues Körpergefühl erleben, was ich nicht für möglich gehalten hatte. Nach meiner Chemotherapie wurde ich relativ schnell wieder fit, die Wundheilung nach meinen Operationen verlief gut und Probleme wie meine Gräserallergie, Lebensmittelunverträglichkeiten und Neurodermitis waren auf einmal Vergangenheit. Ein Jahr nach Beendigung der Therapie war ich das erste Mal in meinem Leben frei von Allergien und Hautproblemen. Meine Haut ist heute klarer und meine Haare sind kräftiger als vor der Krebstherapie. Weitere Probleme wie beispielsweise das Fatigue-Syndrom sowie Wechseljahresbeschwerden und Probleme mit den Knochen und den Gelenken, die durch eine Antihormontherapie begünstigt werden können, halten sich in Grenzen beziehungsweise die Beschwerden haben sich mit der Zeit deutlich verringert. Natürlich darf man hier keine Wunder erwarten. Doch ich merkte, wie es meinem Körper nach und nach immer besser ging. Darum bin ich davon überzeugt: Unsere Ernährung bewirkt etwas. Wir sollten sie daher bewusst einsetzen.

DIE RICHTIGE BALANCE FINDEN

Mit diesem Buch möchte ich für ein Umdenken sorgen, Aha-Effekte auslösen und dir einen neuen Blickwinkel auf die Ernährung eröffnen. Ich möchte dir nahebringen, dass unsere Ernährung einer der wichtigsten Bausteine für generelles Wohlbefinden und eine langfristige Gesundheit ist. So werde ich dir zeigen, wie du nach dem Motto »Eat well – feel better« die richtige Balance und den perfekten Nährstoffmix für dich persönlich finden kannst. Das mag kompliziert klingen, ist aber ganz einfach. Du musst nur wissen, worauf zu achten ist, und dies erfährst du in diesem Buch. Gesunde Ernährung hat weniger mit Verzicht zu tun, sondern bedeutet vielmehr ein Finden gesünderer Alternativen.

»UNSER ESSEN IST DAS, WAS UNS ANTREIBT.
ES SOLLTE UNSEREN KOPF KLAR MACHEN,
UNSER WOHLBEFINDEN STEIGERN
UND UNS VON AUSSEN ERSTRAHLEN LASSEN.
TUT ES DIES NICHT, IST ES EINDEUTIG ZEIT
FÜR EINE VERÄNDERUNG.«

Carolin Kotke

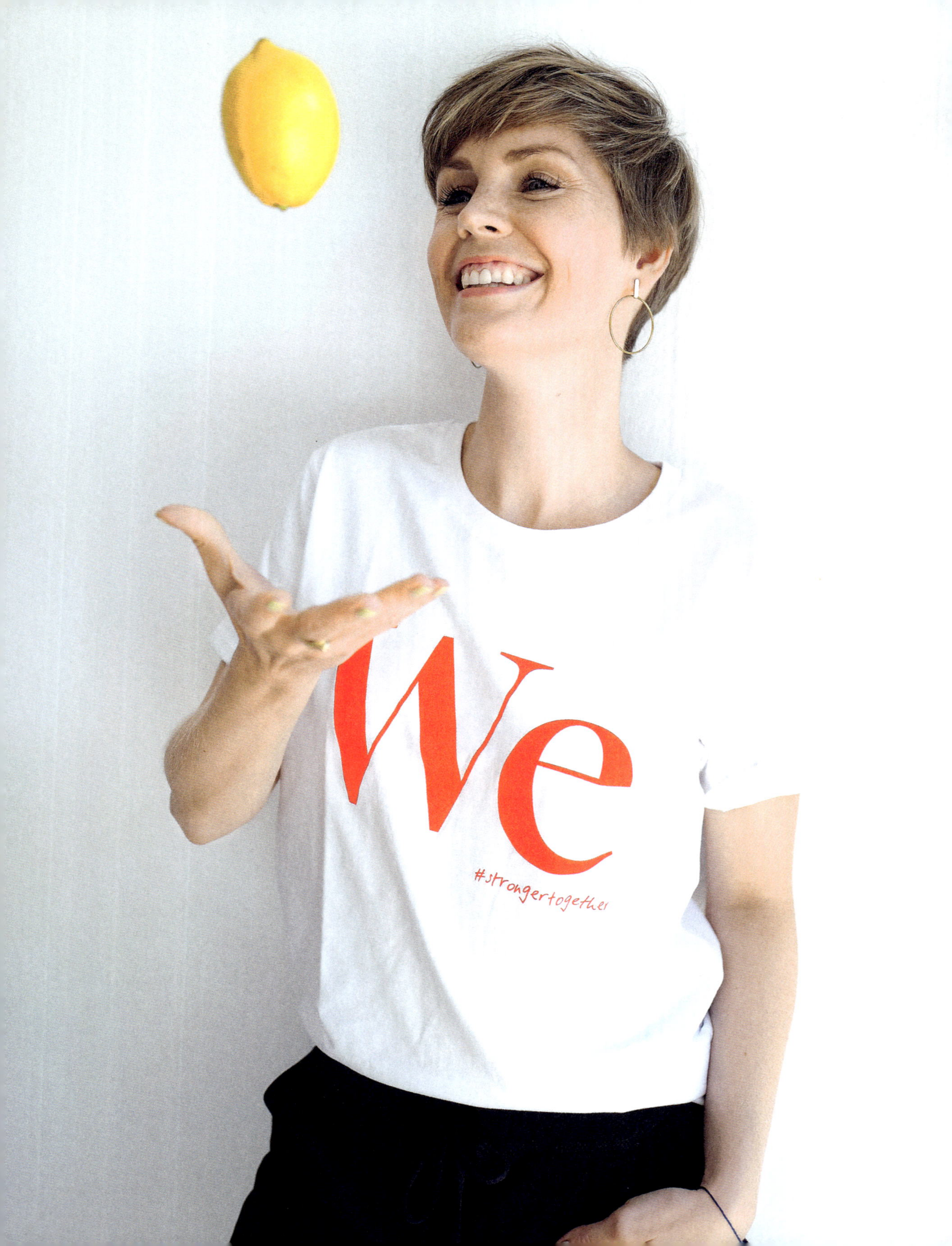
We
#strongertogether

ERNÄHRUNG AUF DEM PRÜFSTAND

Die Auswahl und Vielfalt an Lebensmitteln ist größer denn je. Trotzdem ernähren wir uns einseitig, unausgewogen und einfach ungesund. Woran liegt das? In diesem Kapitel gehe ich auf die Entwicklung unserer Ernährung ein und beschreibe, worauf wir wieder mehr unseren Fokus legen sollten.

WAS ERNÄHRUNG BEDEUTET

Menschen brauchen Nahrung, um zu leben. wichtig ist nicht nur, dass wir etwas essen, sondern vielmehr, was wir zu uns nehmen. Denn unsere Ernährung sollte uns vor allem mit guten Nährstoffen versorgen. Nicht viele wählen jedoch ihre Lebensmittel nach Nährstoffen aus. Meist muss es schnell gehen, gut schmecken und satt machen.

Falsche Ernährung macht krank

Wenn wir keine Zeit dafür haben, auf unsere Ernährung zu achten, essen wir überwiegend Dinge, die uns nicht guttun. Die Folgen sind Antriebslosigkeit, Gereiztheit, Konzentrationsschwierigkeiten, Übergewicht sowie diverse Krankheiten. So sind laut einer Analyse von 2019 weltweit 11 Millionen Todesfälle pro Jahr auf eine ungesunde Ernährung zurückzuführen. Das sollte uns doch zu denken geben, oder? Entscheidende Faktoren sind hier ganz eindeutig, dass wir von gesunden Nährstoffen zu wenig und von ungesunden Nährstoffen zu viel zu uns nehmen: Unsere Ernährung enthält zu wenig Vollkornprodukte, Obst, Gemüse, Nüsse und Samen und ist stattdessen sehr natriumreich, besteht also aus vielen stark salzhaltigen und verarbeiteten Lebensmitteln wie Wurstwaren, Käse und Fertigprodukten (siehe Grafik).

»WIR SOLLTEN ANFANGEN, UNSERE ERNÄHRUNG ALS NÄHRSTOFFZUFUHR UND NICHT NUR ALS NAHRUNGSZUFUHR ZU SEHEN.«

Carolin Kotke

Ernährung früher und heute

Eines der größten Probleme unserer heutigen typisch westlichen Ernährung besteht darin, dass über 50 Prozent unserer Kalorien aus Lebensmitteln stammen, die es früher noch gar nicht gab oder die mittlerweile so stark verarbeitet sind, dass sie mit dem ursprünglichen Produkt nicht mehr viel zu tun haben. Unsere Lebensmittel werden häufig hoch erhitzt, raffiniert, frittiert, präpariert, mit Konservierungsstoffen länger haltbar gemacht und durch chemische Stoffe ergänzt. Klassische Beispiele hierfür sind Zucker, Weißmehlprodukte und Dauerbackwaren, gehärtete pflanzliche Fette wie Margarine, außerdem Fast Food und diverse Konserven.

Dadurch sind die heutigen Lebensmittel zwar sättigend und haben eine hohe Energiedichte, doch leider sind sie arm an Nährstoffen. Sie enthalten oft kaum hochwertige Proteine, Ballaststoffe, Omega-3-Fettsäuren, Vitamine oder Mineralstoffe, die unser Körper dringend benötigt. Doch nicht nur die Entwicklungen in der Lebensmittelindustrie haben unser Essverhalten verändert, sondern auch die Marketingkampagnen, die unseren Appetit auf Dinge lenken, die alles andere als gesund sind. Es wird wesentlich

ANZAHL GLOBALER TODESFÄLLE, DIE AUF ERNÄHRUNGSFAKTOREN ZURÜCKZUFÜHREN SIND

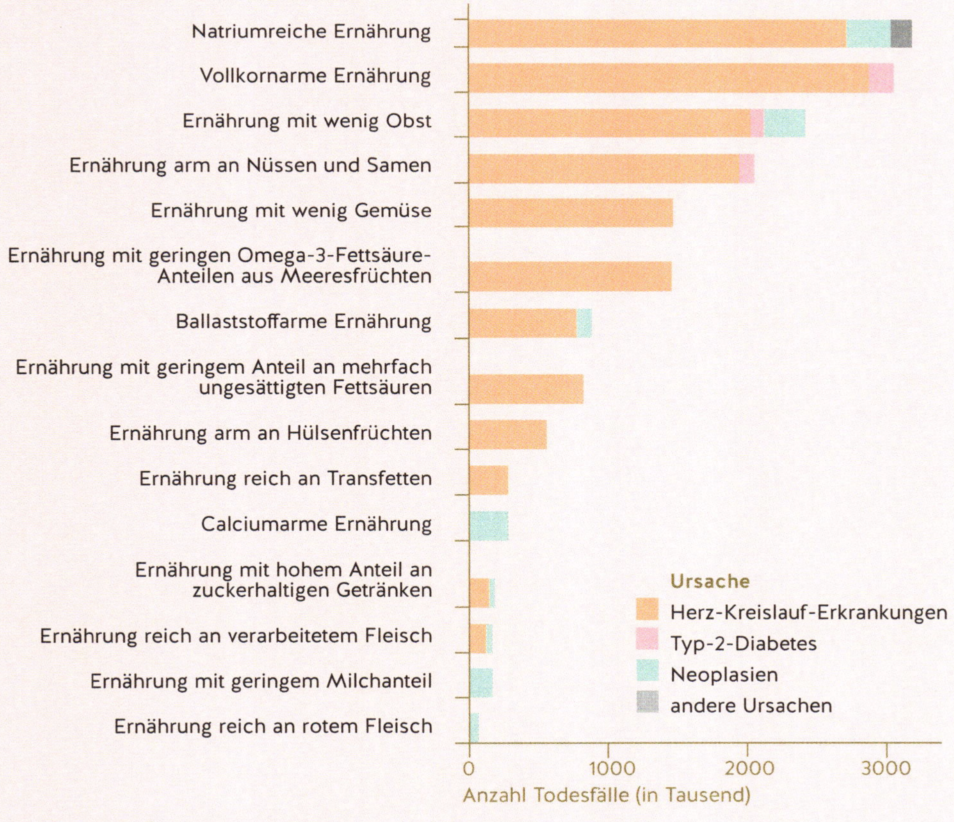

Quelle: GBD 2017 Diet Collaborators. Lancet 2019; DOI: https//doi.org/10.1016/S0140-6736(19)30041-8, MT-Grafik

mehr Werbung für ungesunde Lebensmittel wie Süßwaren, Softdrinks und Snacks geschaltet als für eher gesunde Nahrungsmittel wie Obst, Gemüse und Nüsse. Immer wieder gibt es Debatten darüber, ob Werbung für Kinderlebensmittel verboten werden sollte, ob eine Zuckersteuer sinnvoll wäre, ob die Alkoholsteuer erhöht werden sollte etc. So macht zum Beispiel Zucker ebenso süchtig wie Drogen oder Zigaretten – diese Erkenntnis ist nichts Neues. Doch wirklich gehandelt wurde hier bisher noch nicht. Ganz im Gegenteil. Gerade in Kindergärten, Schulen und selbst in Krankenhäusern, wo die Menschen eigentlich gesund werden sollen, finden wir alles andere als gesunde und nährstoffreiche Lebensmittel. Man sollte denken, dass sich die Lebensmittelindustrie in all den Jahren weiterentwickelt hat, doch es ist leider eher das Gegenteil der Fall.

Dazu kommen giftige Substanzen in unseren Lebensmitteln wie Schwermetalle, Acrylamid, Pestizide und andere Schadstoffe. Das Thema würde ein eigenes Buch füllen, ich gehe hier nur am Rande darauf ein.

Fakt ist, dass unser Körper mit all den äußeren Einflüssen einfach überfordert ist und es für ihn immer schwieriger wird, all diese Dinge zu kompensieren. Das bedeutet für uns: Wir müssen mit unserem Körper zusammenarbeiten, statt ihm noch mehr schädigende Stoffe zuzumuten!

FRÜHER	HEUTE
»echte« Lebensmittel natürlichen Ursprungs: unverändert, frisch, vitalstoffreich und gesundheitsfördernd	**Erzeugnisse einer kreativen Nahrungsmittelindustrie: sättigend, arm an natürlichen Mikronährstoffen, häufig ergänzt um chemische Stoffe und gesundheitsschädigend**
reichlich unverändertes und frisches Obst und Gemüse (als Hauptmahlzeit)	erhitzte, frittierte, konservierte und präparierte Lebensmittel wie Fast Food, Backwaren und Konserven
viel Getreide und Hülsenfrüchte	Weißmehl (Brot, Nudeln, weißer Reis)
gelegentlich Fisch und Fleisch (als Beilage)	hochgezüchtetes und verarbeitetes Fleisch in großen Mengen
Nüsse, Samen	gehärtete Pflanzenfette wie Margarine, Brat- und Backfett
Honig, Obst	Süßigkeiten, raffinierter Zucker, Sirup
Quellwasser, Milch	H-Milch, Limonade und Getränke mit sonstigen Aromastoffen
Kräuter, Gewürze, Sprossen	Aromastoffe, Geschmacksverstärker, Extrakte, angereicherte Gewürze und Kräuter

Ein besseres Bewusstsein für die Ernährung entwickeln

Sei ehrlich: Als wie gesund und ausgewogen würdest du deine Ernährung auf einer Skala von 1 bis 10 einordnen? Die meisten Menschen überschätzen sich hier komplett. Wie oft isst du beispielsweise bewusst Vollkornprodukte, Hülsenfrüchte, Nüsse und Samen? Und wie viele Portionen Obst und Gemüse nimmst du tatsächlich jeden Tag zu dir?

Obst und Gemüse sollten den größten Teil unserer Ernährung ausmachen und nicht nur eine Beilage sein. Denn sie versorgen uns mit zahlreichen Nährstoffen, die unser Körper für seine Gesundheit braucht. Wir wissen das. Wenn wir genügend Obst und Gemüse essen, können wir damit unseren Bedarf an Vitaminen und Mineralstoffen decken. Doch häufig werfen wir lieber eine Pille ein, weil es bequemer ist.

Vitamine und Mineralstoffe – die sogenannten Mikronährstoffe – sind gesund, das ist klar. Bei Fetten, Kohlenhydraten und Eiweiß – den sogenannten Makronährstoffen – ist es etwas komplizierter. Je nach Ernährungsform sind sie negativ behaftet und sollen am besten sogar gänzlich gemieden werden. Dabei sind auch sie wichtig für unseren Körper und für unsere Gesundheit.

TIPP

Bei der Wahl unserer Lebensmittel sollten wir genau hinschauen, insbesondere bei Produkten, die in irgendeiner Form verarbeitet sind. Neben Zucker werden den Lebensmitteln zahlreiche Konservierungsstoffe und Geschmacksverstärker hinzugefügt, die absolut nicht notwendig sind. Wirf bei deinem nächsten Einkauf also einen prüfenden Blick auf die Liste der Inhaltsstoffe, bevor du ein Lebensmittel in deinen Einkaufskorb legst.

»DER WEG ZUR GESUNDHEIT FÜHRT DURCH DIE KÜCHE, NICHT DURCH DIE APOTHEKE.«

Hippokrates

UNSERE ERNÄHRUNGSGEWOHNHEITEN

Schauen wir uns einmal näher an, was ein großer Teil der deutschen Bevölkerung tagsüber auf dem Teller hat. Wenn nicht gerade Müsli zum Frühstück gegessen wird, ist es mit hoher Wahrscheinlichkeit ein Brötchen oder Toast mit Butter oder Margarine, Marmelade oder Schokocreme und dazu gibt es Kaffee mit Zucker und Milch. Am Wochenende vielleicht auch einmal ein Croissant oder ein anderes Gebäck. Fühlst du dich angesprochen? Ich will dir jetzt kein schlechtes Gewissen machen, es geht mir lediglich darum, für mehr Bewusstsein zu sorgen. Klar kannst du all dies gern einmal essen. Warum ich aber langfristig kein großer Fan von einem solchen Frühstück bin, wirst du im Laufe des Buches erkennen. Hier schon mal ein Hinweis: Ein solches Frühstück enthält viel Zucker und ungesunde Transfette, aber kaum gesunde Nährstoffe.

Auch der Zeitfaktor spielt eine große Rolle. Wenn es schnell gehen soll – und das ist nicht selten der Fall –, fahren wir zum nächsten Fast-Food-Restaurant oder bestellen online Pizza. Schnelligkeit und Bequemlichkeit geht hier vor Qualität. Kaffee, Kuchen und Kekse sind selbstverständlich und werden oft nebenher konsumiert. Und abends verzichten wir dann lieber ganz auf unsere Mahlzeit, weil wir mittags ja schon Fast Food gegessen haben und nachmittags das Stück Kuchen. Nicht, dass wir am Ende noch zunehmen. Dabei ist Ernährung so viel mehr als eine Gewichtsregulierung. Auf Essen zu verzichten ist das Schlimmste, was wir machen können. Von gesunden, nährstoffreichen Lebensmitteln kann man nämlich gar nicht genug essen. Die Dinge, die am Körper tatsächlich ansetzen, sind die, die unser Körper nicht verwerten kann. Für die er einfach nicht gemacht ist. Daher lautet meine Empfehlung: Konzentriere dich nicht darauf, wie viel du isst, sondern darauf, was du isst.

WIR SIND DAS, WAS WIR ESSEN

Betrachtet man den Körper und all seine Regulationsprozesse genauer, kann man nur staunen. Es ist ein absoulutes Wunder, was er alles leistet. Wenn man es genau nimmt, sehen wir abends in unserem Spiegel all das, was wir im Laufe des Tages über die Nahrung aufnehmen. Denn sämtliche Zellen des Körpers, unsere Knochen und Muskeln, unsere Haut und unsere Haare sind aus dem gemacht, was wir tagtäglich essen und trinken. Deshalb frage dich bei jeder Mahlzeit, die du zu dir nimmst: Tue ich meinem Körper damit etwas Gutes? Sind das die Dinge, aus denen ich gemacht sein will?
Mach dir bewusst, wenn du Lebensmittel einkaufst, deine Mahlzeiten zubereitest, am Tisch sitzt und dein Essen genießt: Mit dem, was wir zu uns nehmen, füttern wir unseren Körper, aber wir nähren unsere Organe und jede einzelne Zelle unseres Körpers.

Gemüse, Obst und Früchte bieten einen abwechslungsreichen Nährstoffmix.

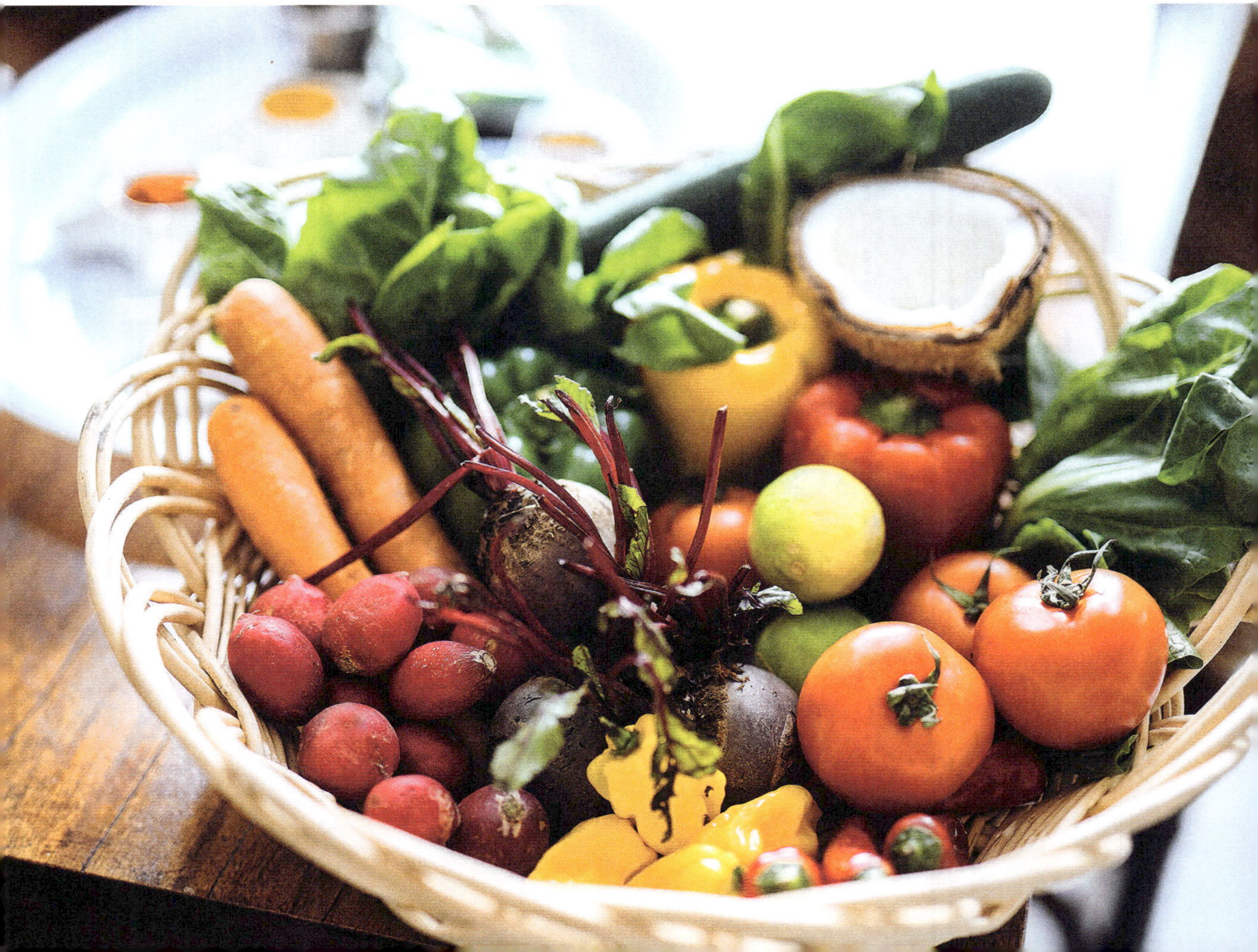

Der Säure-Basen-Haushalt: mein Weg zur basischen Ernährung

Unsere Gesundheit und unsere Ernährung sind unmittelbar miteinander verknüpft. Doch was genau ist unter Gesundheit zu verstehen? Die WHO definiert Gesundheit wie folgt: »Gesundheit ist ein Zustand völligen psychischen, physischen und sozialen Wohlbefindens und nicht nur das Freisein von Krankheit und Gebrechen.« Doch Gesundheit ist viel mehr als das. Betrachten wir unsere Gesundheit aus dem Blickwinkel des Säure-Basen-Haushalts, dann ist Gesundheit der Zustand des Körpers, in dem alle Mineralstoffdepots aufgefüllt sind, der Körper voll leistungsfähig ist und frei von beschädigten und nicht funktionierenden Zellen, Organen und Geweben. Sind wir krank, dann ist das auf ein Ungleichgewicht unseres Säure-Basen-Haushalts zurückzuführen. Unsere Mineralstoffdepots sind nicht mehr ausreichend gefüllt und in unserem Körper herrscht eine Dysbalance. Diese Dysbalance kann sich auf vielerlei Arten bemerkbar machen: durch Kopfschmerzen, unreine Haut, Verdauungsprobleme oder chronische Müdigkeit. Beschwerden, die wir oft nicht ernst nehmen und als normal abhaken, die aber wichtige Warnzeichen unseres Körpers sind.

Viel zu oft ignorieren wir diese Hinweise, was nicht selten in ernst zu nehmenden Krankheiten endet, wie Adipositas, Herz-Kreislauf-Erkrankungen, Typ-2-Diabetes bis hin zu Krebserkrankungen.

Ich weiß, wovon ich rede. Nachdem auch ich die Warnsignale meines Körpers erfolgreich ignoriert hatte, erhielt ich 2017 die Diagnose Krebs. Diese Diagnose brachte mich dazu, mich näher mit dem Thema Säure-Basen-Haushalt auseinanderzusetzen. Zwar ist der Zusammenhang zwischen einer Übersäuerung des Körpers und einer Krebserkrankung noch nicht klar erforscht, doch bereits 1932 fand der Nobelpreisträger Dr. Otto Warburg, der sich intensiv mit der Atmung unserer Zellen beschäftigte, heraus, dass Krebszellen nur in einem sauren Milieu wachsen können. Seine Erkenntnis formulierte er so: »Keine Krankheit kann in einem basischen Milieu existieren – nicht einmal Krebs.« Die Warburg-Hypothese ist noch heute der Ausgangspunkt für viele alternative Behandlungsmethoden.

»VIELLEICHT SOLLTEN WIR EINFACH AUFHÖREN ZU HINTERFRAGEN, WIESO NATÜRLICHE LEBENSMITTEL SO TEUER SIND, UND UNS STATTDESSEN FRAGEN, WIESO VERARBEITETE LEBENSMITTEL SO GÜNSTIG SIND.«

Verfasser unbekannt

DER SÄURE-BASEN-HAUSHALT

Damit unser Körper einwandfrei funktionieren kann, müssen Säuren und Basen im richtigen Verhältnis vorhanden sein. Ist dieses Verhältnis ausgeglichen, sprechen wir von Säure-Basen-Balance und unserer Gesundheit und unserem Wohlbefinden steht nichts im Weg.

Wie funktioniert unser Körper?

Der menschliche Körper besteht aus einer Vielzahl von Untersystemen. Die kleinste Funktionseinheit sind Zellen, die wiederum Gewebe, Knochen, Organe und Organsysteme bilden.
Ununterbrochen ablaufende chemische Vorgänge – die ständigen Auf- und Abbauvorgänge in allen Zellen – regulieren unseren Stoffwechsel, unser Immunsystem, den Hormonhaushalt, die Verdauung und grundlegende Funktionen wie Atmung und Kreislauf.
Damit all diese Systeme reibungslos funktionieren, muss in den Körperflüssigkeiten und in den Körperzellen ein ausgeglichenes Verhältnis zwischen Säuren (positiv geladenen sauren Wasserstoffatomen) und Basen (negativ geladenen Wasserstoff- und Sauerstoffionen) bestehen.
Ein gesundes Verhältnis, in dem alle Regulationsprozesse des Körpers (siehe Seite 24 ff.) einwandfrei arbeiten können, liegt bei 8 Basen zu 2 Säuren (die 80:20-Regel). Sind Basen und Säuren in diesem Verhältnis vorhanden, kann der Körper die andauernden Schwankungen aufgrund äußerer Umweltfaktoren, falscher Ernährung und körpereigener Prozesse ausgleichen und kompensieren. Gerät dieses Verhältnis zwischen Säuren und Basen allerdings aus dem Gleichgewicht, wird das komplette Zusammenspiel all unserer Untersysteme durcheinandergebracht. Man kann sich das Ganze vorstellen wie ein Zahnrad-System: Die Säuren und Basen in unserem Körper sind direkt mit all unseren Zellen, Geweben und Organen verbunden und sorgen dafür, dass alles läuft. Ohne sie können wir nicht leben.

DIE BALANCE IST ENTSCHEIDEND

Darüber, ob unsere Säuren und Basen im Gleichgewicht sind, kann der pH-Wert Aufschluss geben. Der pH-Wert des menschlichen Bluts sollte

bei 7,4 liegen und erlaubt nur minimale Abweichungen. Je höher dieser Wert, desto basischer (alkalischer) der Körper, je niedriger der Wert, desto saurer der Körper. Doch keines dieser beiden Extreme ist erstrebenswert!
Entscheidend ist die richtige Balance und Verteilung von Säuren und Basen im gesamten Körper. So braucht beispielsweise unser Blut einen konstanten leicht alkalischen pH-Wert von ungefähr 7,4, denn bei diesem Wert funktioniert der Transport von Sauerstoff am besten. Der Magen hingegen hat einen pH-Wert zwischen 1,2 und 2,0 – diese Säure ist notwendig, um den Mageninhalt aufzuspalten und zu verdauen. Ansonsten sind die meisten Flüssigkeiten im Körper, beispielsweise Gallenflüssigkeit, Bauchspeichel und Bindegewebsflüssigkeit, leicht basisch. Eine Übersicht über die Verteilung von Säuren und Basen im Körper findest du in der Grafik.
Um langfristig gesund zu bleiben und all den Belastungen, denen wir heute ausgesetzt sind, standzuhalten, sollten sich die Säuren und Basen in unserem Körper immer im Gleichgewicht befinden. Wir sprechen hierbei von der Säure-Basen-Balance. Ist die Säure-Basen-Balance beeinträchtigt, sind auch die Funktionen unserer Organe und Zellen gestört und können langfristig gesehen nicht richtig arbeiten. Wir werden krank. Doch es gibt auch eine gute Nachricht: Wir können das verhindern! Denn unser Körper ist so aufgebaut, dass er ein Ungleichgewicht von Säuren und Basen kompensieren kann. Es gibt ausgeklügelte Puffersysteme, die dem Körper dabei helfen, die jeweiligen Werte konstant zu halten.

WIE EIN UNGLEICHGEWICHT ENTSTEHT

Insbesondere die moderne Lebensweise, unsere heutige Art der Ernährung sowie die aktuellen Umweltbedingungen sorgen dafür, dass das Säure-Basen-Gleichgewicht gestört wird. Wir nehmen immer mehr Säuren und Schadstoffe

SAUER	
Magensaft	1,2–2,0
Schweiß	4,0–6,8
Hautflora	4,5–5,9
Zellsaft des Muskelgewebes	6,1–6,9
Speichel	6,2–6,8
Darm	6,6–6,9
BASISCH	
Blut	7,35–7,45
Bindegewebsflüssigkeit	7,35–7,45
Gelenkflüssigkeit	7,4–7,8
Bauchspeichel	7,5–8,0
Flüssigkeit im Dickdarm	7,5–8,0
Gallenflüssigkeit	7,5–8,8
Fruchtwasser	8,0–8,5

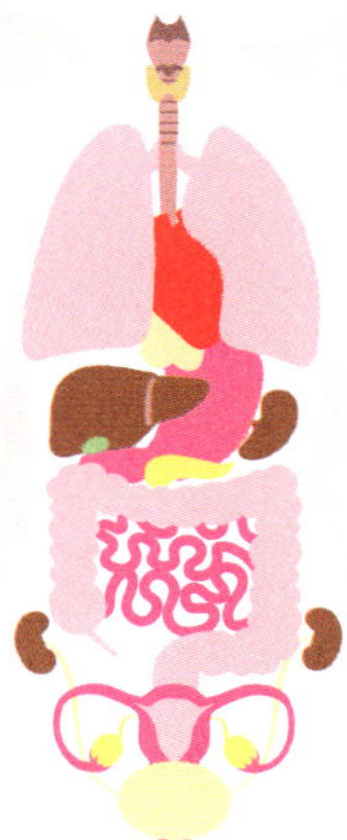

Das Säure-Basen-Gleichgewicht unserer Organe

über die Ernährung zu uns, unser Obst und Gemüse versorgt uns schon lange nicht mehr mit so vielen Nährstoffen wie früher und ist stattdessen zum Beispiel mit Pestiziden belastet. Wir schlucken Pillen, rauchen, trinken Alkohol, bewegen uns kaum noch, trinken zu wenig Wasser, sind Strahlenbelastung ausgesetzt, atmen täglich Autoabgase ein, sind gestresst und tragen viel zu viel emotionalen Ballast mit uns herum. Unser Körper ist schlichtweg überfordert mit all den äußeren Einflüssen.
Es liegt daher an uns, ihn, so gut es geht, zu unterstützen. Wir müssen dafür sorgen, dass unser Körper sich immer in einem leicht alkalischen Bereich befindet, dass der gesamte Organismus in Balance ist und die Puffersysteme nicht überlastet sind. Nur wenn der Säure-Basen-Haushalt des Körpers ausgeglichen ist, kann er einwandfrei für uns arbeiten.

Übersäuerung

Sind in unserem Körper mehr Säuren als Basen vorhanden, spricht man von einer Übersäuerung. Überwiegen die Basen, spricht man von einer Alkalose. Diese ist eher selten, sie kann zum Beispiel bei einer Hyperventilation, bei dauerhaftem Erbrechen, bei einer Überdosierung von Natriumbikarbonat sowie einer Überdosierung von Basenpräparaten vorkommen. Ein zu hoher pH-Wert im Blut ist ebenso wenig erstrebenswert wie eine Übersäuerung, also ein zu niedriger pH-Wert. Ziel ist das Gleichgewicht von Säuren und Basen.

ERNÄHRUNGSBEDINGTE URSACHEN EINER ÜBERSÄUERUNG

Hauptverursacher einer Übersäuerung unseres Körpers ist die Ernährung. Hierbei spielen verschiedene Aspekte eine Rolle:

- vermehrte Aufnahme säurebildender Lebensmittel wie zum Beispiel Fleisch, Wurst, Käse, Milch, Eier, Süßigkeiten, Weizen und Fertigprodukte
- falsches Essverhalten, wie eine Überladung des Magens, schlechtes Kauen, hastiges Essen, häufiges oder zu spätes Essen
- zu wenig ballaststoffreiche Lebensmittel, zu wenig Obst und Gemüse, zu wenig Nüsse und Samen, zu wenig Omega-3-reiche Lebensmittel
- zu wenig Flüssigkeit
- zu viel Kaffee, Alkohol und zu viele kohlensäurehaltige Getränke
- Langzeitfasten
- Diäten

STUFEN DER ÜBERSÄUERUNG

Der Soll-Zustand: Säuren und Basen im Körper sind im Gleichgewicht. Alle Organe und Organsysteme arbeiten im Einklang miteinander und keines ist überlastet.

Latente Übersäuerung: Es stehen nicht genügend Basen zur Verfügung, die die Säuren neutralisieren können. Der Körper versucht die Säuren über seine Puffersysteme zu neutralisieren, einzelne Organe können in Mitleidenschaft gezogen werden.

Chronisch-latente Übersäuerung: Es stehen dem Körper bereits über einen längeren Zeitraum nicht genügend Basen zur Verfügung, die die Säuren neutralisieren können. Der Körper befindet sich in einem dauerhaft sauren Zustand, das Gleichgewicht ist gestört und die Organe können nicht mehr einwandfrei arbeiten.

Akute Übersäuerung: Der Körper hat nicht mehr ausreichend Puffer, ist erschöpft und der pH-Wert sinkt unter 7,15. Hierbei handelt es sich oft um einen akut lebensbedrohlichen Zustand, von dem sich der Körper in einigen Fällen nicht mehr erholt.

LEBENSSTILBEDINGTE URSACHEN EINER ÜBERSÄUERUNG

Der moderne Lebensstil hat negative Auswirkungen auf das Säure-Basen-Gleichgewicht:

- verstärkter Medikamentenkonsum
- Rauchen
- Bewegungsmangel
- zu viel Sport oder Extremsport
- Erkrankungen der Verdauungsorgane oder Unterfunktion der Entgiftungsorgane (Leber, Niere, Darm, Lunge, Haut)
- Blutarmut
- falsches Atmen, Atemprobleme
- Schockzustände oder seelischer Ballast
- Ärger, Stress
- Depressionen

MÖGLICHE ANZEICHEN EINER ÜBERSÄUERUNG

Eine Übersäuerung des Körpers äußert sich in vielfältigen Symptomen:

- chronische Müdigkeit
- Trägheit
- Schlafprobleme
- Reizbarkeit
- Blähungen
- Sodbrennen
- Reizdarm
- Hautprobleme wie unreine Haut, Ekzeme oder Neurodermitis
- Konzentrationsschwierigkeiten
- schwaches Immunsystem
- Übergewicht
- Migräne, Kopfschmerzen
- Rückenschmerzen
- Bindegewebsschwäche
- Wassereinlagerungen
- Haarausfall

MÖGLICHE FOLGEN EINER ÜBERSÄUERUNG

Eine Übersäuerung des Körpers kann bei verschiedenen Erkrankungen eine Rolle spielen:

- Adipositas
- Allergien
- Osteoporose
- Gicht
- Rheuma
- Krebs
- Nierensteine
- Bluthochdruck
- Karies
- Herzrhythmusstörungen
- Typ-2-Diabetes

»SYMPTOME SIND NICHT UNSERE FEINDE, SONDERN FREUNDLICHE BOTEN, DIE UNS ERMUTIGEN, BESSER AUF UNS SELBST AUFZUPASSEN.«

Carolin Kotke

Wie sauer bist du?

Um eine chronische Übersäuerung zu vermeiden, ist es wichtig, erste Symptome und Anzeichen einer Übersäuerung bewusst wahrzunehmen. Entwickele ein Bewusstsein für dich und deinen Körper, analysiere deine Lebensgewohnheiten und psychische und körperliche Belastungsfaktoren. Fühlst du dich zum Beispiel ständig abgeschlagen und müde, kann dies bereits ein Anzeichen einer Übersäuerung sein. Hast du Vorerkrankungen? Nimmst du regelmäßig Medikamente? Rauchst du? All dies spielt eine Rolle. Der Säure-Basen-Selbsttest auf den folgenden Seiten hilft dir bei einer ersten Einschätzung, ob dein Körper übersäuert ist.

SÄURE-BASEN-SELBSTTEST

Wie sauer bist du? Dieser Test hilft dir, einzuschätzen, ob dein Körper übersäuert ist. Darüber hinaus gibt das Ergebnis dir Hinweise darauf, in welchen Bereichen du besonders anfällig bist und worauf du ein Auge haben solltest.

Erste Symptome	**Ja**	**Nein**
Leidest du unter chronischer Müdigkeit und allgemeiner Antriebsschwäche?		
Bist du leicht reizbar, übel gelaunt, eventuell sogar depressiv?		
Leidest du an Sodbrennen, saurem Aufstoßen oder Magenschmerzen?		
Leidest du unter Verdauungsproblemen wie Blähungen, Reizdarm oder Verstopfung?		
Leidest du häufig unter Kopfschmerzen oder Migräne?		
Hast du Haarausfall, unreine Haut oder brüchige Nägel?		
Hast du Probleme mit chronischen Hautentzündungen wie zum Beispiel Neurodermitis?		
Warst du in den letzten zwölf Monaten krank?		
Hast du Allergien?		
Hast du Schlafprobleme wie Ein- und Durchschlafstörungen?		
Leidest du häufiger unter Verspannungen, vor allem im Bereich der Nacken-, Schulter- und Rückenmuskulatur?		
Hast du Übergewicht?		
Hast du Probleme mit starkem Schwitzen?		

Ernährung	Ja	Nein
Besteht deine Ernährung zu großen Teilen aus Käse, Wurst, Fleisch oder Fisch?		
Greifst du häufiger zu weizenhaltigen Produkten wie Brot, Brötchen oder Pasta?		
Hast du oft keine Zeit, dir in Ruhe etwas zu kochen, und isst stattdessen Fast Food?		
Schaffst du es nicht, täglich mindestens fünf Portionen Obst und Gemüse zu dir zu nehmen?		
Isst du mehrmals die Woche Süßigkeiten?		
Trinkst du häufig Limonaden, gesüßte Getränke oder Fruchtsäfte?		
Trinkst du mehrmals die Woche Alkohol?		
Trinkst du täglich Kaffee?		
Trinkst du weniger als 2–3 Liter pro Tag?		

Lebensweise	Ja	Nein
Hast du viel Stress bei der Arbeit?		
Hast du viel Stress und Ärger im privaten Bereich?		
Hast du nur wenig Zeit für Pausen, um dich zu entspannen?		
Gab es einschneidende Erlebnisse in deinem Leben (Trennung, schwere Krankheit, Verlust, Kündigung etc.)?		
Nimmst du regelmäßig Medikamente ein?		
Rauchst du täglich/regelmäßig?		
Bist du jeden Tag weniger als 30 Minuten in Bewegung und an der frischen Luft?		
Treibst du weniger als zwei- bis dreimal die Woche Sport?		
Schläfst du weniger als acht Stunden pro Nacht?		

AUSWERTUNG

Umso mehr Fragen du mit »Ja« beantwortet hast, umso größer ist die Gefahr, dass du übersäuert bist.

Dabei ist der Test nur als Einschätzung zu sehen. Manche Menschen haben bereits Probleme mit einer Übersäuerung, wenn sie fünf Fragen positiv beantwortet haben, andere können die Hälfte der Fragen mit Ja beantworten und haben keine Probleme. Die Fragen sind jedoch gute Hinweise darauf, auf welche Bereiche du achten solltest, um eine Übersäuerung zu verhindern, und wo du etwas ändern kannst, wenn du unter Symptomen leidest. Wiederhole diesen Test immer mal wieder, zum Beispiel alle paar Monate, und beobachte deine Fortschritte.

Der pH-Wert

Darüber, ob unsere Säuren und Basen im Gleichgewicht sind, kann der pH-Wert Aufschluss geben. pH steht für potentia hydrogenii (= Konzentration des Wasserstoffs) und ist die Zahl, die angibt, wie sauer oder basisch eine Lösung ist. Liegt der pH-Wert bei 7,0, sprechen wir von einer neutralen Flüssigkeit.

Es gibt zwei Möglichkeiten, den pH-Wert zu prüfen. Du kannst beim Arzt eine Blutanalyse machen lassen oder du kannst deinen pH-Wert anhand des Speichels oder Urins selbst feststellen. Die gängigste Methode ist das regelmäßige Testen des Urins. Allerdings musst du bei dieser Methode mit größeren Schwankungen rechnen. So ist der pH-Wert des Urins durchschnittlich leicht sauer und hat einen Toleranzbereich bei einem Wert zwischen 4,8 und 7,6. Auch gibt der pH-Wert des Urins lediglich Auskunft darüber, ob der Urin basisch oder sauer ist. Er sagt nichts über den pH-Wert des Blutes aus oder darüber, ob du übersäuert bist.

Deshalb möchte ich dir noch einmal ans Herz legen: Das A und O für die richtige Säure-Basen-Balance ist das Bewusstsein für den eigenen Körper – ihn zu kennen, zu wissen, was ihm guttut, und zu verstehen, was er gerade braucht. Wenn du dieses Körperbewusstsein besitzt, ist die Messung des pH-Wertes im Urin eine gute Ergänzung. Insbesondere finde ich sie für Menschen, die frisch in das Thema Säure-Basen-Haushalt einsteigen, hervorragend, da man so ein Gefühl dafür bekommt, welche Lebensmittel basisch sind beziehungsweise basisch verstoffwechselt werden und welche eher nicht.

DEN PH-WERT SELBST MESSEN

Zum Einstieg ins Thema und zur Selbstkontrolle ist der Urintest also gut geeignet. Er ist einfach durchzuführen und du kannst damit schnell sehen, wie dein Körper auf bestimmte Lebensmittel reagiert.

Um ein Tagesprofil deines Urin-pH-Wertes zu erstellen, benötigst du Urin-Teststreifen, die du

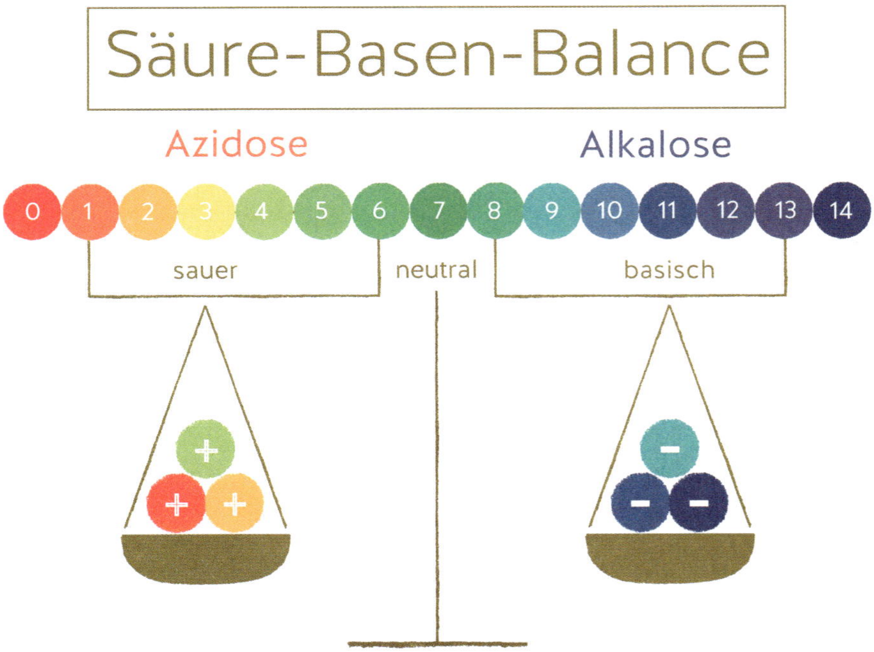

IDEALES TAGESPROFIL DES URIN-PH-WERTES

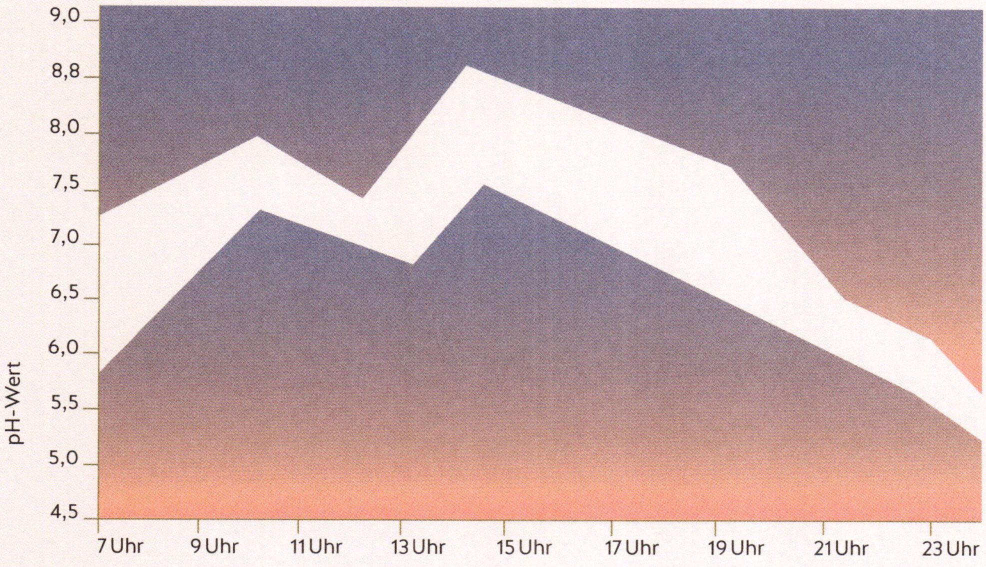

Idealerweise liegen die pH-Werte innerhalb des hellen Bereichs.

beispielsweise in der Apotheke oder in der Drogerie erhältst. Die Teststreifen sollten einen pH-Bereich von 5,0 bis 8,0 abdecken. Damit misst du mehrmals am Tag, am besten immer vor und nach einer Mahlzeit, deinen pH-Wert im Urin. Unmittelbar vor der Messung solltest du keine Medikamente eingenommen haben. Notiere die Messergebnisse und vergleiche sie mit dem Idealprofil (siehe Abbildung oben). Um aussagekräftige Ergebnisse zu erhalten, solltest du mindestens drei bis sechs Tage lang regelmäßig messen. Weicht dein pH-Wert sehr stark von dem Idealprofil ab, solltest du das mit einem Arzt besprechen. Der Urin-pH-Wert schwankt im Tagesverlauf zwischen 5,0 und 7,5 und ist unter anderem abhängig von den Mahlzeiten. Morgens liegt er zum Beispiel bei 5,0 bis 6,5, da der Körper nachts gearbeitet hat und viele Säuren in den Harn geleitet wurden. Zudem war über Nacht keine Zufuhr von basischen Mineralstoffen gegeben. Etwa 2 Stunden nach den Mahlzeiten hingegen sollte der pH-Wert ansteigen, vor allem, wenn du überwiegend basische Lebensmittel zu dir genommen hast.

TIPP

Den pH-Wert im Urin können wir aktiv über das beeinflussen, was wir zu uns nehmen. Zum Beispiel über die Getränke: So hat Trinkwasser einen pH-Wert von 7,0, Kaffee liegt bei einem pH-Wert von 5,0, Bier bei ungefähr 3,6 und Coca-Cola bei etwa 2,5.

DIE REGULATIONS-SYSTEME DES KÖRPERS

Der Säure-Basen-Haushalt des menschlichen Körpers ist von zentraler Bedeutung für unsere Gesundheit und unser Wohlbefinden. Er ist ein wichtiges Regulationssystem für zahlreiche Prozesse in unserem Körper, die ununterbrochen ablaufen, und sorgt dafür, dass Schwankungen des pH-Wertes immer wieder ausgeglichen werden.

Gut funktionierende Puffersysteme

Der Säure-Basen-Haushalt ist wichtig für den Stoffwechsel, für die Funktionsfähigkeit unserer Zellen, Muskeln und Organe, für die Verwertung von Eiweißbausteinen, ungesättigten Fettsäuren, Vitaminen, Mineralstoffen, Enzymen, für den Hormonhaushalt, die Fließfähigkeit des Blutes sowie für zahlreiche physiologische Vorgänge wie Atmung, Kreislauf, Verdauung, Ausscheidung und für unsere Abwehrkräfte. Puh, das ist eine Menge, oder? Aber genau das zeigt, welche Bedeutung die Säure-Basen-Balance für unseren Körper hat.
Über den Säure-Basen-Haushalt reguliert der Körper den pH-Wert des Gesamtorganismus. Jedes einzelne Organ hat hierbei seine Funktion. Bestimmte Puffersysteme sorgen dafür, dass überschüssige Säuren neutralisiert beziehungsweise ausgeschieden werden.

WENN DIE PUFFERSYSTEME ÜBERLASTET SIND

Grundsätzlich ist unser Körper mit all seinen Regulationsprozessen dafür gemacht, Schwankungen zu kompensieren, und er schafft es auch, das Verhältnis von Säuren und Basen immer wieder in Balance zu bringen, immer wieder auszugleichen. Doch irgendwann sind die Puffersysteme des Körpers an ihren Grenzen angelangt und die Entgiftungsorgane wie Leber, Niere, Haut und Darm laufen auf Hochtouren. Werden beispielsweise viele Säuren aufgenommen, ist auch die Aufnahme von Salzen erhöht, die ausgeschieden werden müssen. Kommen hier nicht ausreichend Basen hinzu, werden diese Salze eingelagert. In der Umgangssprache werden diese Ablagerungen auch »Schlacken« genannt. Die Folge dieser Ablagerungen können Nierensteine oder Erkrankungen wie Gicht und Rheuma sein. Die nächste Anlaufstelle sind unsere Haut und unsere Knochen. Sind zu viele

Säuren im Körper vorhanden und können nicht ausgeschieden werden, weil es nicht genügend Basen gibt, lagern sich die Säuren an unseren Hautzellen oder in unserem Bindegewebe ab. Die Folge sind Hauterkrankungen wie Neurodermitis, Schuppenflechte und Akne oder Cellulite und Wassereinlagerungen. Zudem kann sich der Körper, um all die überschüssigen Säuren zu neutralisieren, an seinen Depots bedienen. Stellen wir ihm über die Nahrung nicht genügend Mineralstoffe zur Verfügung, holt er sich das, was er braucht, aus seinen eigenen Mineralstoffdepots, beispielsweise aus den Knochen, den Zähnen, den Blutgefäßen oder dem Haarboden. Dies kann wiederum Krankheiten wie Osteoporose, Parodontitis, Herzrhythmusstörungen oder Haarausfall begünstigen.

> **TIPP**
> Durch den Verzicht auf säurebildende Lebensmittel und die vermehrte Aufnahme basischer Lebensmittel können wir unsere Organe entlasten. »Stoffwechselschlacken« können gelöst und ausgeschieden werden.

Die Aufgaben unserer Organe

Insbesondere Organe wie Lunge, Niere, Darm, Leber, das lymphatische System sowie das Blut helfen uns bei der Neutralisierung der Säuren. All diese Puffersysteme hängen miteinander zusammen. Ist eines gestört, übernimmt ein anderes. Aus diesem Grund ist es auch so schwierig, die Hauptursache einer Übersäuerung ausfindig zu machen. Denn wenn ein Organ nicht richtig funktioniert, werden gleich mehrere andere Organe oder Systeme in Mitleidenschaft gezogen. Deshalb ist es wichtig, alle Organe und Organsysteme unseres Körpers, so gut es geht, zu verstehen und zu unterstützen.

BLUT

- Blutzellen machen 90 Prozent aller Körperzellen aus
- Hauptaufgabe: Sauerstoff- und Nährstofftransport
- Regulierung der Körpertemperatur und des pH-Wertes
- Beförderung von Säuren und Schadstoffen zu den Ausscheidungsorganen

Meine Empfehlung: Müdigkeit und Konzentrationsschwierigkeiten sind oft auf einen Sauerstoffmangel zurückzuführen. Bewege dich also ausreichend an der frischen Luft.

LUNGE

- Hauptaufgabe: Atmung, das heißt die Aufnahme von Sauerstoff und die Abatmung von Säuren in Form von Kohlendioxid, außerdem die natürliche Regulierung des pH-Wertes
- Gewährleistung der Energiegewinnung der Zellen und unseres Stoffwechsels

Meine Empfehlung: Atemübungen wie Meditationen können die Abatmung von Säure in Form von Kohlendioxid unterstützen.

LEBER

- Hauptorgan für die Entgiftung: Umwandlung und Abbau von Fremdstoffen und Giften
- Regulierung des Stoffwechsels, insbesondere des Fett- und Kohlenhydratstoffwechsels, sowie Produktion von Eiweißstoffen
- Abbau und Aktivierung von Hormonen
- Neutralisierung organischer Säuren wie zum Beispiel Zitronen- oder Essigsäure, die anschließend basisch verstoffwechselt werden können

Meine Empfehlung: Verzichte möglichst auf Alkohol und Nikotin. Iss viele bittere Lebensmittel wie Chicorée, Artischocke und Löwenzahn sowie Kreuzblütler wie Brokkoli und Grünkohl, die die Leber stärken. Mit einem Leberwickel kannst du die Entgiftung unterstützen.

NIERE

- Hauptaufgabe: Entgiftung, das heißt das Filtern von Gift- und Abfallstoffen und deren Ausscheidung in Form von Säure
- Regulierung des Elektrolythaushalts
- Regulierung der Bildung der roten Blutkörperchen
- Regulierung des Knochenstoffwechsels
- Produktion von Hormonen

Meine Empfehlung: Damit die Nieren einwandfrei arbeiten können, braucht der Körper ausreichend Flüssigkeit. Trinke also über den Tag verteilt reichlich Wasser. Als Faustregel gilt: mindestens 30 Milliliter Flüssigkeit pro Kilogramm Körpergewicht.

MAGEN

- Zwischenspeicherung der Nahrung
- Produktion von Salzsäure und Verdauungsenzymen, die die Nahrung zersetzen und dann gleichmäßig in kleinen Mengen für den Darm vorbereiten

Meine Empfehlung: Um deinen Magen bestmöglich zu unterstützen, kaue dein Essen ausreichend. Idealerweise solltest du jeden Bissen 30- bis 50-mal kauen. Die Aufspaltung schlecht gekauter Nahrung überlastet die Verdauungsorgane. Die Speisen verweilen länger im Magen und Darm, es kann zu Fäulnis- und Gärungsprozessen kommen, die Gifte und Säuren zurücklassen. Klassische Folgen sind zum Beispiel Sodbrennen, Völlegefühl, Verstopfung, Durchfall, Blähungen oder Müdigkeit.

DARM

- Hauptaufgabe: Verdauung der Nahrung, Gewinnung von Nährstoffen (Makro- und Mikronährstoffen), Immunabwehr sowie von Krankheitserregern
- Ausleitung von Säuren und Schadstoffen über den Stuhlgang
- Regulation des Wasserhaushalts
- Produktion von Hormonen

DER DARM UND DIE IMMUNABWEHR

Unsere Darmflora bildet zusammen mit der Darmschleimhaut eine Barriere gegen Krankheitserreger, die wir über die Nahrung aufnehmen. Damit ist der Darm ein wichtiger Teil unseres Immunsystems. Die Darmflora produziert Milchsäure, die den pH-Wert des Darms senkt und damit die »schlechten« Bakterien beseitigt und deren Wachstum erschwert. Indem du ausreichend Pro- und Präbiotika (siehe Seite 65) und vor allem genügend Ballaststoffe zu dir nimmst, kannst du diesen Prozess unterstützen. Der optimale pH-Wert im Darm liegt im leicht sauren Bereich bei 6,6 bis 6,9. Werte über 7,1 deuten auf ein schlechtes Verhältnis zwischen »guten« und »schlechten« Bakterien hin.

HAUT

- Hauptaufgabe: Entgiftung und Ausscheidung von Säuren zum Beispiel als Schweiß
- Schutzschild vor Bakterien, Viren, Umweltgiften
- Regulierung unserer Körpertemperatur

Meine Empfehlung: Bewege dich ausreichend oder gehe zum Beispiel in die Sauna. Schwitzen fördert die Ausscheidung von Säuren. Gleiche den Flüssigkeitsverlust aus, indem du genügend Wasser trinkst.

LYMPHATISCHES SYSTEM

- Zuständig für die Reinigung des Gewebes
- Transport von weißen Blutkörperchen und weiteren Zellen des Immunsystems
- Ableitung von Säuren, abgestorbenen Zellen, Krankheitserregern und Fremdkörpern

Meine Empfehlung: Unterstütze dein Lymphsystem, indem du ausreichend Wasser trinkst. Auch Wechselduschen, Kneipp-Anwendungen und Massagen regen das Lymphsystem an.

BINDEGEWEBE, MUSKULATUR, GELENKE

- Verbindung zwischen Zellen und Blutgefäßen
- Zwischenspeicher für Säuren, wenn die Puffersysteme des Körpers erschöpft sind

KNOCHEN

- Schutz der Organe
- Verantwortung für unsere Beweglichkeit in Zusammenarbeit mit Muskeln, Sehnen, Bändern und Gelenken
- Größter Mineralstoffspeicher, der bei Bedarf Basen zum Beispiel in Form von Calcium zur Verfügung stellen kann

»IM DARM LIEGT DER URSPRUNG VON GESUNDHEIT ODER KRANKHEIT.«

Chinesisches Sprichwort

MÖGLICHE ANZEICHEN UND AUSWIRKUNGEN EINER ÜBERSÄUERUNG	
Blut	Der pH-Wert sinkt, Sauerstoff und Nährstoffe können nicht mehr ausreichend transportiert werden. Die Folgen sind Müdigkeit und Konzentrationsschwierigkeiten bis hin zu Herzrhythmusstörungen.
Lunge	Es besteht die Neigung zu Kurzatmigkeit und Asthma.
Niere	Es entstehen Nierensteine oder Gicht.
Magen	Es besteht die Neigung zu Sodbrennen, Völlegefühl, Blähungen oder Müdigkeit.
Leber	Müdigkeit, Konzentrationsschwierigkeiten, Appetit- und Gewichtsverlust oder eine Gelbfärbung der Haut und Augen sind zu beobachten.
Darm	Es besteht die Neigung zu Durchfall, Verstopfung, Blähungen, Völlegefühl oder Bauchkrämpfen.
Haut	Die Haut ist unrein, trocken und rissig mit einer Neigung zu Akne und Neurodermitis.
Haare	Die Haare sind glanzlos und spröde, sie fallen häufiger in großen Mengen aus.
Nägel	Die Nägel sind dünn und brechen leicht.
Bindegewebe	Schwaches Bindegewebe mit einer Neigung zu Cellulite, Wassereinlagerungen werden begünstigt.
Muskulatur	Die Muskulatur baut sich ab und neigt schneller zu Verletzungen.
Gelenke	Rheuma, Arthritis und Gicht werden begünstigt.
Knochen	Eine Entmineralisierung der Knochen wird begünstigt, Erhöhung der Bruchwahrscheinlichkeit und Begünstigung von Krankheiten wie Osteoporose.

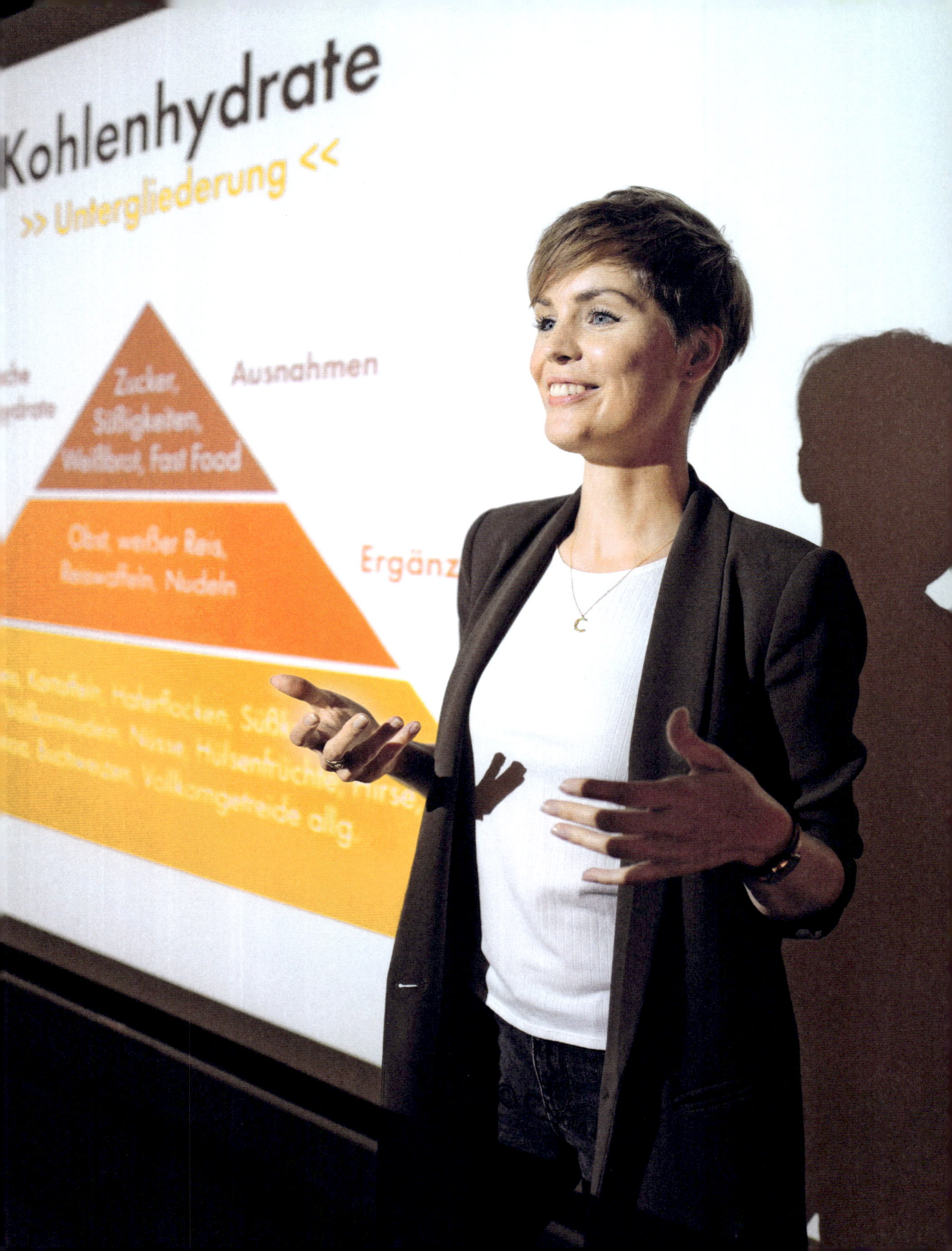
Kohlenhydrate
>> Untergliederung <<
Ausnahmen
Zucker, Süßigkeiten, Weißbrot, Fast Food
Obst, weißer Reis, Reiswaffeln, Nudeln
Kartoffeln, Haferflocken,
Nüsse, Hülsenfrüchte,
Vollkorngetreide allg.

MEINE SÄURE-BASEN-FORMEL

In diesem Kapitel stelle ich dir mein Geheimrezept für langfristige Gesundheit und mehr Wohlbefinden vor. Im Mittelpunkt steht eine basische und nährstoffoptimierte Ernährung. Ich beschreibe, warum es von so großer Bedeutung ist, was du deinem Körper zuführst, und warum Atmung, Bewegung und ein klarer Geist ebenfalls wichtige Elemente meiner Säure-Basen-Formel sind.

FÜNF ELEMENTE FÜR MEHR BALANCE

Unser Ziel ist langfristige Gesundheit und Wohlbefinden. Der Weg dahin führt über einen ausgeglichenen Säure-Basen-Haushalt. Darüber hinaus ist es bedeutsam, dass wir ein gewisses Bewusstsein für unseren Körper und seine verschiedenen Funktionen entwickeln. Das Geheimnis der Säure-Basen-Balance besteht aus fünf Elementen.

Wenn wir unseren Körper als Ganzes sehen, haben wir all die verschiedenen Faktoren, die alle miteinander verbunden sind, im Blick und können zu einem Gleichgewicht von Säure und Basen in unserem Körper finden. Das Geheimnis der Säure-Basen-Balance besteht daher nicht nur aus der Ernährung, sondern beinhaltet noch vier weitere wichtige Elemente.

- 1. Ernährung
- 2. Wasser
- 3. Atmung
- 4. Bewegung
- 5. Mentales Entschlacken

Element #1: Ernährung

Ernährung ist der wichtigste Baustein eines ausgeglichenen Säure-Basen-Haushalts und deshalb liegt der Fokus dieses Buchs darauf. Schließlich ist unser Körper mit all seinen Organen, Zellen, der Haut, den Knochen und Muskeln aus dem gemacht, was wir tagtäglich über die Nahrung zu uns nehmen. Mit jedem Bissen füttern wir unsere Organe und Zellen mit Was-

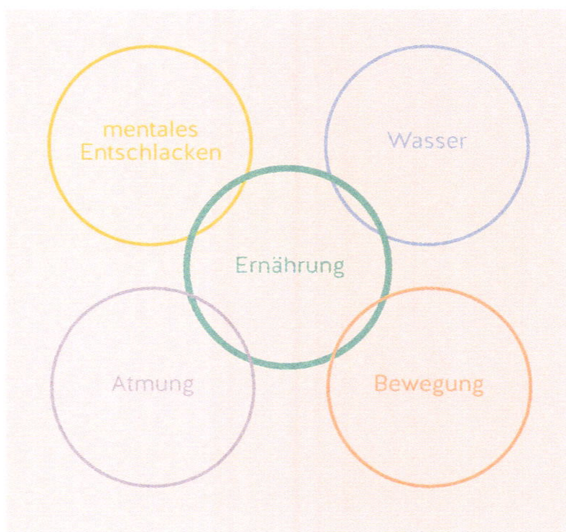

ser, Sauerstoff, Eiweiß, Kohlenhydraten, Fetten, Vitaminen und Mineralstoffen. Aus diesem Grund sollte unsere Ernährung vielseitig sein und aus frischen, vollwertigen Lebensmitteln bestehen, wie Obst, Gemüse, Nüssen, Samen, Sprossen und Kräutern. Im Kapitel »Basisch und nährstoffreich – so geht's« wird mein Ernährungsprinzip für mehr Gesundheit und Wohlbefinden ausführlich beschrieben.

Element #2: Wasser

Das zweite Element einer gesunden Ernährung ist Wasser, genauer gesagt: Wir müssen genügend trinken. Wasser ist nicht nur ein wichtiges Grundnahrungsmittel und enthält wertvolle Nährstoffe, sondern der Mensch besteht auch zum Großteil aus Wasser. Der Wasseranteil in unserem Körper schwankt im Laufe des Lebens, je nach Alter und Geschlecht beträgt er zwischen 60 und 80 Prozent.

Unsere Aufgabe ist es, für ständigen Nachschub zu sorgen, damit die Funktionsfähigkeit unserer Organe erhalten bleibt und der Säure-Basen-Haushalt immer ausgeglichen ist.

Du sollst also nicht nur ausreichend Wasser trinken, um deinen Durst zu stillen, sondern mit dem Wasser werden auch deine Körperfunktionen unterstützt und angeregt. Befindet sich genügend Wasser im Organismus, hilft das der Niere beim Abbau und bei der Ausscheidung von Stoffwechselendprodukten und es sorgt dafür, dass die Verdauung gut funktioniert. Mindestens 2 Liter Wasser am Tag solltest du trinken oder du richtest dich nach der folgenden Faustregel: Wir brauchen täglich 30 Milliliter Flüssigkeit pro Kilo Körpergewicht.

Welches Wasser du trinkst, ist letztlich Geschmackssache. Für die Säure-Basen-Balance solltest du jedoch auf den Nährstoffgehalt des Wassers achten: Es sollte reich an Kalium, Calcium und Magnesium sein sowie einen möglichst hohen Gehalt an Hydrogencarbonat aufweisen. Kohlensäurehaltige Getränke haben grundsätzlich einen leicht sauren pH-Wert, trinke daher lieber stilles Wasser. Den pH-Wert deines Leitungswassers zu Hause kannst du ganz einfach mit einem Teststreifen prüfen. Trinkwasser hat in der Regel einen neutralen bis schwach alkalischen pH-Wert, der zwischen 7,0 und 8,5 liegt.

TIPP

Trinke möglichst stilles Wasser mit einem hohen Gehalt an Hydrogencarbonat. Dieser sollte bei mindestens 600 Milligramm pro Liter liegen. Welche Inhaltsstoffe dein Mineralwasser in welcher Konzentration enthält, ist auf dem Etikett der Flasche aufgeführt.

Damit der Körper einwandfrei funktionieren kann, braucht er genügend Wasser.

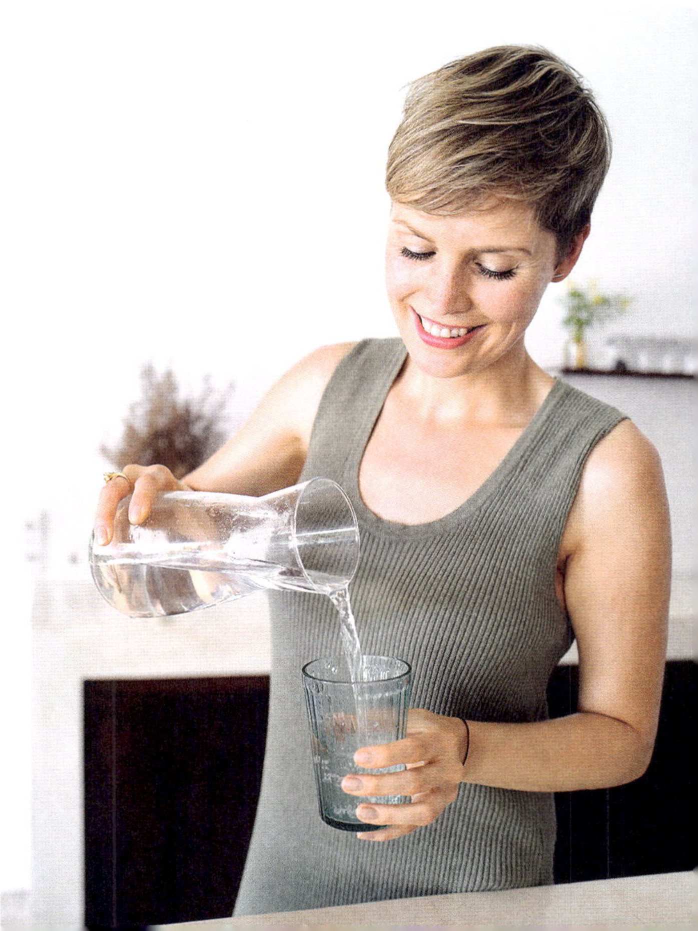

TRINKEN NICHT VERGESSEN

Viele vergessen im Alltag, genügend Wasser zu trinken. Damit dir das nicht passiert, kannst du dich zum Beispiel von deinem Handy per Reminder-App daran erinnern lassen oder du heftest eine kleine Notiz an deinen Arbeitsplatz. Ich selbst habe neben meinem Laptop meist eine Karaffe voll Wasser stehen, mit der ich meine Trinkmenge kontrolliere. Die Karaffe fasst 1 Liter Wasser, das ich im Laufe des Vormittags trinke. Eine weitere Karaffe leere ich am Nachmittag. Zudem reichere ich mein Wasser gern mit Zitrone, Gurke, Ingwer oder Kräutern wie Minze, Basilikum oder Rosmarin an. Probiere es einmal aus. Du wirst sehen, die 2 Liter trinken sich viel schneller.

Element #3: Atmung

Die Bedeutung der Atmung habe ich jahrelang unterschätzt. Inzwischen weiß ich, wie immens wichtig richtiges Atmen ist.
Wir atmen jeden Tag, ununterbrochen. Nur unbewusst und oftmals nicht richtig. Dabei ist gerade das richtige Atmen eine der grundlegenden Voraussetzungen für die Säure-Basen-Balance. Ungefähr 20 000 Liter Luft strömen Tag für Tag durch unsere Lunge. Der Sauerstoff aus der Luft gelangt über die Bronchien in unseren Blutkreislauf und wird mit dem Blut in die Zellen transportiert. So wird jede Zelle unseres Körpers mit frischer Energie versorgt. Unser Körper benötigt Sauerstoff, um die Säuren abzutransportieren, und unsere Zellen benötigen Sauerstoff, um Energie aus unserer Nahrung bereitzustellen. Halte einmal die Luft an. Du wirst merken, dass du es nicht lange schaffst. Während der Mensch nämlich mehrere Tage ohne Wasser und mehrere Wochen ohne Nahrung auskommen kann, kann er höchstens ein paar Minuten ohne Sauerstoff auskommen. Das zeigt, wie wichtig Sauerstoff für uns ist. Ohne Sauerstoff kann unser Körper nicht arbeiten. Ohne Sauerstoff können wir nicht leben.

MEDITATIVE ATEMÜBUNGEN

Es ist ganz einfach, deinen Körper mit genügend Sauerstoff zu versorgen: Gehe regelmäßig an der frischen Luft spazieren und versuche ganz bewusst tief ein- und auszuatmen. Ich persönlich habe jahrelang falsch (viel zu flach, zu schnell und unbewusst) geatmet. Und auch wenn es mir anfänglich schwerfiel, mich darauf einzulassen, habe ich mittlerweile das Meditieren für mich entdeckt. Gerade an stressigen Tagen integriere ich kleine meditative Atemübungen in den Alltag, um meinem Körper ausreichend Sauerstoff zu schenken.
Die folgende einfache Atemübung ist besonders gut bei Stress geeignet, denn durch das bewusste Atmen kommst du zur Ruhe und sorgst dafür, dass dein Gehirn genügend Sauerstoff bekommt. Je gestresster du bist, desto schneller und flacher atmest du, was Kopfschmerzen, Müdigkeit, Konzentrationsschwierigkeiten und Verspannungen begünstigt, da das Gehirn zu wenig mit Sauerstoff versorgt wird. Du kannst die Übung überall und jederzeit machen, ob in einer aktuellen stressigen Situation oder wenn du unterwegs bist und die Natur genießt.

EINFACHE ATEMÜBUNG

Schließe deine Augen, lege deine Hände auf den Bauch und atme einmal tief durch die Nase ein, sodass sich deine Bauchdecke leicht hebt.

Halte nun kurz die Luft an und lasse dann die Luft doppelt so lang über den Mund ausströmen, wie du eingeatmet hast.

Mache eine kleine Pause und wiederhole die Übung fünfmal.

Wenn du magst, kannst du beim Einatmen langsam bis vier zählen, beim Luftanhalten langsam bis sechs und beim Ausatmen langsam bis acht zählen.

Element #4: Bewegung

Die körperliche Bewegung ist das vierte Element meiner Säure-Basen-Formel. Die heutige Generation leidet leider immer mehr unter einem akuten Bewegungsmangel. Die meisten von uns sitzen den ganzen Tag bei der Arbeit, unser Essen holen wir aus dem Supermarkt, vielleicht sogar direkt als Fertiggericht, sodass wir gar nichts mehr tun müssen. Wir bewegen uns mit dem Auto, mit der Bahn oder mittlerweile sogar mit dem Elektroroller fort. Wir Menschen sind einfach verdammt faul geworden. Oder wie schaut's bei dir aus?

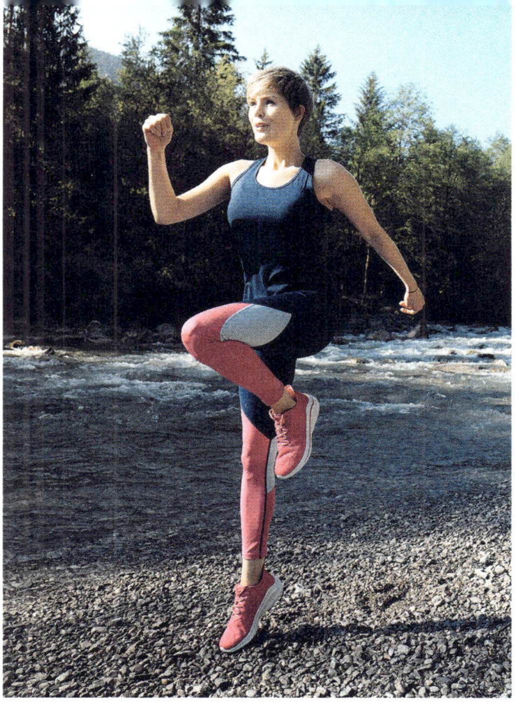

Bewegung an der frischen Luft hat zahlreiche positive Auswirkungen auf unseren Organismus.

»DER SCHLÜSSEL ZUM ERFOLG: DIE RICHTIGE BALANCE.«

Carolin Kotke

Unter dem Mangel an Bewegung leidet unser gesamter Organismus, denn nur mit ausreichender körperlicher Aktivität können die Funktionen aller lebenswichtigen Organe erhalten werden. So ist Bewegung gut für unsere Durchblutung, Darm, Herz, Leber, Lunge sowie Binde- und Stützgewebe werden angeregt und gestärkt. Wenn wir aufgrund der Bewegung schwitzen, kann sich die Haut von Säuren befreien, durch den erhöhten Durst trinken wir mehr und die Nieren werden besser durchblutet. Auch die Knochen werden gefestigt, Muskeln, Sehnen und Bänder werden gestärkt und gestrafft und stützen so unseren Bewegungsapparat und beugen Gelenkbeschwerden vor. Ausreichend Bewegung fördert unseren Stoffwechsel und stärkt das Immunsystem. Und auch auf unseren Hormonhaushalt hat Bewegung positiven Einfluss. Sport unterstützt den Abbau von Adrenalin und anderen Stresshormonen und die vermehrte Durchblutung hat einen entspannenden Effekt auf das vegetative Nervensystem. Unsere Nerven werden also nicht nur gestärkt, sondern wir können uns auch besser konzentrieren, sind leistungsfähiger, können uns besser regenerieren und schlafen. Ebenso wird die Ausschüttung von Hormonen wie Endorphinen begünstigt, die sich positiv auf unsere Stimmung auswirken.

AUSREICHEND BEWEGUNG ERHÖHT DIE LEBENSERWARTUNG

Laut Weltgesundheitsorganisation (WHO) bewegen sich 1,4 Milliarden Menschen so wenig, dass sich dadurch ihr Risiko für Herz-Kreislauf-Krankheiten, Typ-2-Diabetes, Demenz und Krebserkrankungen ganz eindeutig erhöht. Um fit zu bleiben und seine Lebenserwartung zu steigern, empfiehlt die WHO mindestens 150 Minuten mäßig intensive Bewegung oder 75 Minuten Sport pro Woche.

AUCH BEIM SPORT GILT: ACHTE AUF DIE BALANCE

Aber Achtung! Übermäßiger Sport kann eine Übersäuerung sogar begünstigen. Durch intensives Kardiotraining und wenn du regelmäßig an deine Grenzen gehst, kann das Herz-Kreislauf-System deines Körpers überlastet werden. Der Körper ist ständigem Stress ausgesetzt, was dazu führt, dass zu viele Stresshormone wie Cortisol oder Adrenalin ausgeschüttet werden. Beim Abbau dieser Hormone entstehen Säuren, wenn es zu viele werden, kann die Säure-Basen-Balance aus dem Gleichgewicht geraten. Zudem braucht der Körper mehr Energie und zieht sich diese aus den Depots, die er angelegt hat, beispielsweise aus den Muskeln.

Hast du nach einem intensiven Training schon einmal ein starkes Brennen in deinen Muskeln gespürt? Dies ist ein Zeichen dafür, dass die Muskeln übersäuert sind. Viele Sportler berichten auch von Muskelzuckungen, die gerade nachts auftreten, wenn der Körper zur Ruhe kommt.

Wenn du dazu neigst, dich beim Sport stark zu verausgaben, kommt dir vielleicht einiges davon bekannt vor. All dies sind erste Warnsignale unseres Körpers, die wir aber gern ignorieren.

Man merkt auch hier wieder: Es ist alles eine Frage der richtigen Balance. Am einfachsten ist es, sich jeden Tag mindestens 30 Minuten an der frischen Luft zu bewegen. Fahre zum Beispiel statt mit dem Auto oder mit der Bahn einfach einmal mit dem Fahrrad zur Arbeit oder steige eine Bahnstation früher aus und gehe das letzte Stück zu Fuß. Oder gehe nach der Arbeit oder nach dem Abendessen noch eine Runde spazieren. Wenn du das regelmäßig machst, wird dein Körper es dir danken.

Ich habe es mir zum Beispiel zur Gewohnheit gemacht, jeden Tag entweder nach der Mittagspause oder nach dem Feierabend mindestens 30 Minuten lang spazieren zu gehen oder zu joggen. Das Handy bleibt zu Hause beziehungsweise im Büro. Diese halbe Stunde möchte ich nicht mehr missen.

TIPP

Es dauert rund 66 Tage, bis etwas zur Gewohnheit wird. Hab also Geduld, wenn es dir in den ersten Tagen oder Wochen schwerfällt, jeden Tag deine Runde zu drehen. Halte durch – es lohnt sich. Irgendwann wirst du dich auf den täglichen Spaziergang freuen.

TYPISCHE DENKFEHLER

»Ich mache Sport als Ausgleich für eine ungesunde Ernährung« ist ein typischer und weit verbreiteter Denkfehler. Für viele Menschen stehen nicht die gesundheitsfördernden Aspekte der Bewegung im Vordergrund, sondern sie betrachten sie als Mittel, um abzunehmen beziehungsweise ihr Gewicht zu regulieren. Sie ernähren sich ungesund, zum Beispiel weil sie aktuell sehr viel Stress haben, und denken sich, dass Sport dies kompensieren kann. Vielleicht kennst auch du Gedanken wie »Wenn ich mich ungesund ernähre, nehme ich zu, also muss ich mehr Sport machen« oder den Klassiker »Die Pizza heute Mittag gönne ich mir, heute Abend gehe ich eh zum Sport«.

Das ist ein kompletter Irrglaube! Denn Sport mag Kalorien verbrennen, aber er wird dir nicht die Nährstoffe geben, die dein Körper braucht, um all die ungesunden Sachen zu kompensieren. Ganz im Gegenteil. Durch den zusätzlichen Stress fehlt es dem Körper an Nährstoffen, er bedient sich an seinen Depots in Knochen, Zähnen, Blutgefäßen, Haarboden, Bindegewebe etc. Zusätzlich laufen die Ausscheidungsorgane wie Leber, Niere, Haut und Darm auf Hochtouren. Eine starke Säurebelastung bremst zudem den Abbau von Fett und Kohlenhydraten und sie werden im Körper eingelagert. All dies kann dazu führen, dass man sogar eher zunimmt. Aus diesem Grund denke ich schon lange nicht mehr in Kalorien, sondern in Nährstoffen. Denn auch wenn du eine Stunde auf dem Laufband warst und 1000 Kalorien verbrannt hast, gleicht dies nicht die überschüssigen Säuren in deinem Körper aus.

Element #5: Mentales Entschlacken

Er wird immer wieder unterschätzt, ist in unser heutigen, schnelllebigen Gesellschaft allgegenwärtig und wird oft als völlig normal empfunden. Die Rede ist von Stress. Insbesondere psychischer und emotionaler Stress wie Kummer, Sorgen, seelische Belastungen und ungesunde Beziehungen sorgen für eine Übersäuerung unseres Körpers. Unsere DNA, das Erbgut unserer Zelle, reagiert auf extreme Stresssituationen. Je mehr Stress sie ausgesetzt ist, desto höher ist die Wahrscheinlichkeit, dass es zu einer Mutation kommt, die im schlimmsten Fall zu einer unkontrollierten Krebszelle führt. So wie vermutlich auch bei mir.

Wenn wir von Stress sprechen, denken wir oft als Erstes an eine Überlastung aufgrund von zu viel Arbeit. Doch Stress ist so viel mehr. Es ist nicht nur der Druck von außen oder den man sich selbst macht. Stress ist auch eine ganz natürliche Reaktion auf psychische oder körperliche Belastungen. Wenn der Körper dauerhaft unter Stress steht, schüttet er vermehrt Stresshormone wie Cortisol, Adrenalin und Noradrenalin aus. Beim Abbau dieser Hormone entstehen zusätzliche Säuren.

Stress steht auch in direktem Zusammenhang mit unserer Atmung. Sind wir gestresst, atmen wir unregelmäßig. Und so kann lang anhaltender Stress zum Beispiel zu einer schlechten Durchblutung des Magen-Darm-Trakts führen, was sich in Aussagen wie »Der Stress schlägt mir auf den Magen« äußert. So reagieren viele Menschen auf Stress mit Magenschmerzen, Sodbrennen, Verstopfung oder Durchfall, andere hingegen mit starkem Herzklopfen oder erhöhtem Blutdruck. Auch die Leber steht in direkter Ver-

Eine Auszeit vom Alltag tut Körper und Seele gut.

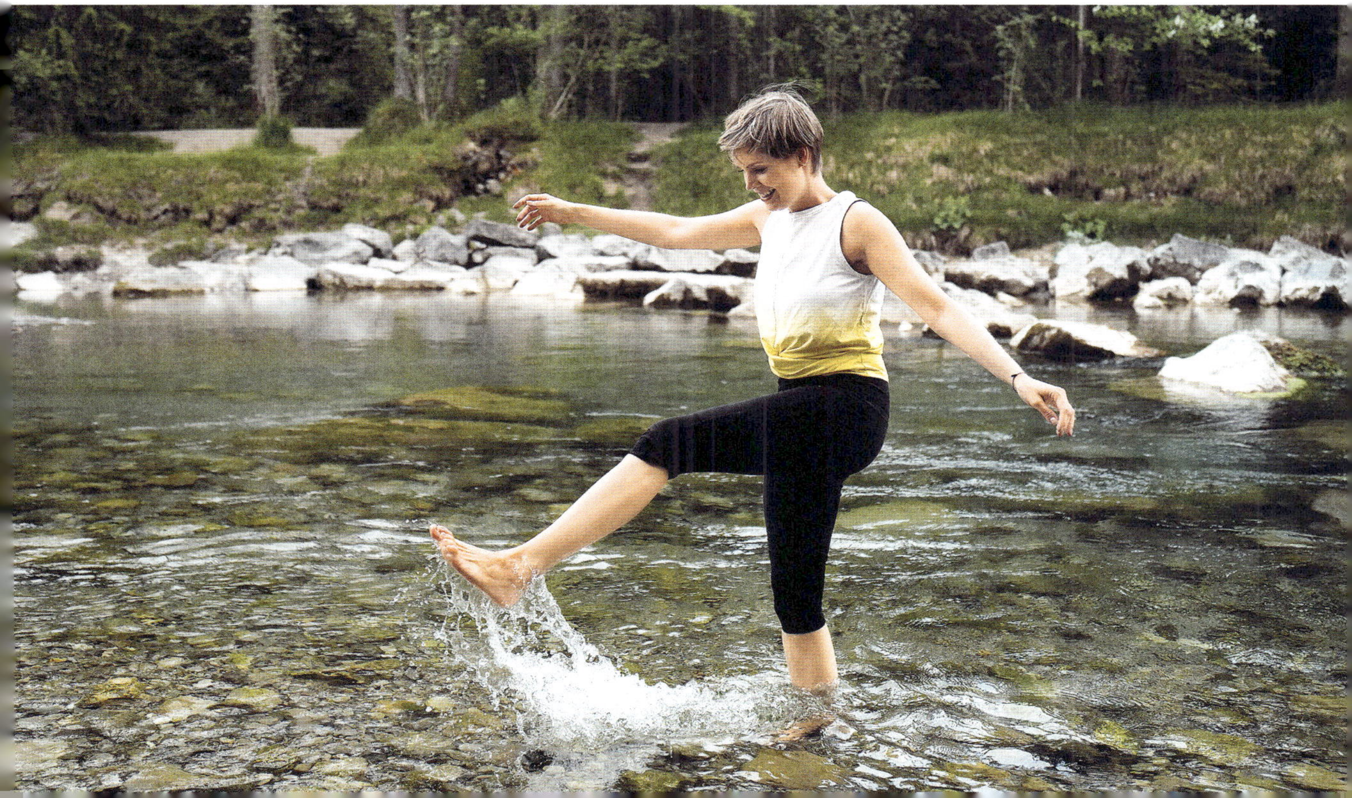

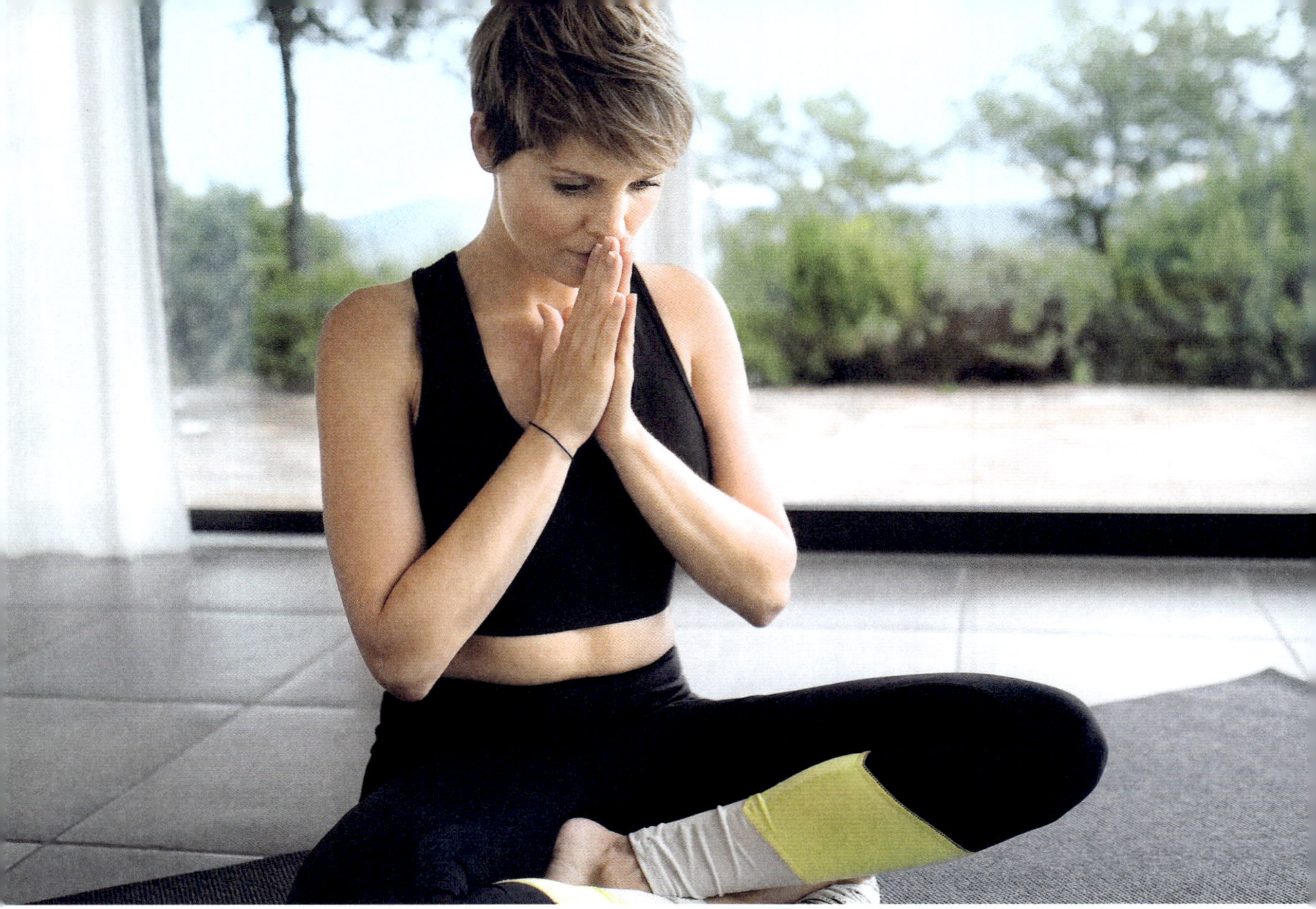

Entspannung ist ein wichtiger Baustein des mentalen Entschlackens.

bindung mit negativen Gefühlen wie Frust, Ärger und Wut, die wir gern unterdrücken. Alles in unserem Körper ist miteinander vernetzt, herrscht an einer Stelle ein Ungleichgewicht, leidet der komplette Organismus darunter.
Doch was kannst du tun? Oftmals ist Stress ja gar nicht vermeidbar. Doch Erholung und Ruhephasen fördern das Ausleiten von Säuren in deinem Körper.

MEINE EMPFEHLUNGEN ZUM MENTALEN ENTSCHLACKEN

- Sorge für ausreichend Bewegung an der frischen Luft.
- Treibe regelmäßig Sport.
- Sorge dafür, dass du ausreichend schläfst.
- Schau, in welchen Bereichen du Stress reduzieren kannst. Lerne, Nein zu sagen.
- Wähle deine sozialen Kontakte bewusst aus, umgib dich möglichst nur mit Menschen, die dir guttun.
- Suche dir ein Entspannungsverfahren, das dir Spaß macht, und praktiziere es regelmäßig. Empfehlenswert sind zum Beispiel Yoga, Pilates, Qigong oder autogenes Training. Probiere am besten veschiedene aus und entscheide dich dann. Ich persönlich habe Qigong für mich entdeckt, da es für mich die drei Ebenen Bewegung, Atmung und mentales Entschlacken perfekt verbindet. Bei dieser Technik werden Atemübungen mit innerer Konzentration und präzisen Bewegungen verbunden.

> »NIMMST DU DIR HEUTE KEINE ZEIT FÜR DEINE GESUNDHEIT, WIRST DU DIR FRÜHER ODER SPÄTER ZEIT FÜR DIE EINE ODER ANDERE KRANKHEIT NEHMEN MÜSSEN.«
>
> Carolin Kotke

ACHTSAMKEIT

Mentales Entschlacken ist allerdings viel mehr als richtiges Stressmanagement. Um eine grundlegende Veränderung zu bewirken, ist die innere Einstellung entscheidend. Das Stichwort ist Achtsamkeit: Es geht um einen achtsamen Umgang mit sich selbst, die Fähigkeit, negative Gedanken ziehen zu lassen und mehr Platz für positive Gedanken, Gefühle und innere Harmonie zuzulassen.

Mein Lieblingstool im Bereich der Achtsamkeit ist der Perspektivwechsel. Manchmal stellt uns das Leben wahnsinnig schwierige Hürden in den Weg und wir versinken in Angst, Zweifeln und Selbstmitleid. Wenn es uns gelingt, einen Schritt zurückzutreten und in Ruhe zu schauen, von welcher Seite wir das Ganze betrachten möchten, können wir aus jeder Krise in unserem Leben gestärkt hervorgehen. Statt in der negativen Sichtweise zu verharren, können wir dazulernen und etwas Positives daraus machen. Das chinesische Schriftzeichen für Krise besteht so auch aus zwei Zeichen: Gefahr und Chance.

Egal, in welcher Situation du dich vielleicht gerade befindest, versuche einfach einmal einen Schritt zurückzutreten, die Perspektive zu wechseln und das Beste aus der Situation zu machen. Seit ich meine innere Einstellung geändert habe und die Welt öfter mal aus einer anderen Perspektive sehe, lebt es sich auf jeden Fall einfacher. Nicht nur für mich, sondern auch für meine Mitmenschen.

Es ist dein Leben und du entscheidest, wie du es lebst! Und du solltest dir immer vor Augen halten, wieso du tust, was du tust. Wir haben nur dieses eine Leben. Und dieses Leben sollte doch geprägt sein von Gesundheit, Zufriedenheit, Gelassenheit und einer großen Portion positiver Lebensenergie. Diese Leichtigkeit, die ich mittlerweile gewonnen habe, möchte ich auf keinen Fall mehr missen!

DIE GESCHICHTE DES ZEN-MEISTERS

Einige Schüler fragten ihren Zen-Meister, wie er es schafft, so zufrieden und glücklich zu sein.

Der Zen-Meister antwortete: »Wenn ich stehe, dann stehe ich, wenn ich gehe, dann gehe ich, wenn ich sitze, dann sitze ich, wenn ich esse, dann esse ich, wenn ich liebe, dann liebe ich …«

Da fielen ihm die Schüler ins Wort und sagten: »Das tun wir doch auch, aber was machst du darüber hinaus?«

Der Meister erwiderte: »Wenn ich stehe, dann stehe ich, wenn ich gehe, dann gehe ich, wenn ich …«

Wieder sagten seine Schüler: »Aber das tun wir doch auch, Meister!«

Geduldig sagte er zu seinen Schülern: »Nein – wenn ihr sitzt, dann steht ihr schon, wenn ihr steht, dann lauft ihr schon, wenn ihr lauft, dann seid ihr schon am Ziel.«

BASISCHE BEAUTY-EINHEITEN

BASENBAD

Ein Basenbad ist nicht nur unheimlich entspannend, sondern durch das basische Badesalz (keine weiteren Zusätze ins Wasser geben!) wird der pH-Wert im Wasser erhöht, wodurch ein osmotischer Druck entsteht. Dieser Effekt hilft dem Entgiftungsorgan Haut, Säuren und Schlacken über die Poren auszuleiten. Zusätzlich kann mit einer Massage- oder Trockenbürste die Haut sanft massiert werden, wodurch das Bindegewebe belebt und besser durchblutet wird. Hast du keine Badewanne zu Hause, kann ein Fußbad ebenso effektiv sein.

LEBERWICKEL

Die Leber ist eines unserer wichtigsten Entgiftungsorgane. Mit einem Leberwickel kannst du ihre Funktion unterstützen. Du brauchst nur eine Wärmflasche, einen Waschlappen und ein großes Handtuch. Befülle die Wärmflasche mit heißem Wasser und lasse sie ein paar Minuten abkühlen. Tränke den Waschlappen mit heißem Wasser und wringe ihn gut aus.
Lege dich nun bequem auf den Rücken und platziere den Waschlappen auf dem rechten Oberbauch, direkt unter dem Rippenbogen. Lege die Wärmflasche auf den Waschlappen und umwickele den Oberbauch möglichst fest mit dem großen Handtuch. Decke dich warm zu und lasse den Leberwickel 30 Minuten wirken.

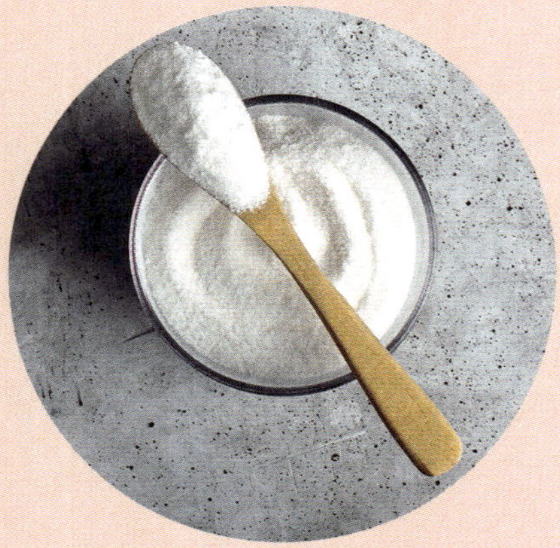

WECHSELDUSCHEN

Wechselduschen sind nicht jedermanns Sache. Ich musste mich auch erst einmal daran gewöhnen, doch sie tun so gut und ich möchte sie nicht mehr missen. Wechselduschen kurbeln unseren Stoffwechsel an, sie sind belebend, energetisierend, gut für dein Bindegewebe und wirken sich positiv auf dein Immunsystem aus. Du duschst zuerst ganz klassisch mit warmem Wasser, nach ein paar Minuten wechselst du zu kaltem Wasser, dann stellst du wieder auf das warme Wasser um. Dies wiederholst du ein paarmal und endest mit kaltem Wasser. Du wirst sehen, wie fit dich das macht.

MASSAGEN

Massagen können nicht nur entspannend, sondern auch anregend und vitalisierend wirken. Sie aktivieren beispielsweise den Lymphfluss, wodurch Säuren und weitere Schadstoffe abtransportiert werden können. Wenn du magst, füge dem Massageöl etwas Badesalz hinzu. Hierdurch wird die Haut besser durchblutet, das Bindegewebe aktiviert und die Entgiftung bestärkt. Gern kannst du diese Mischung auch als Peeling unter der Dusche verwenden. Das kann sogar Muskelkater vorbeugen.

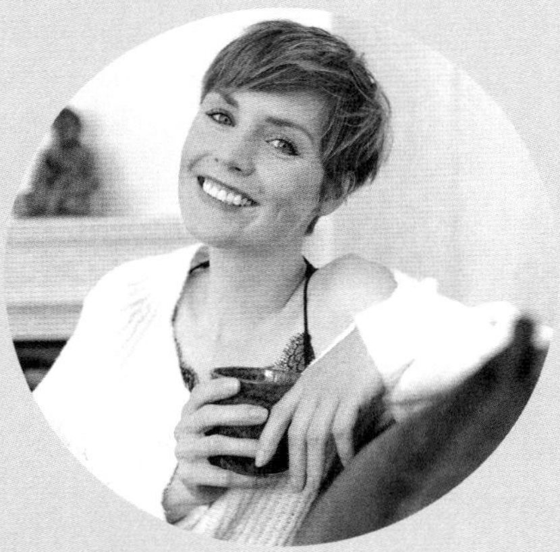

ZUNGE REINIGEN UND ÖLZIEHEN

Kleine Dinge – große Wirkung. Mein Tag startet mit einer Zungenreinigung und Ölziehen. Denn gerade über Nacht sammeln sich Tausende von Mikroorganismen in der Mundhöhle und können in unseren Organismus gelangen.
Deshalb nutze ich jeden Morgen einen Zungenschaber (gibt es für wenig Geld im Drogeriemarkt), den ich ein paarmal von hinten nach vorne über die Zunge ziehe. Anschließend spüle ich den Mund einmal gründlich durch und starte mit dem Ölziehen. Dafür verwende ich Kokos- oder Olivenöl, es gibt auch spezielles Mundziehöl zu kaufen.
Ich nehme einen Esslöffel Öl in den Mund, bewege es ein paar Minuten lang im Mund hin und her und ziehe es zwischendurch immer wieder durch die Zähne. Dafür nutze ich gern die Zeit in der Dusche. Anschließend spucke ich das Öl aus und entsorge es. Es darf auf keinen Fall hinuntergeschluckt werden.

SAUNA

Regelmäßige Saunagänge stärken die Immunabwehr, entspannen die Muskulatur und unterstützen die Entgiftung deines Körpers. Durch das aktive Schwitzen werden Säuren aus dem Gewebe gezogen, was den Entgiftungsprozess der Haut unterstützt. Denk daran, vor und nach dem Saunieren viel zu trinken, da der Körper beim Schwitzen viel Flüssigkeit verliert.

BASISCH UND NÄHRSTOFFREICH – SO GEHTS

»Eat well – feel better« lautet das Grundprinzip meiner Ernährungsweise. Grundlage ist die basische Ernährung, ergänzt um alle wichtigen Nährstoffe, die der Körper braucht, um einwandfrei funktionieren zu können. Sie kann an individuelle Bedürfnisse und Geschmacksvorlieben angepasst werden. Das Ziel ist, dass du dich einfach besser fühlst und langfristig gesund bleibst.

Basische Ernährung

Bei der basischen Ernährung stehen basenbildende Lebensmittel wie Obst, Gemüse, Kräuter, Sprossen, Nüsse und Samen im Vordergrund. Diese füttern unsere Zellen und versorgen den Körper gezielt mit einer Basis an Vitaminen, Mineralstoffen, Spurenelementen, Ballaststoffen und mehrfach ungesättigten Fettsäuren, die wir mit unserer heutigen typisch westlichen Ernährung kaum noch in ausreichender Menge aufnehmen würden. Denn diese besteht überwiegend aus säurebildenden Lebensmitteln wie einfachen Kohlenhydraten, Fleisch und reichlich ungesunden Transfetten, die unseren Körper eher belasten, statt ihn zu unterstützen, und innere Entzündungen fördern. Durch ausreichend basenbildende Lebensmittel können hingegen Umweltgifte, Schadstoffe und entzündungsfördernde Stoffe von unserem Körper neutralisiert werden. Ziel der basischen Ernährung ist es, die Organe und seine Regulationssysteme, so gut es geht, zu unterstützen und zu entlasten, um so eine Übersäuerung zu verhindern.

Das 80:20-Prinzip

Es gibt sehr gute Gründe dafür, sich nicht ausschließlich basisch zu ernähren. Wie ich im Kapitel »Der Säure-Basen-Haushalt« beschrieben habe, benötigt der Körper Säuren und Basen, um einwandfrei funktionieren zu können. Ein Verhältnis von ungefähr 80 Prozent Basen und 20 Prozent Säuren ist empfehlenswert. Wenn wir von einer basischen Ernährung sprechen, meinen wir eigentlich eine basenüberschüssige Ernährung.

Isst du zum Beispiel gern Fleisch oder Fisch, darfst du das auch weiterhin tun. Nach der 80:20-Regel musst du die Portion lediglich mit viermal so vielen basischen Lebensmitteln ergänzen. Das heißt, dein Teller sollte überwiegend mit Obst und Gemüse gefüllt sein, Fisch oder Fleisch macht nur einen kleinen Teil aus.

Langfristig denken

Möchtest du langfristig mehr Gesundheit und Wohlbefinden erlangen, reicht eine 30-Tage-Diät leider nicht aus, denn unsere Zellen können sich nicht von heute auf morgen erholen.
Unser Körper erneuert sich ungefähr alle sieben bis zehn Jahre. Fast alle Körperzellen erneuern sich regelmäßig, während alte Zellen sterben. Mit den Jahren verlangsamt sich der Prozess, auch können nicht alle abgestorbenen Zellen nachwachsen. Dies erklärt, wieso wir altern. Lebensstil, Ernährung und Krankheiten können die Zellerneuerung verzögern oder beschleunigen. Wir können also aktiv Einfluss darauf nehmen. Schließlich produziert unser Körper all die neuen Zellen aus dem, was wir über unsere Ernährung zu uns nehmen. Da bekommt der Satz »Du bist, was du isst« doch gleich eine ganz neue Bedeutung, oder?

TIPP

Der Begriff »basische Ernährung« steht für eine basenüberschüssige Ernährung. Säurebildende Lebensmittel sind also nicht komplett verboten. Die Faustregel lautet: 80 Prozent basenbildende und 20 Prozent säurebildende Lebensmittel liegen auf dem Teller.

Manche Zellen erneuern sich sehr schnell, bei anderen dauert es länger. Die gesamte Haut erneuert sich beispielsweise alle 28 Tage: Wir ver-

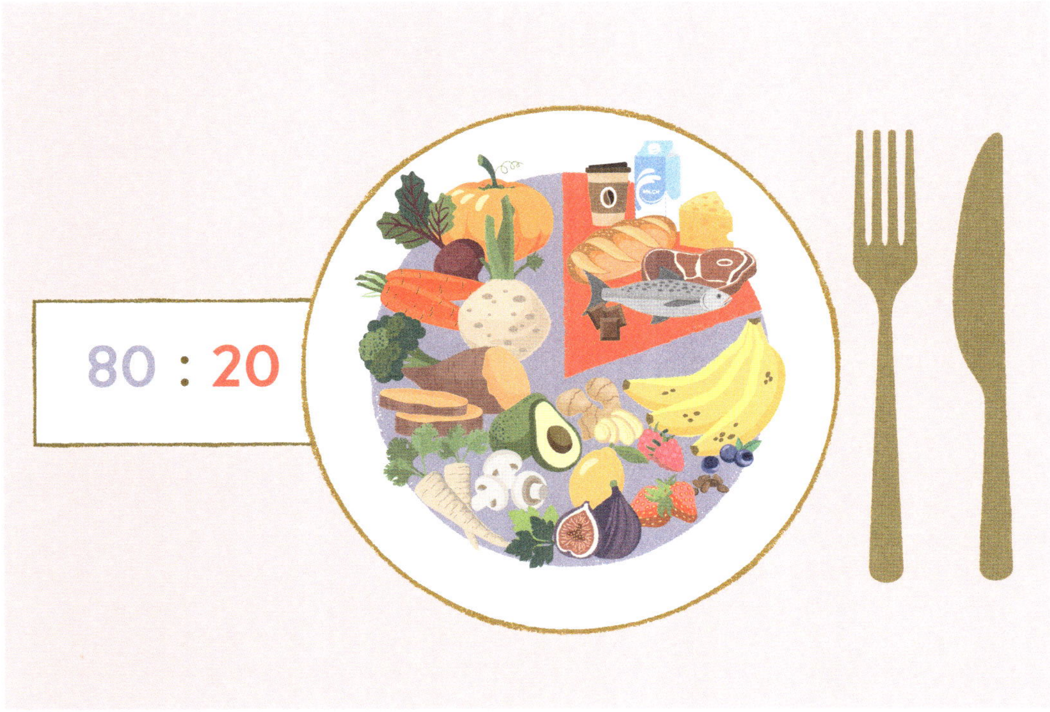

lieren ständig Hautzellen und es bilden sich laufend neue, die die abgestorbenen Zellen ersetzen. In 80 Jahren Lebenszeit wechseln wir unsere Haut rund 1000 Mal. Unsere roten Blutkörperchen haben eine Lebensdauer von etwa vier Monaten, erneuern sich aber kontinuierlich. Hierfür benötigen sie vor allem ausreichend Eisen, Folsäure, Vitamin B12 und Proteine.
Die Zellen unseres Darms und unserer Leber haben viel Arbeit. Sie sind die Verbindung zu nahezu all unseren Körperbereichen und entscheiden, was am Ende für unseren Körper nützlich ist und was ihm schadet. Doch leider sind diese beiden Organe heutzutage immer mehr Giften ausgesetzt, sodass sie häufig komplett überlastet sind. Gerade der Darm reagiert jedoch sehr rasch, wenn wir unsere Ernährungsgewohnheiten verändern, so kann beispielsweise Fasten sehr effektiv sein. Die Darmschleimhaut erneuert sich nämlich alle zwei bis fünf Tage. Die Leber reagiert ebenfalls gut auf eine Ernährungsumstellung, sie braucht etwa vier Wochen, um sich zu regenerieren.
Andere Zellen leben sehr lange. Unsere Knochen erneuern sich alle zehn Jahre und unsere Muskel- und Magenzellen leben im Schnitt 15 Jahre.

Die perfekte Kombination: basisch und nährstoffreich

Basische Lebensmittel sind die Grundlage meines Ernährungskonzepts, doch wir sollten uns nicht nur auf sie konzentrieren. Genauso wichtig sind die verschiedenen Nährstoffe in den Lebensmitteln. Sie sorgen dafür, dass unser Körper ausreichend gestärkt wird, sodass wir lange gesund bleiben und ein Leben voller Wohlbefinden und Leistungsfähigkeit genießen können. Die basische Ernährung ist also eine optimale Grundversorgung des Körpers, die mit einer ausreichenden Nährstoffzufuhr abgerundet werden sollte. Durch eine ausgewogene und abwechslungsreiche Ernährung wird unser Körper mit allen notwendigen Nährstoffen versorgt und die Nährstoffdepots sind immer gefüllt.
Wir sollten zwei Ziele im Auge behalten:

- Der Säure-Basen-Haushalt unseres Körpers soll ausgeglichen sein.
- Unsere Ernährung sollte individuell auf uns und unsere aktuelle Lebenssituation abgestimmt sein und die Versorgung mit allen notwendigen Nährstoffen gewährleisten.

BASENFASTEN – NUR FÜR KURZE ZEIT

Eine zu 100 Prozent basische Ernährung kann für einen kurzen Zeitraum sinnvoll sein, um den Körper zu entlasten, insbesondere bei oder nach akuten gesundheitlichen Beschwerden. Das sogenannte Basenfasten ist jedoch auf keinen Fall als langfristige Ernährungsweise zu empfehlen, da dem Körper sonst essenzielle Nährstoffe entzogen werden. So sollte der Körper vor einer Basenfasten-Kur mit ausreichend Mineralstoffen versorgt werden, auf die er zurückgreifen kann. Ansonsten wird er geschwächt und Kopfschmerzen, Müdigkeit und Abgeschlagenheit sind die Folge.
Aus diesem Grund würde ich bei einer akuten Übersäuerung und auch direkt im Anschluss an eine Chemotherapie immer davon abraten, sofort eine Detox- oder Fastenkur zu machen, sondern der Körper sollte erst einmal ausreichend mit Nährstoffen gestärkt werden. Besprich hier die Vorgehensweise mit dem Arzt oder Heilpraktiker deines Vertrauens.
Zudem empfehle ich, sich beim Basenfasten von geschultem Personal begleiten zu lassen.

Wenn du zum Beispiel Sportler bist, musst du auf deinen Eiweißbedarf achten, als Diabetiker solltest du bei der Auswahl der Kohlenhydrate genau hinschauen. Bei einer Laktoseintole-

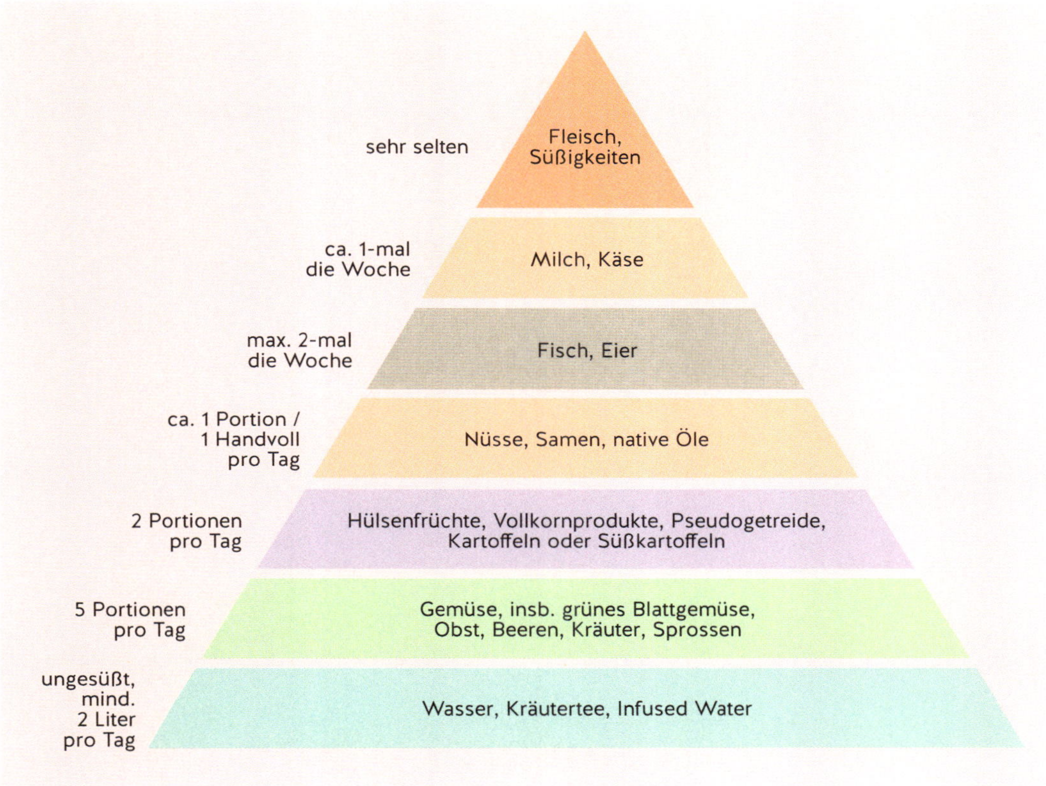

So kann eine basische und nährstoffoptimierte Ernährung aussehen.

ranz musst du dafür sorgen, dass du deinen Calciumbedarf deckst, das gilt auch, wenn du keine Milchprodukte zu dir nimmst. Und wenn du vegan lebst, ist es wichtig, die Zufuhr an Omega-6- und Omega-3-Fettsäuren im Blick zu behalten und zu schauen, wie du deinen Eiweißbedarf decken kannst. Es gibt keine allgemeingültige Empfehlung für jedermann. Und gerade bei bestimmten Krankheiten wie einer Krebserkrankung ist es wichtiger denn je, den Körper mit ausreichend Nährstoffen zu versorgen, denn er befindet sich in einer absoluten Ausnahmesituation und ist ganz besonders auf eine Vielfalt an Nährstoffen angewiesen.

Das ist mein Anliegen: Wir sollten uns zwar basisch ernähren, aber auch mit einer Vielfalt an Nährstoffen, abgestimmt auf unsere individuellen körperlichen Bedürfnisse.

So sorgen wir dafür, dass die Nährstoffdepots unseres Körpers immer gefüllt sind und wir uns einfach wohlfühlen. Denn Verzicht ist gewiss nicht die richtige Lösung für Gesundheit und Wohlbefinden. Deine Aufgabe ist es also, die für dich richtige Balance zu finden, und dabei möchte ich dich mit diesem Buch unterstützen.

Die Formel ist ganz einfach:

Basische Ernährung + nährstoffoptimierte Ernährung = Gesundheit und Wohlbefinden.

BASISCHE UND SAURE LEBENSMITTEL

Lebensmittel lassen sich in Säure- und Basenbildner aufteilen, gemessen daran, ob nach der Verarbeitung im Körper ein basisches oder saures Endprodukt anfällt. Darüber hinaus gibt es sogenannte gute Säurebildner, die zwar nicht basisch sind, doch aufgrund ihres Nährstoffgehalts in unserer Ernährung eine wichtige Rolle spielen.

Basische Lebensmittel

Um den Körper und seine Funktionen zu unterstützen, ist es grundsätzlich empfehlenswert, mehr basische Lebensmittel zu sich zu nehmen. Dazu gehören allem voran Obst und Gemüse, aber auch Nüsse, Samen, Kräuter und Keime. Nahezu alle Obst- und Gemüsesorten sind basisch. Wenn du jeden Tag fünf Portionen Obst und Gemüse – das sind etwa fünf Hände voll – zu dir nimmst und dabei auf bunte Abwechslung achtest, enthält deine Nahrung auf natürliche Art und Weise eine Vielzahl an Vitaminen, Mineralstoffen und sekundären Pflanzenstoffen. Eine Metaanalyse von Wissenschaftlern des Imperial College London, in der 95 Studien zum Obst- und Gemüseverzehr analysiert wurden, ergab sogar, dass der Verzehr von bis zu zehn Portionen Obst und Gemüse pro Tag das Risiko für Herzkrankheiten, Schlaganfälle, kardiovaskuläre Krankheiten und sogar Krebs ganz eindeutig reduzieren könnte. Weltweit könnten 7,8 Millionen vorzeitige Todesfälle verhindern werden. Iss also möglichst viel Obst und Gemüse und tue deinem Körper damit etwas Gutes.

OBST, FRÜCHTE UND BEEREN

Äpfel stärken das Immunsystem, die Lunge, den Darm und die Gehirnfunktion und wirken dank der enthaltenen Pektine cholesterinsenkend.
Bananen enthalten reichlich Ballaststoffe und sind ein hervorragender Energielieferant. Aufgrund des hohen Kaliumgehalts sind sie gut für Herz und Kreislauf.
Himbeeren und **Heidelbeeren** sind reich an Ballaststoffen, die gut für die Verdauung sind, wirken leicht entwässernd und schützen die Zellen aufgrund der darin enthaltenen Antioxidantien vor freien Radikalen.
Mangos sind reich an zellschützendem Betacarotin, stärken das Immunsystem, sind gut für die Augen und für die Haut.

BASISCHE LEBENSMITTEL

Gemüse
Brokkoli, Gurken, Tomaten, Rucola, Spinat, Fenchel, Zucchini, Karotten, Rettich, Kohl, Grünkohl, Kohlrabi, Lauch, Auberginen, Pilze, Sellerie, Kartoffeln, Kürbis, Süßkartoffeln, Zwiebeln

Obst
jegliche Obstsorten, insbesondere Trockenfrüchte wie Feigen, Datteln, Aprikosen, Rosinen

Sprossen und Keime
Brokkolisprossen, Radieschensprossen, Alfalfasprossen, Kresse, Weizenkeime

Kräuter und Gewürze
Brennnessel, Löwenzahn, Petersilie, Knoblauch, Minze, Weizengras, Gerstengras, Spirulina, Kurkuma

Nüsse & Samen
Chia-Samen, Leinsamen, Hanfsamen, Sesam, Mandeln, Erdmandeln, Kürbiskerne, Maronen, Sonnenblumenkerne

Süßungsmittel
(in Maßen)
Agavendicksaft, Kokosblütenzucker, Dattelsirup

Pflanzliche Öle
Avocadoöl, Leinöl, Olivenöl, Mandelöl, Kokosöl, Ghee

Hülsenfrüchte
Lupinen, gekeimte Hülsenfrüchte

Getränke
Kräutertees, frische Smoothies, stilles Wasser, Zitronenwasser, Ingwerwasser, pflanzliche Milchalternativen, zum Beispiel Mandeldrink, Kokosdrink

Pfirsiche stärken ebenfalls das Immunsystem. Sie schützen die Zellen und das Herz-Kreislauf-System und sind gut für Haut und Augen.
Rhabarber stärkt dank reichlich Vitamin C das Immunsystem, ist gut für die Verdauung und hat eine entwässernde Wirkung.
Zitronen schmecken zwar sauer, wirken im Körper aber absolut basisch. Sie lindern Verdauungsbeschwerden und stärken dank ihres hohen Vitamin-C-Gehalts das Immunsystem und schützen die Zellen.

GEMÜSE

Brokkoli gehört zu den gesündesten Gemüsesorten und enthält zahlreiche Vitamine, Mineralstoffe und sekundäre Pflanzenstoffe, die das Immunsystem stärken und sich positiv auf die Zellgesundheit auswirken.
Grünkohl schützt ebenfalls die Zellen. Er stärkt das Immunsystem und die Knochen, wirkt blutbildend, entgiftend und enthält wertvolle Bitterstoffe.
Karotten sind leicht verdaulich und schonen den Magen. Sie stärken die Augen und sorgen für eine schöne Haut.
Kartoffeln machen lange satt, halten den Blutzucker stabil, schonen den Magen und enthalten viele wertvolle Vitamine.
Knoblauch hat eine antibakterielle und entzündungshemmende Wirkung und gilt als natürliches Antibiotikum. Er hilft bei Blasenentzündungen und fördert die Durchblutung.
Rote Bete schützt die Zellen, senkt den Blutdruck, wirkt blutbildend und entzündungshemmend.
Spinat wirkt entgiftend, schützt die Zellen und stärkt die Nerven sowie das Immunsystem.
Süßkartoffeln haben im Vergleich zu Kartoffeln zwar mehr Kalorien, aber eine deutlich höhere Nährstoffdichte und sind eine Wohltat für die Verdauung und das Herz.
Tomaten schützen das Herz und sind gut für die Haut. Sie sind reich an Vitaminen und Mineralstoffen und gekocht noch gesünder als roh.

Zwiebeln wirken als natürliches Antibiotikum und entzündungshemmend. Sie senken den Cholesterinspiegel und helfen bei Erkältungen.

KRÄUTER UND GEWÜRZE

Eine Sache, die ich früher komplett unterschätzt habe, ist die Kraft der Kräuter und Gewürze. Ich habe sie lediglich als geschmackliche Veredelung von Mahlzeiten betrachtet, statt ihre gesundheitlichen Vorteile zu sehen. Dabei werden Kräuter und Gewürze schon seit Jahrhunderten in der Heilkunde genutzt. Sie helfen bei den verschiedensten gesundheitlichen Beschwerden, können eine positive Wirkung auf die Verdauung haben, appetitanregend wirken und viele haben auch antioxidative und entzündungshemmende Eigenschaften.

Basilikum ist gut für unsere Verdauung, kann Entzündungen lindern, Wechseljahresbeschwerden reduzieren und Migräne mindern.

Frische Kräuter verleihen Gerichten eine besondere geschmackliche Note und sind gesund.

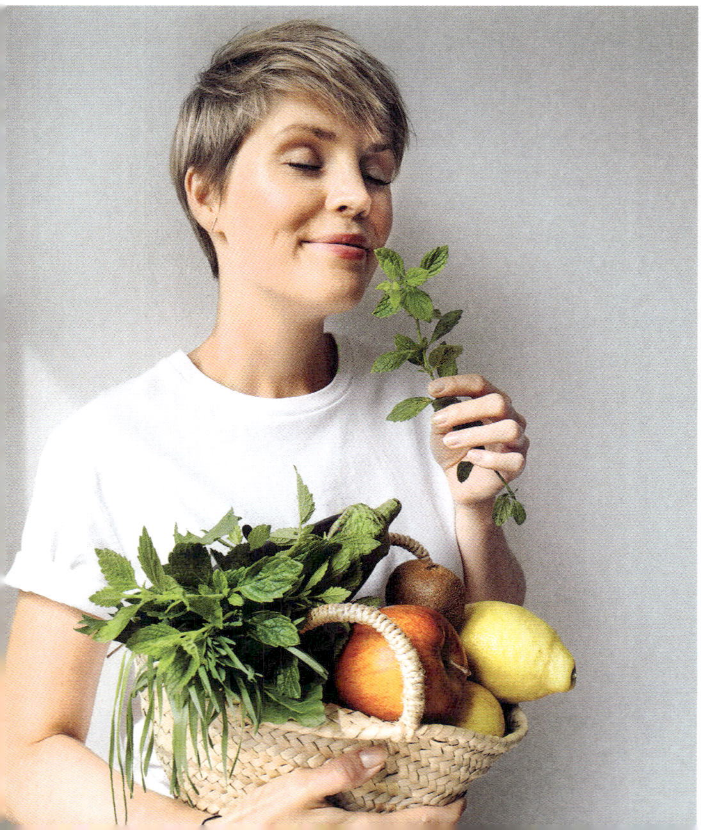

Brennnessel wirkt entgiftend, stoffwechselanregend, senkt den Blutdruck und ist gut für die Haut und das Haarwachstum sowie bei Wassereinlagerungen.

Chili kurbelt den Stoffwechsel an, fördert die Durchblutung und ist schmerzlindernd.

Dill ist stressreduzierend, magenfreundlich, nervenstärkend und milchfördernd.

Fenchel hilft bei Erkältungsbeschwerden, wirkt beruhigend, verdauungsfördernd, krampflösend, entzündungshemmend und stärkt Herz und Nerven.

Gewürznelken wirken antibakteriell und antiviral, entzündungshemmend sowie stimmungsaufhellend.

Ingwer wirkt stark entzündungshemmend, blutreinigend, stoffwechselanregend und kann bei Erkältungen, bei Kopf- und Regelschmerzen sowie bei Übelkeit helfen.

Kardamom hilft bei Verdauungsbeschwerden, gegen Mundgeruch sowie bei Unterleibsschmerzen, da er entkrampfend wirkt.

Koriander hilft der Leber beim Entgiften, das frische Kraut stärkt das Immunsystem, wirkt antioxidativ und antibakteriell.

Kresse senkt den Blutzuckerspiegel, wirkt schleimlösend, entzündungshemmend und antioxidativ.

Kümmel wirkt antibakteriell, macht frischen Atem, verbessert die Verdauung und sorgt für eine bessere Verträglichkeit von Kohl und Hülsenfrüchten.

Kurkuma wirkt stark entzündungshemmend und durchblutungsfördernd, beruhigt die Nerven, fördert die Verdauung, regt den Stoffwechsel an und gilt als Immunbooster.

Löwenzahn wirkt entgiftend und blutreinigend. Er regt den Appetit und den Stoffwechsel an und fördert eine gesunde Haut.

Minze wirkt beruhigend, schmerzlindernd, schleimlösend, entzündungshemmend und kann bei Übelkeit helfen.

Muskatnuss hilft bei Magen-Darm-Beschwerden, beruhigt die Nerven und fördert den Schlaf.

> **TIPP**
> – Kräuter und Gewürze stets trocken, lichtgeschützt und in geschlossenen Gefäßen aufbewahren.
> – Frische Kräuter immer erst kurz vor Zubereitung hacken, je feiner sie gehackt werden, desto intensiver das Aroma.
> – Dill, Basilikum, Kresse und Petersilie verlieren bei Hitze schnell ihr Aroma und sollten daher nicht mitgekocht werden.

Rosmarin wirkt anregend, verdauungsfördernd, steigert die Gehirnleistung und kann bei rheumatischen Beschwerden helfen.
Salbei hilft bei Hitzewallungen und starkem Schwitzen und wirkt ausgleichend auf den Hormonhaushalt.
Vanille wirkt entzündungshemmend, antimikrobiell und pilztötend. Sie kann beispielsweise bei Hauterkrankungen wie Neurodermitis helfen. Zudem wirkt sie beruhigend und gegen Schlafstörungen.
Zimt stabilisiert den Blutzucker und den Kreislauf. Er wirkt stimmungsaufhellend und hilft bei Magen-Darm-Beschwerden.
Zitronengras wirkt ausgleichend auf Verdauung und Psyche. Es bindet überschüssige Fette und Cholesterin und hilft dabei, Säuren und weitere Schadstoffe aus dem Körper auszuleiten.
Zitronenmelisse lindert Kopfschmerzen, beruhigt und kräftigt den Kreislauf.

PFLANZLICHE ÖLE

Die große Auswahl an pflanzlichen Ölen und Bratölen lässt einen oft ratlos vor dem Supermarktregal stehen. Welche Öle sind wofür geeignet? Im Grunde ist es ganz einfach: Generell solltest du möglichst native oder kalt gepresste Öle verwenden. Durch die schonende Behandlung bleiben die Vitamine und wertvollen mehrfach ungesättigten Fettsäuren erhalten. In der basischen Küche sollten die Lebensmittel nicht hoch erhitzt, sondern immer nur leicht gegart werden. Dafür ist zum Beispiel Olivenöl hervorragend geeignet. Wenn du doch mal etwas braten möchtest, solltest du Avocadoöl, Ghee oder Kokosöl verwenden. Rapsöl ist ein Allrounder, du kannst es sowohl für Salat verwenden als auch leicht und stark erhitzen.
Avocadoöl hat einen besonders hohen Gehalt an ungesättigten Omega-9-Fettsäuren, welche den Körper zum Beispiel dabei unterstützen, den Cholesterinwert zu senken. Es ist sehr vielseitig und kann zum Braten und Backen eingesetzt werden.
Ghee ist die gesündere und bekömmlichere Alternative zu Butter und zum Braten bei hohen Temperaturen geeignet.
Hanföl ist perfekt für die kalte Küche und hat einen hohen Anteil an wertvollen Omega-3-Fettsäuren. Es sollte möglichst kühl und dunkel gelagert werden.
Kokosöl enthält sehr viele gesättigte Fettsäuren und ist zum Backen und Kochen mit hohen Temperaturen geeignet. Seine Konsistenz ist fest bis cremig, es wird erst flüssig, wenn es erhitzt wird.
Leinöl ist gut für die kalte Küche geeignet und hat einen hohen Anteil an wertvollen Omega-3-Fettsäuren. Es sollte kühl und dunkel gelagert werden.
Mandelöl ist reich an einfach ungesättigten Fettsäuren und Vitamin E und darf nur leicht erhitzt werden.
Olivenöl ist reich an Antioxidantien, wertvollen Polyphenolen und gesunden einfach ungesättigten Fettsäuren. Es eignet sich für die kalte Küche, zum Dünsten, zum Braten bei mittlerer Hitze und zum Backen.
Sesamöl hat einen besonders hohen Anteil an der ungesättigten Linolsäure, die zu den wichtigsten und gesundheitsförderlichen Omega-6-Fettsäuren gehört.
Rapsöl eignet sich sowohl zum schonenden Braten als auch zum Frittieren und punktet mit einem optimalen Verhältnis von Omega-3- zu Omega-6-Fettsäuren.

KEIME UND SPROSSEN

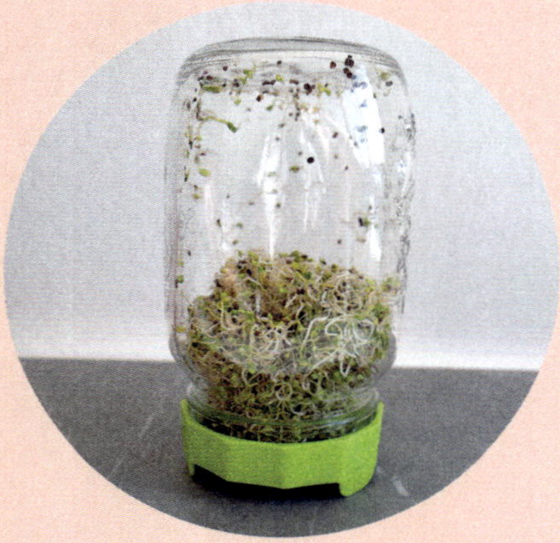

SUPERFOOD BROKKOLI

Keime und Sprossen versorgen uns mit zahlreichen wertvollen Vitalstoffen und pimpen so jegliche Speisen. Insbesondere Brokkolisprossen werden in der Prävention und Behandlung von Krebs immer wieder positiv hervorgehoben. So enthalten sie beispielsweise 20- bis 50-mal mehr von den schützenden und gesundheitsförderlichen Substanzen als das Brokkoligemüse. Und das Beste: Wir können Brokkolisprossen jederzeit ganz einfach zu Hause ziehen. Dafür brauchen wir nur ein Keimglas.

BROKKOLISPROSSEN ZIEHEN

- Brokkolisamen in das Keimglas geben, sodass der Boden bedeckt ist, und mit ausreichend Wasser bedecken. Mindestens sechs Stunden – am besten über Nacht – einweichen lassen.
- Das Wasser durch das Sieb des Keimglases abgießen, die Samen gründlich durchspülen und das Wasser erneut abgießen. Nun das Glas mit dem Sieb nach unten leicht schräg auf ein Abtropfgitter oder in eine Schale stellen, sodass das restliche Wasser in Ruhe abtropfen kann.
- Auf diese Weise die Samen mindestens zweimal täglich mit frischem Wasser durchspülen und das Glas dann wieder zum Abtropfen aufstellen.
- Nach ungefähr vier Tagen sollten die Sprossen erntereif sein. Du kannst sie nun deinen Mahlzeiten zugeben.
- Die Sprossen sollten nach zwei bis drei Tagen aufgebraucht sein. In der Zwischenzeit werden sie im Kühlschrank gelagert und weiterhin regelmäßig mit Wasser durchgespült.

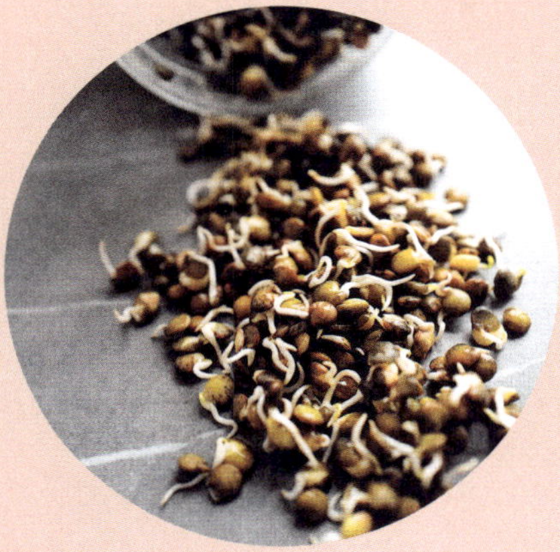

Achtung: Nach den ersten Tagen wirst du einen feinen weißen Flaum an den Samen feststellen. Dies sind kleine Faserwurzeln, aus denen sich später die Wurzel bildet, und völlig unbedenklich. Der Flaum wird jedoch gern einmal mit Schimmel verwechselt, wenn du daher unsicher bist, hilft der Geruchstest: Schimmel riecht modrig und die Keimsaat riecht frisch bis leicht scharf.

HÜLSENFRÜCHTE UND GETREIDE

Hülsenfrüchte und Getreide können ebenfalls ganz einfach zum Keimen gebracht werden, wodurch ihr Mineralstoff- und Vitamingehalt enorm steigt, was sie zu absolut basischen Lebensmitteln macht. Zudem werden sie um einiges bekömmlicher.

Gut geeignet sind zum Beispiel Linsen (ungeschälte), Kichererbsen und Erbsen sowie Buchweizen, Dinkel, Hafer, Gerste, Gartenkresse und Radieschensamen.
Die Vorgehensweise ist immer die gleiche, so wie sie bei den Brokkolisamen beschrieben wurde. Lediglich die Einweichzeit und die Keimdauer ist unterschiedlich. Hülsenfrüchte müssen vor dem Keimen etwa 12 bis 24 Stunden eingeweicht werden und für die Keimdauer gilt, dass die Keime mindestens etwas größer als der Samen sein sollten. Du kannst sie zwischendurch einfach mal probieren.

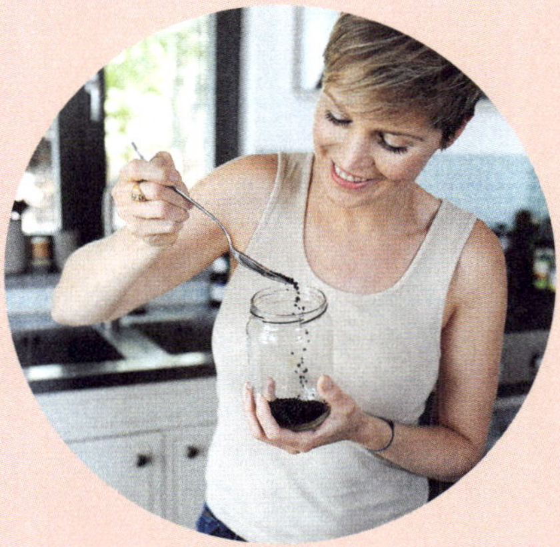

SAMEN UND KERNE

Samen und Kerne haben aufgrund ihres hohen Fett- und Kaloriengehalts einen schlechten Ruf, doch das ist vollkommen unbegründet. Denn sie enthalten größtenteils wertvolle ungesättigte Fettsäuren, insbesondere Omega-3-Fettsäuren. Zudem punkten Samen und Kerne mit einem hohen Gehalt an Vitaminen und Mineralstoffen sowie vielen wertvollen Proteinen und Ballaststoffen.

Chia-Samen gelten aufgrund ihres hohen Gehalts an Ballaststoffen, Protein und Omega-3-Fettsäuren als absolutes Superfood und regulieren zum Beispiel die Verdauung und den Blutzucker.

Erdmandeln sind keine Mandeln, sondern kleine Wurzelknollen. Ihren Namen verdanken sie ihrem mandelartigen süßen Geschmack. Sie haben einen hohen Anteil an Ballaststoffen und sind ebenso wie Mandeln eine absolute Nährstoffbombe.

Hanfsamen sind eine hervorragende Eiweißquelle, da sie alle unentbehrlichen Aminosäuren enthalten. Sie haben ein optimales Verhältnis von Omega-6- zu Omega-3-Fettsäuren und sind aufgrund ihres hohen Nährstoffgehalts super für das Immunsystem.

Kürbiskerne haben eine antioxidative Wirkung und sind besonders mineralstoffreich. Positiv hervorzuheben sind ihr hoher Zinkgehalt sowie das enthaltene Tryptophan, welches den Schlaf verbessern kann.

Leinsamen sind die regionalere und günstigere Alternative zu Chia-Samen. Sie sollten allerdings geschrotet oder gemahlen zu sich genommen werden, damit der Körper alle Wirkstoffe aufnehmen kann.

Mandeln enthalten 15 essenzielle Nährstoffe, unter anderem Magnesium, Kalium, Calcium und Vitamin E. Sie sind gut für Haut, Haare, Nägel, für den Darm, das Herz und die Knochen.

Sesam enthält besonders viel Eisen, Calcium und Selen und ist gut für die Blutbildung und die Knochengesundheit. Schwarzer Sesam schmeckt etwas würziger und nussiger als weißer Sesam.

Sonnenblumenkerne sind reich an Folsäure und super Lieferanten für Magnesium, Selen und Vitamin E. Darüber hinaus sind sie eine sehr gute pflanzliche Eiweißquelle.

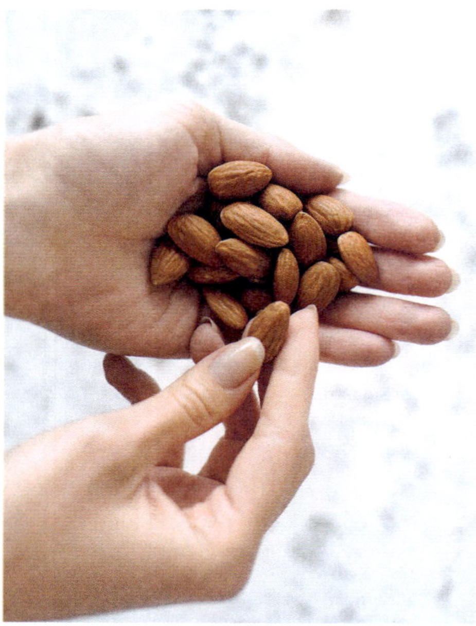

Mandeln sind ein gesunder Snack. Empfohlen werden pro Tag eine Handvoll Mandeln, etwa 30 Gramm.

GUTE SÄUREBILDNER

Getreide

- Getreideprodukte wie Dinkel, Gerste und Hirse
- Pseudogetreide, wie Amarant, Teff, Buchweizen und Quinoa
- Vollkornhaferflocken, Vollkornreis, Wildreis, Parboiled Reis

Nüsse

Cashewkerne, Walnüsse, Haselnüsse, Paranüsse, Erdnüsse, Macadamianüsse, Pistazien, Pekannüsse

Getränke

- Frischmilch, Molke und Buttermilch (am besten Bio oder Demeter)
- Grüntee/Matcha
- Lupinenkaffee, Dinkelkaffee
- pflanzliche Milchalternativen, zum Beispiel Haferdrink, Erbsendrink
- Trinkschokolade aus reinem Kakao
- pflanzliche Proteinpulver, zum Beispiel Hanfprotein, Reisprotein, Erbsenprotein, Lupinenprotein

Hülsenfrüchte

Erbsen, Kichererbsen, Linsen, Bohnen, Pasta aus Hülsenfrüchten

Süßungsmittel

Honig, Birkenzucker, Reissirup

Gute Säurebildner

Gute Säurebildner bilden wenig Säure und enthalten viele Vitamine und Mineralstoffe. Daher sind sie eine wichtige Ergänzung in der basischen Ernährung. Allerdings solltest du diese Produkte nicht in großen Mengen verzehren.

GETREIDE UND PSEUDOGETREIDE

Generell solltest du bei Getreide darauf achten, dass es möglichst aus komplexen Kohlenhydraten besteht. So besitzen Vollkorngetreide, Hafer, Dinkel, Hirse, Gerste, Parboiled Reis und Vollkornreis sowie Pseudogetreide zahlreiche wertvollen Nährstoffe, die unsere Organe und unser Immunsystem unterstützen. Neben den komplexen Kohlenhydraten enthalten sie Vitamine, Mineralstoffe, Ballaststoffe und Proteine. Hingegen besteht zum Beispiel geschälter Weizen überwiegend aus einfachen Kohlenhydraten und enthält so gut wie keine Nährstoffe.

Amarant enthält viele Ballaststoffe und punktet mit einem hohen Gehalt an Eiweiß sowie Calcium, Magnesium, Zink und Eisen. Das Pseudogetreide ist glutenfrei.

Buchweizen ist reich an Vitamin E, zahlreichen B-Vitaminen, Magnesium und Calcium und hat einen recht hohen Proteingehalt. Er ist ebenfalls ein glutenfreies Pseudogetreide.

Hafer ist eine hervorragende Ballaststoffquelle, enthält zahlreiche Mineralstoffe und hat von allen Getreiden den höchsten Vitamin-B-Gehalt. Ich nutze Haferflocken gern als Mehlersatz.

Hirse ist eine sehr gute Eisen- und Magnesiumquelle. Sie gilt als Superfood für Knochen, Gelenke, Haare und Nägel.

Parboiled Reis ist die gesündere Alternative zum klassischen weißen Reis, da durch das Parboiling-Verfahren ca. 80 Prozent der Vitamine und Mineralstoffe erhalten bleiben.

Quinoa ist eine sehr gute pflanzliche Eiweißquelle und überzeugt mit einem hohen Anteil an Eisen, Magnesium, Zink und Folsäure sowie komplexen Kohlenhydraten. Sie zählt zum glutenfreien Pseudogetreide.

Teff, auch als Zwerghirse bezeichnet, gilt als kleinstes Getreide der Welt und ist glutenfrei. Es ist reich an essenziellen Fettsäuren, enthält alle unentbehrlichen Aminosäuren und hat einen hohen Mineralstoffgehalt.

Vollkornreis beziehungsweise **Naturreis** besitzt viele gesunde Vitamine, Mineralstoffe und ungesättigte Fettsäuren, da er im Gegensatz zu dem herkömmlichen weißen Reis weder gewaschen noch poliert ist.

HÜLSENFRÜCHTE

Um den Bedarf an Proteinen und Ballaststoffen möglichst gut zu decken, sollten in eine gesunde und ausgewogene Ernährung regelmäßig Hülsenfrüchte integriert werden. Aufgrund ihres hohen Ballaststoffgehalts machen sie besonders satt, besitzen aber auch eine Vielzahl an wertvollen Vitaminen und Mineralstoffen. Zudem eignen sie sich nicht nur einwandfrei als Beilage, sondern auch als Brotaufstrich, Püree und werden mittlerweile sogar zu Pasta verarbeitet. Damit bieten sie eine gesündere Alternative zur herkömmlichen Weizenpasta.

Hülsenfrüchte sind äußerst vielseitig zu verwenden und liefern reichlich Nährstoffe.

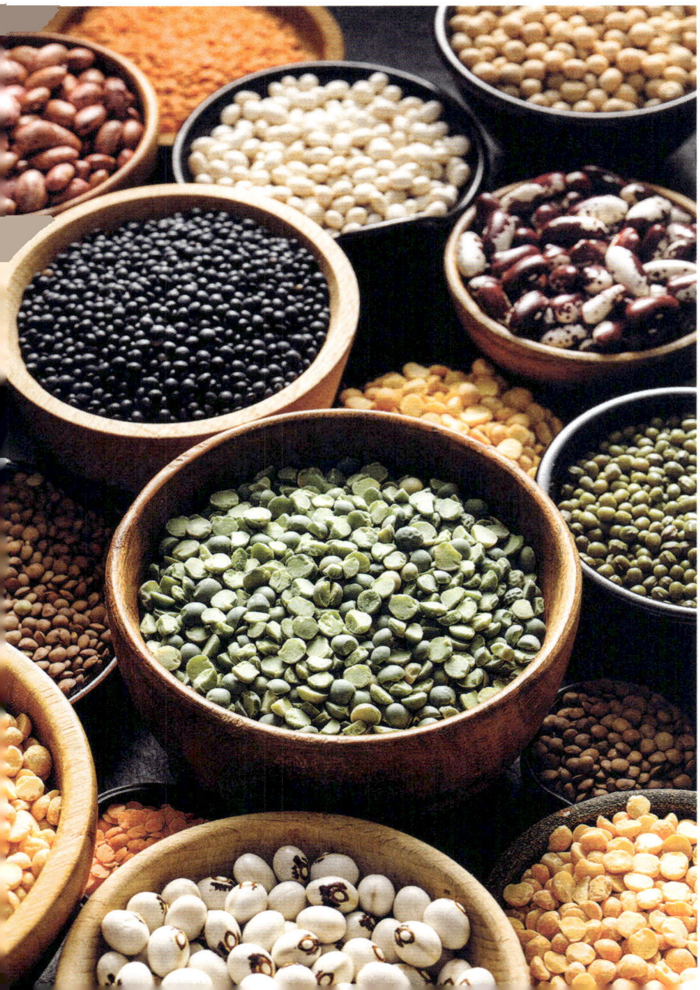

TIPP

Mit Ausnahme von roten Linsen sollten alle getrockneten Hülsenfrüchte vor der Verwendung ein paar Stunden (z.B. über Nacht) in Wasser eingeweicht werden. Dies macht sie bekömmlicher und verkürzt die Garzeit.

Belugalinsen sind besonders proteinreich, fettarm und gut bekömmlich. Sie enthalten jede Menge Vitamin B, haben einen edlen, nussigen Geschmack und eignen sich sehr gut zum Keimen (siehe Seite 49).
Erbsen enthalten reichlich unentbehrliche Aminosäuren sowie Betacarotine, B-Vitamine, Vitamin C, Magnesium und Calcium. Darüber hinaus enthalten sie fast genauso viel Eiweiß wie Tofu und sind daher ein hervorragender Fleischersatz.
Grüne Bohnen punkten mit Vitamin B2, Vitamin B6 und Vitamin A sowie den Mineralstoffen Calcium, Magnesium und Kalium.
Kichererbsen enthalten zahlreiche Mineralstoffe und Spurenelemente wie Magnesium, Eisen, Calcium und Zink, die Vitamine A, B6, C, E und K sowie Folsäure.
Kidneybohnen sind sehr reichhaltig und sättigend und bestehen zu ca. 70 Prozent aus Kohlenhydraten, zu 25 Prozent aus Proteinen und nur zu 5 Prozent aus Fett. Neben Magnesium enthalten sie viel Eisen, Kalium und Calcium.
Rote Linsen sind bereits geschält und haben daher auch die kürzeste Kochzeit. Sie sind sehr sättigend und enthalten viel Eisen und unentbehrliche Aminosäuren. Zum Keimen sind sie nicht geeignet.
Tellerlinsen sind die klassischen Linsen, die zum Beispiel gern für Suppen und Eintöpfe

genommen werden. Werden sie gekeimt verwendet (siehe Seite 49), verkürzt sich nicht nur die Kochzeit um die Hälfte, sondern sie sind auch bekömmlicher und enthalten noch mehr Nährstoffe.
Weiße Bohnen sind sehr reich an Vitamin B1, das besonders wichtig für den Energiestoffwechsel unserer Körperzellen ist.

NÜSSE, SAMEN UND KERNE

Die hier aufgeführten Nüsse, Samen und Kerne sind zwar leicht säurebildend, jedoch die reinsten Nährstoffbomben. Sie lassen sich hervorragend als Snack in den Alltag integrieren – am besten pur oder nur leicht geröstet.
Cashewkerne sind reich an Magnesium und Phosphor und damit wichtig für unsere Knochen, Zähne, Muskeln und Nerven.
Erdnüsse punkten vor allem mit ihrem hohen Proteingehalt und sind reich an Magnesium, Kalium und Vitamin B3.
Haselnüsse enthalten reichlich Ballaststoffe und B-Vitamine. Sie stärken unsere Konzentration und gelten als Nervennahrung.
Macadamianüsse haben im Vergleich zu anderen Nüssen einen besonders hohen Fettanteil und liefern reichlich Omega-3-Fettsäuren, Vitamin B1 und Magnesium.
Paranüsse enthalten viel Calcium und Eisen und sind eine Selenquelle. Bereits eine Paranuss enthält mehr als den Tagesbedarf an Selen. Pro Tag sollten allerdings nicht mehr als zwei Nüsse verspeist werden.
Pekannüsse sind reich an ungesättigten Fettsäuren und liefern rund 19 verschiedene Vitamine und Mineralstoffe.
Pistazien sind besonders proteinreich und durch ihre vielen Mineralstoffe gut für Knochen und Zähne. Da die Pestizidrückstände hier sehr hoch sein könnten, sollten sie in Bioqualität gekauft werden.
Walnüsse enthalten reichlich Omega-3-Fettsäuren und ausgesprochen viele wertvolle Nährstoffe, insbesondere Magnesium, Zink und Eisen sowie etliche Vitamine.

Saure Lebensmittel und basische Alternativen

In diesem Abschnitt geht es um die säurebildenden Lebensmittel, die möglichst zu meiden sind, wie inzwischen klar sein sollte. Für viele dieser Produkte gibt es sehr gute Alternativen.
Als grobe Richtlinie kann gelten, dass du auf tierische Lebensmittel, Zucker, Weizen und Alkohol weitestgehend verzichten solltest, da sie in hohem Maße Säuren produzieren.
Grundsätzlich sind alle Lebensmittel, die stark verarbeitet sind, Säurebildner. Dazu gehören Kekse, Kuchen und Croissants, Frucht- und Gemüsekonserven, raffinierte Öle und frittierte Lebensmittel wie Pommes und Chips, aber auch hoch verarbeitete Milchprodukte. Ihnen wurden meist die Nährstoffe entzogen und stattdessen finden wir darin unnötige Zusatzstoffe, die unseren Körper und unsere Organe belasten.

»DIE EINFACHSTE MÖGLICHKEIT, SICH AUF GANZ NATÜRLICHE WEISE MIT ZAHLREICHEN GUTEN NÄHRSTOFFEN ZU VERSORGEN: REICHLICH OBST UND GEMÜSE SOWIE NÜSSE, SAMEN UND HÜLSENFRÜCHTE ESSEN.«

Carolin Kotke

SAURE LEBENSMITTEL

Tierisches Eiweiß

- Eier aus konventioneller Landwirtschaft
- Fisch und Meeresfrüchte aus konventioneller Aquakultur
- Fleisch aus konventioneller Landwirtschaft und Wurstwaren
- Milchprodukte
- Käse aller Art (je länger gereift, desto saurer)

Getränke

- Alkohol
- Kaffee
- Mineralwasser und generell kohlensäurehaltige Getränke
- schwarzer Tee, Früchtetee, Eistee
- Softdrinks und Limonade

Getreide

- weißer Reis, Basmatireis etc.
- Weißmehl und Weizen und damit alle Back- und Teigwaren aus Weizen, zum Beispiel Brot, Brötchen, Croissants, Laugengebäck, Pasta

Sonstiges

- Fertigprodukte und stark industriell verarbeitete Lebensmittel
- Ketchup, Senf, Mayonnaise
- Zucker und jegliche zuckerhaltigen Produkte
- glutenhaltige Produkte wie zum Beispiel Produkte aus Seitan, vegetarische Würste, vegetarischer Aufschnitt

ZUCKER

Raffinierter Haushaltszucker sollte in der basischen Ernährung gänzlich gemieden werden. Er wirkt stark säurebildend und enthält keinerlei wertvolle Nährstoffe. Stattdessen sorgt er für einen raschen Anstieg des Blutzuckerspiegels, überlastet damit die Bauchspeicheldrüse und die Leber und übersäuert das Gewebe. Nicht umsonst wird Zucker mit zahlreichen Krankheiten wie Herz-Kreislauf-Erkrankungen, Bluthochdruck, Typ-2-Diabetes, Schlaganfall, Fettleibigkeit bis hin zu Krebs in Verbindung gebracht. Vor allem aber macht die Menge das Gift. Zwar braucht unser Körper Zucker, um funktionieren zu können, aber er ist nicht auf industriellen Zucker angewiesen. Die Menge, die er benötigt, kann er in den meisten Fällen aus den Nahrungsmitteln beziehen, die wir zu uns nehmen: aus Früchten, Obst, Gemüse und Getreide. So brauchen wir auch keine Angst vor dem Zucker aus Früchten und Obst (Fructose) zu haben, denn dieser kommt in Verbindung mit reichlich Ballaststoffen vor, die unsere Verdauung regulieren und dafür sorgen, dass der Zucker nicht zu schnell ins Blut gelangt. Die Zellen haben ausreichend Zeit, um ihn zu verarbeiten. Je ballaststoffreicher das Obst oder die Frucht ist, desto besser kann der Körper den darin enthaltenen Zucker verarbeiten.

TIPP

Klassische Zuckerfallen sind Fertigsaucen, Ketchup, Joghurt, Krautsalat, Dosenobst, Smoothies, Müsli und Müsliriegel. Achte auf die Zutatenliste.

Problematisch ist vor allem der versteckte Zucker, der immer häufiger Produkten beigemischt wird, auch welchen, bei denen wir es gar nicht erwarten. Selbst bei der Herstellung von Bioprodukten wird davor kein Halt gemacht. Daher ist

es wichtig, beim Kauf immer genau auf die Zutatenliste zu schauen. Hier ist der Zucker aufgeführt, auch wenn er oft anders klingt: So sind zum Beispiel Glucose, Dextrose, Saccharose oder Maltodextrin lediglich andere Begriffe für Zucker. Übrigens gehören auch Rohrzucker und Rohrohrzucker zu den raffinierten Zuckersorten, sind säurebildend und beeinträchtigen damit den Säure-Basen-Haushalt.
Hinter diesen Begriffen verbirgt sich Zucker:

- Glucose
- Dextrose
- Saccharose
- Maltodextrin
- Brauner Zucker
- Rohrzucker
- Rohrohrzucker
- Rübenzucker
- Invertzucker
- Malzsirup
- Fructosesirup
- Maltose
- Karamellsirup

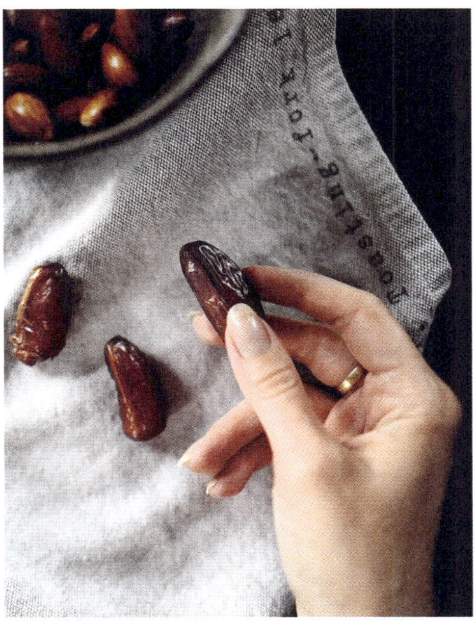

Datteln sind in der Küche sehr vielseitig verwendbar.

NATÜRLICHE ZUCKERALTERNATIVEN

Agavendicksaft hat eine starke Süßkraft und enthält einige Mineral- und Pflanzenstoffe. Durch seinen hohen Fructosegehalt sollte er aber nur in kleinen Mengen konsumiert werden.
Dattelsirup enthält im Gegensatz zu anderen Siruparten Ballaststoffe und ist zudem besonders reich an Vitaminen und Mineralstoffen wie zum Beispiel B-Vitaminen, Vitamin K, Magnesium, Kalium, Eisen und Calcium. Er ist ein sehr gutes Süßungsmittel, sollte aufgrund seines hohen Fructosegehalts jedoch wohldosiert verwendet werden.
Honig punktet mit einer Vielzahl an Mineralstoffen und Vitaminen und wirkt leicht antibakteriell und entzündungshemmend. Diese Wirkung geht allerdings verloren, wenn der Honig über 40° erhitzt wird, daher sollte er nie direkt in Heißgetränke gegeben werden.
Kokosblütenzucker hat einen leicht karamelligen Geschmack. Er enthält viele Mineralstoffe wie Magnesium, Kalium, Zink und Eisen, außerdem den Ballaststoff Inulin, der gut für den Darm ist.
Reissirup ist fructosefrei, nicht ganz so intensiv süß und reich an Mineralstoffen wie Magnesium, Kalium und Eisen. Er lässt den Blutzuckerspiegel schneller ansteigen und ist daher nur in kleinen Mengen zu genießen.

> **TIPP**
> Trockenobst, wie Datteln, Aprikosen, Pflaumen, Cranberrys, Kirschen und Rosinen, eignet sich in moderaten Mengen hervorragend zum Süßen und als Alternative zu klassischen Süßigkeiten. Es ist zudem reich an Vitaminen und Nährstoffen. Probiere aus, was dir schmeckt, achte aber darauf, dass kein zusätzlicher Zucker oder Schwefeldioxid hinzugefügt wurde.

MILCH

Erst einmal Entwarnung: Du musst Milchprodukte nicht gänzlich aus deiner Ernährung streichen, wenn du deinen Säure-Basen-Haushalt regulieren möchtest. Wichtig ist auch hier die richtige Balance, ganz nach dem Motto 80:20. So kannst du die Säuren mit genügend Basen in Form von Obst und Gemüse ganz einfach ausgleichen.

Doch wie viel ist gut und wie viel ist zu viel? Die Orientierungswerte der Deutschen Gesellschaft für Ernährung (DGE) für Milch und Milchprodukte liegen beispielsweise bei ca. 200 Gramm Milch, Joghurt, Kefir oder Buttermilch und 50 bis 60 Gramm Käse pro Tag.. Molke, Joghurt und Kefir sind nur leicht säurebildend und können die Darmflora unterstützen. Käse hingegen wirkt stark säurebildend. Dabei gilt: Je reifer der Käse, desto mehr Säure bildet er.

Milchprodukte enthalten zudem den Einfachzucker Galaktose, der als entzündungsfördernd gilt, und auch der Hormongehalt der Milch sowie Rückstände von Antibiotika sind zu bedenken. Wenn du Milchprodukte zu dir nimmst, solltest du daher möglichst frische Produkte in Bioqualität kaufen.

Oftmals werden Milchprodukte auch aufgrund ihres hohen Calciumgehalts sehr positiv hervorgehoben. Das stimmt, Milchprodukte enthalten beachtliche Mengen an Calcium, doch dafür gibt es ebenso gute pflanzliche Quellen. Ich empfehle zum Beispiel Grünkohl, Feigen, Rucola, Sesam, Mandeln, Algen oder ganz klassisch calciumreiches Wasser.

Darüber hinaus gibt es ein sehr großes Angebot an pflanzlichen Alternativen für Milch. Ich persönlich mag Pflanzendrinks, zum Beispiel Mandeldrink, Kokosdrink, Haferdrink oder Erbsendrink. Sie versorgen mich mit zahlreichen weiteren Nährstoffen und sind oftmals viel verträglicher als die gängigen Milchprodukte. Übrigens werden sie als »Drink« bezeichnet, da laut europäischer Verordnung der Begriff »Milch« nur dann verwendet werden darf, wenn es sich um ein Erzeugnis von Säugetieren handelt. Es gibt auch eine gute Auswahl an Joghurt, Sahne und Käse auf pflanzlicher Basis.

MILCHALTERNATIVEN

Erbsendrink ist besonders proteinreich und punktet mit wichtigen Omega-3-Fettsäuren und Calcium.

Haferdrink enthält zwar viele Kohlenhydrate, dafür aber auch viele wertvolle Ballaststoffe, Vitamine und Mineralstoffe – sogar mehr Calcium als Kuhmilch.

Hanfdrink liefert besonders viele Omega-3-Fettsäuren, vielerlei unentbehrliche Aminosäuren und Magnesium und ist damit gut für das Herz und unsere Haut.

Kokosdrink sollte nicht verwechselt werden mit der fettreichen Kokosmilch, die zum Beispiel sehr gut als Sahneersatz genutzt werden kann. Kokosdrink hingegen enthält rund 10 Prozent Fruchtfleisch und besteht hauptsächlich aus Wasser.

Lupinendrink sticht besonders wegen des hohen Proteinanteils hervor. Die Samen enthalten über 40 Prozent Eiweiß und verfügen über alle unentbehrlichen Aminosäuren, die unser Körper benötigt.

Mandeldrink liefert viele B-Vitamine, viel Magnesium und Calcium und ist gut für unsere Knochen und die Haut. Du kannst ihn ganz einfach selbst herstellen.

MANDELDRINK SELBST HERSTELLEN

- 100 Gramm Mandeln (ungeschält) über Nacht in lauwarmem Wasser einweichen.
- Das Wasser abgießen und die Mandeln einmal gut durchspülen. Zusammen mit 400 Milliliter Wasser in einen Hochleistungsmixer geben und zu einer cremigen Masse mixen.
- Die Masse in ein sauberes Leinentuch geben, auspressen und die Flüssigkeit in einer Schüssel auffangen. Am Ende das Leinentuch gut auswringen.
- Den Mandeldrink in eine Flasche füllen. Gut verschlossen ist er im Kühlschrank zwei bis drei Tage haltbar. Das Rezept ergibt ca. 400 Milliliter.

Wenn du magst, kannst du für eine feine Süße ein paar Datteln oder etwas Bourbon-Vanille mit in den Mixer geben. Die Mandelreste, die nach dem Auspressen zurückbleiben, kannst du für deinen Porridge verwenden.

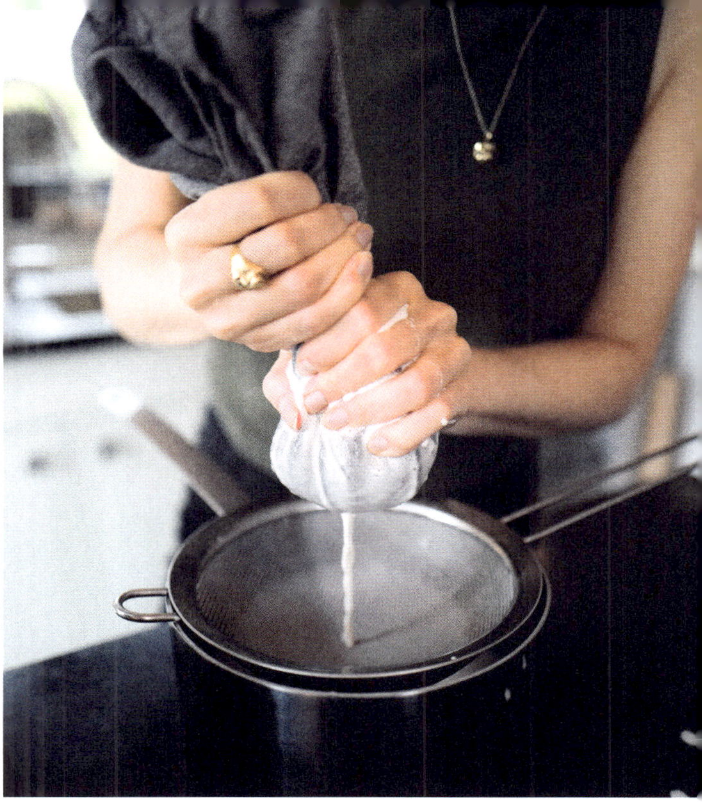

Für deinen Mandeldrink brauchst du nur Mandeln, einen Mixer, ein Tuch und etwas Zeit.

FLEISCH

Fleisch ist stark säurebildend und oftmals nur sehr schwer verdaulich. Der hohe Anteil an Säuren wie Harnsäure, Schwefelsäure und Phosphorsäure im Fleisch ist dafür verantwortlich, dass es sauer verstoffwechselt wird. Hinzu kommt, dass Fleischwaren heutzutage in der Regel stark verarbeitet werden und alles andere als natürlich und unverändert sind. Wenn wir Fleisch essen, müssen wir damit rechnen, auch die Hormone und Antibiotika, die den Tieren verabreicht worden sind, aufzunehmen und ebenso die Pestizide und Herbizide, mit denen das Futter für die Tiere belastet ist.
Gepökelte Fleischwaren wie Salami, Schinken, Speck oder Leberkäse enthalten zudem Nitritpökelsalz, welches der Körper zu krebserregenden Nitrosaminen umwandelt. Hohe Temperaturen, die zum Beispiel beim Braten entstehen, begünstigen die Bildung von Nitrosaminen zusätzlich. Rotes Fleisch, also Rind, Schwein, Schaf und Ziege, wurde von der Weltgesundheitsorganisation (WHO) inzwischen als wahrscheinlich krebserregend eingestuft. Daher sollen gepökelte Wurst- und Fleischwaren sowie rotes Fleisch am besten gänzlich gemieden werden.
Möchtest du nicht komplett auf Fleisch verzichten, solltest du auf unverarbeitetes Fleisch zurückgreifen. Eine gute Wahl sind helles Fleisch und Geflügel in Bioqualität. Empfohlen werden von der Deutschen Gesellschaft für Ernährung maximal 300 bis 600 Gramm Fleisch pro Woche, was ich persönlich noch als sehr viel erachte. Allerdings ist der durchschnittliche Fleischverzehr pro Woche in Deutschland noch höher: Laut Verbraucherzentrale nehmen Männer wöchentlich ungefähr 1100 Gramm Fleisch zu sich und Frauen ungefähr 600 Gramm.

Meine Empfehlung: Ersetze Fleisch und Wurst durch pflanzliche Eiweißquellen. Es gibt zahlreiche gute und gesunde Möglichkeiten, die du vielleicht gar nicht auf dem Schirm hast. Zum Beispiel Hülsenfrüchte wie Kichererbsen, Bohnen, Erbsen und Linsen. Aber auch Lupinen, Nüsse und Samen, Getreide und Pseudogetreide wie Dinkel, Hirse, Quinoa und Haferflocken. Selbst Gemüsesorten wie Pilze, Spinat, Brokkoli und Kartoffeln enthalten wertvolle Proteine und dazu zahlreiche weitere gute Nährstoffe.

GESUNDE FLEISCHALTERNATIVEN

- Lupinen
- Soja
- Sonnenblumenhack
- Jackfruit
- Gemüsepattys
- Hülsenfrüchte
- Grünkern
- Pilze

TIPP

Verwende bei der Zubereitung von gesunden Fleischalternativen Gewürze wie Majoran, Paprika, Koriander, Curry und Pfeffer. Sie geben auch rein pflanzlichen Gerichten eine schöne würzige, teilweise auch »fleischige« Note. Ebenso passen Marinaden mit Tomatenmark, Soja- oder Lupinensauce hervorragend zu pflanzlichen Proteinen.

Bitte beachte, dass gesunde Fleischalternativen immer natürliche Produkte sind, es handelt sich dabei nicht um Fake Food mit unnützen Zusatzstoffen. Mittlerweile gibt es zwar zahlreiche vegane Ersatzprodukte, davon sind jedoch viele vollgepackt mit Zucker, Salz und Glutamat und sehr künstlich. So greifen viele Hersteller auf Verdickungsmittel, Gewürze und Aromen zu-

Das Fruchtfleisch der Jackfruit hat eine ähnliche Konsistenz wie Hühnchen.

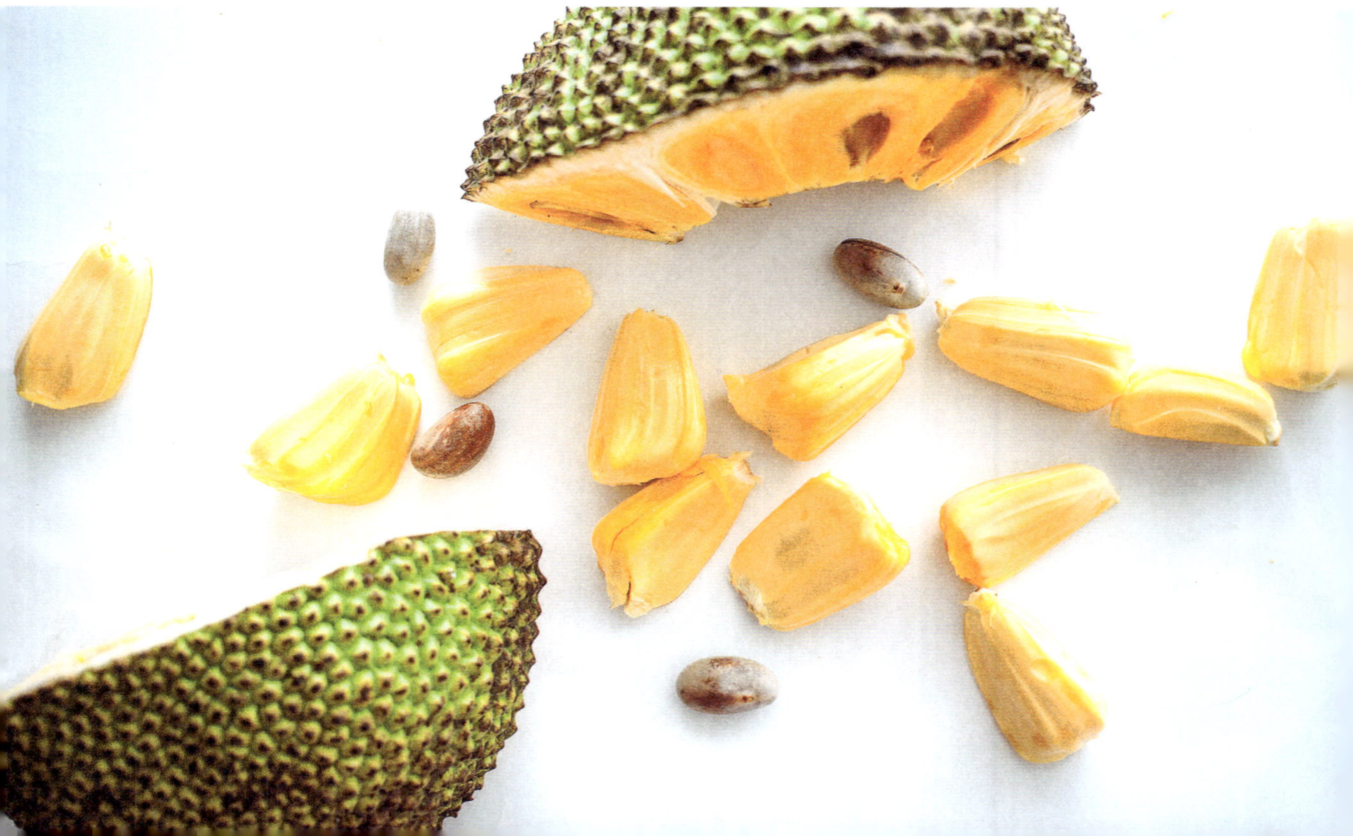

rück, um den Geschmack und die Optik der herkömmlichen Fleischprodukte möglichst perfekt nachzuahmen, wenn sie aus pflanzlichen Proteinen in Verbindung mit Wasser und Öl einen Fleischersatz produzieren.
Auch hier gilt deshalb die Devise: Inhaltsstoffe genau prüfen!
Mehr über gute Fleischalternativen erfährst du im Kapitel »Proteine«.

LUPINE – DIE VERGESSENE POWERPFLANZE

Eine wahre basische Proteinbombe ist die Lupine. Sie gehört ebenso wie Kichererbsen und Linsen zu den Hülsenfrüchten und wird im Gegensatz zu Soja bereits seit Jahren in Deutschland angebaut. Lupinen enthalten viel Eiweiß und wirken dennoch nur leicht säurebildend. Denn im Gegensatz zu anderen Hülsenfrüchten sind sie äußerst arm an Purinen, die für die Produktion von Harnsäure zuständig sind. Daher eignen sich Lupinen auch sehr gut für eine purinarme Ernährung bei Gicht, Rheuma und Nierensteinen.
Lupinen bestehen bis zu 40 Prozent aus Eiweiß, bis zu 15 Prozent aus wertvollen Ballaststoffen und sind reich an wertvollen Vitaminen wie Vitamin A, Vitamin B1 sowie an basischen Mineralstoffen wie Kalium, Calcium, Magnesium und Eisen. Damit sind sie eine super Alternative zu den herkömmlichen Sojaprodukten – mit Heimvorteil und gentechnikfreiem Anbau.
So gibt es bereits Lupinenmehl, Lupinendrink, Lupinenjoghurt, Lupinenkaffee und Lupinenpasta. Zahlreiche tofuähnliche Lupinenprodukte dienen als hervorragender und wirklich leckerer Fleischersatz.

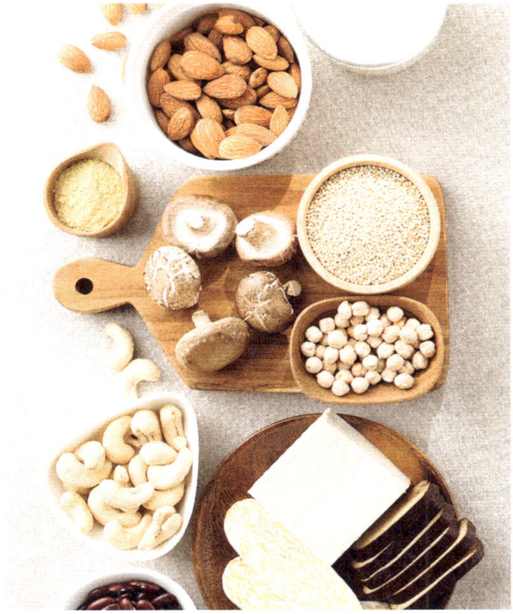

Lupinenprodukte sind ebenso wie Nüsse, Kerne und Samen ein sehr guter Eiweißlieferant.

»DAS PROBLEM IST, DASS WIR IMMER MEHR FAKE FOOD STATT ECHTER, NÄHRSTOFFREICHER LEBENSMITTEL ZU UNS NEHMEN.«

Carolin Kotke

KLEINE BASENHELFER

ZITRONENWASSER

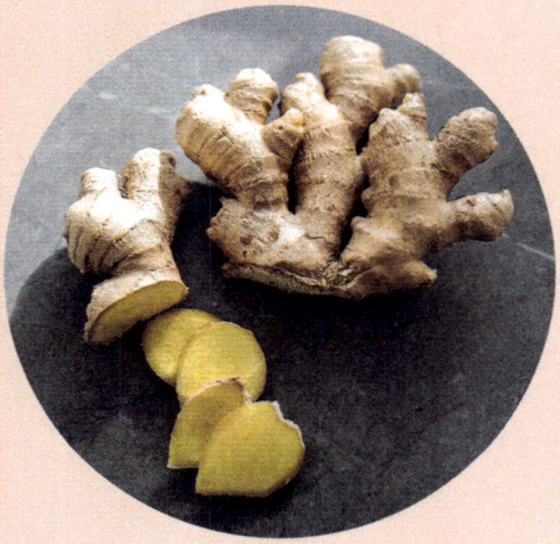

Auch wenn die Zitrone sauer ist, wirkt sie absolut basisch. Trinke deshalb am besten direkt morgens auf nüchternen Magen ein Glas lauwarmes Wasser mit etwas Zitronensaft. Das Zitronenwasser neutralisiert Säuren im Körper, regt die Entgiftung der Nieren an, kurbelt den Stoffwechsel an und ist gut für deine Darmflora.

INGWERWASSER

Reichere dein Wasser oder Tee mit etwas frischem Ingwer an, das bringt deinen Stoffwechsel und deine Entgiftungsorgane so richtig in Schwung. Zudem verbessert das Ingwerwasser deine Durchblutung, zügelt dank Bitterstoffe den Appetit und beruhigt den Magen zum Beispiel bei Übelkeit.

NATRON GEGEN SODBRENNEN

Rühre ½–1 Teelöffel Natron in ein großes Glas Wasser und trinke die Mischung auf nüchternen Magen. Das basische Natron gleicht zu viel Säure im Magen aus. Dies kannst du zum Beispiel auch als Fünf-Tage-Kur machen, um den Säure-Basen-Haushalt des Körpers ins Gleichgewicht zu bringen. Doch Achtung: Nimm Natron nicht dauerhaft ein, da sonst das Gegenteil eintritt und der Säure-Basen-Haushalt und pH-Wert deines Magens durcheinandergerät.

DARMREINIGUNGSKUR MIT HEILERDE UND FLOHSAMENSCHALEN

Mische 1 Teelöffel Flohsamenschalenpulver und 1 Teelöffel Heilerde mit knapp 400 Milliliter Wasser und trinke dies auf nüchternen Magen (möglichst morgens). Die Heilerde bindet die Schadstoffe im Körper und die Flohsamenschalen helfen dabei, sie auszuscheiden. Dies kann zwei bis drei Tage dauern. Trinke diese Mischung täglich, jedoch nicht länger als vier bis sechs Wochen.
Bei akuten gesundheitlichen Beschwerden, entzündlichen Darmerkrankungen oder Schwangerschaft konsultiere bitte einen Arzt, bevor du eine solche Darmreinigungskur machst.

SANFTE DARMREINIGUNG MIT ALOE VERA

Trinke mindestens eine Woche und maximal vier bis sechs Wochen lang täglich etwa 50 Milliliter Aloe-Vera-Direktsaft. Aloe Vera ist reich an Ballaststoffen, Antioxidantien und liefert dem Körper gleichzeitig genügend Wasser, sodass die Darmflora bestmöglich unterstützt wird. Aloe Vera stimuliert dabei die Darmbewegung und hat eine reinigende und abführende Wirkung.
Bei akuten gesundheitlichen Beschwerden, entzündlichen Darmerkrankungen oder Schwangerschaft konsultiere bitte einen Arzt, bevor du eine solche Darmreinigungskur machst.

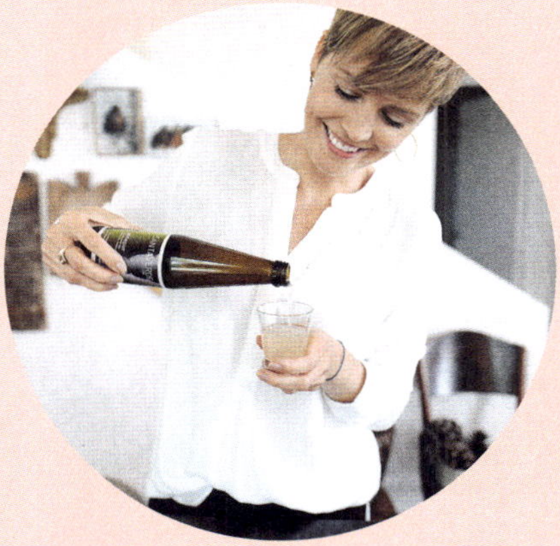

KRÄUTERTEE

Brennnesseltee regt die Nierenfunktion an, wirkt entgiftend, blutreinigend, entzündungshemmend und versorgt dich gleichzeitig mit basischen Mineralstoffen.
Löwenzahntee regt die Nieren an und wirkt harntreibend, kurbelt die Gallensaftproduktion an und unterstützt damit die Verdauung und versorgt dich mit wertvollen Bitterstoffen.
Anti-Bläh-Kräuter wie **Kümmel, Fenchel oder Anis** können als Tee bei Verdauungsbeschwerden wie Völlegefühl, Blähungen oder Durchfall sowie bei allgemeinen Magen-Darm-Beschwerden helfen.
Lavendeltee wirkt krampflösend, durchblutungsfördernd und entzündungshemmend. Er hat eine entspannende und beruhigende Wirkung und hilft beim Einschlafen.

WELCHE NÄHRSTOFFE BRAUCHT DER KÖRPER?

Unser Körper besteht aus Billionen von Zellen. Unablässig werden neue Zellen produziert, abgestorbene, defekte und beschädigte Zellen werden ausgetauscht beziehungsweise repariert. Damit der Körper all dies leisten kann, braucht er genügend Nährstoffe. Wir sind dafür verantwortlich, dass er diese bekommt.

Die Körperzellen richtig ernähren

Von den rund 30 Billionen Zellen, aus denen unser Körper besteht, sterben in jeder Sekunde etwa 50 Millionen und werden im besten Fall durch neue Zellen ersetzt. Mit zunehmendem Alter werden immer weniger Zellen ersetzt – wir altern. In jeder einzelnen Zelle findet pro Sekunde ungefähr 1 Milliarde biochemische Reaktionen statt. Stell dir das einmal vor. Jede Sekunde 1 Milliarde biochemische Reaktionen, in nur einer Körperzelle! All diese Prozesse machen in ihrer Ganzheit unser Leben aus. Ich finde, unser Körper hat eine große Portion Wertschätzung für das verdient, was er tagtäglich leistet und was wir leider als selbstverständlich ansehen. Denn diese Leistung wird uns erst dann bewusst, wenn etwas nicht stimmt.

Dafür sind wir in der Regel selbst verantwortlich: Damit unser Körper einwandfrei funktionieren kann, damit er ausreichend neue Zellen produzieren sowie defekte und beschädigte Zellen austauschen beziehungsweise reparieren kann, müssen wir ihn mit ausreichend Nährstoffen versorgen und einen gesunden Lebensstil pflegen. Tun wir das nicht, nimmt er uns das früher oder später übel.

Du kannst dir deinen Körper wie deinen eigenen kleinen Garten vorstellen, in dem du der Gärtner bist und verantwortlich dafür, dass alles wächst und gedeiht. Für einen schönen, bunten, blühenden Garten musst du etwas tun. Du musst die Pflanzen pflegen, regelmäßig wässern, sie vor negativen Umwelteinflüssen schützen und mit ausreichend Nährstoffen versorgen. Genauso ist es mit deinem Körper. Deine Körperzellen brauchen ebenso wie die Pflanzen ausreichend Wasser, Sauerstoff und optimale Bedingungen, damit sie gesund bleiben und ihre Aufgaben zuverlässig erfüllen können. Vor allem aber benötigt dein Körper genügend Nährstoffe.

Makronährstoffe und Mikronährstoffe

Die Nährstoffe, die der Körper braucht, führen wir ihm mit der Nahrung zu. Dabei unterscheiden wir zwischen Makronährstoffen und Mikronährstoffen.
Die Makronährstoffe liefern dem Körper Energie: Proteine (Eiweiß), Fette und Kohlenhydrate. Zu den Mikronährstoffen zählen Vitamine und Mineralstoffe, sie liefern keine Energie, sind aber trotzdem unentbehrlich.

MAKRONÄHRSTOFFE

Aus den Makronährstoffen gewinnt der Körper Energie, die er für seine Leistungsfähigkeit sowie für sämtliche wichtige Prozesse wie Atmung, Herzschlag, Verdauung, Wachstum oder die Neubildung von Geweben benötigt. Die drei Grundbausteine unserer Ernährung, die das Fundament für all unsere Stoffwechselprozesse bilden, sind Proteine, Kohlenhydrate und Fette. Als gesunder Richtwert gilt die folgende Verteilung der Makronährstoffe bezogen auf die Gesamtenergiemenge am Tag:

- 50–60 Prozent Kohlenhydrate
- 25–30 Prozent Fette
- 15–25 Prozent Proteine

MIKRONÄHRSTOFFE

Mikronährstoffe – Vitamine und Mineralstoffe – liefern im Gegensatz zu Makronährstoffen keine Energie, sind aber für viele Funktionen des Körpers enorm wichtig. So sind sie zum Beispiel zuständig für das Zellwachstum und die Erneuerung von Haut, Knochen, Muskulatur und Blutkörperchen. Ein Mangel an Mikronährstoffen hat zur Folge, dass viele Körperfunktionen nicht mehr reibungslos ablaufen, wir müssen sie daher regelmäßig und in ausreichender Menge zu uns nehmen.
Durch eine gesunde und ausgewogene Ernährung mit reichlich Obst und Gemüse ist unser Bedarf an Vitaminen und Mineralstoffen relativ

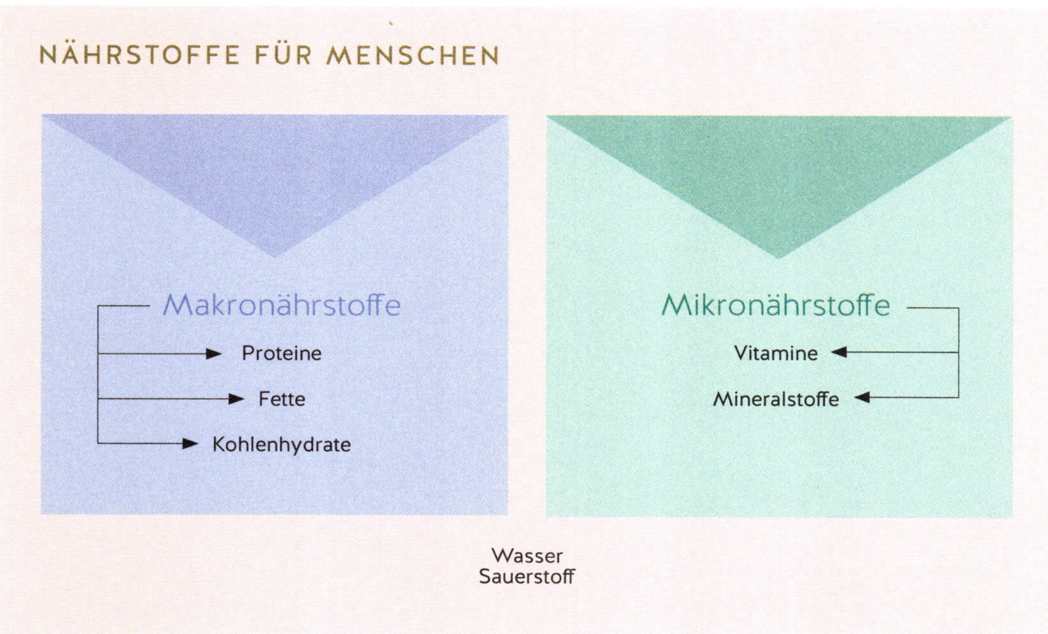

leicht zu decken. Je abwechslungsreicher, frischer und hochwertiger deine Ernährung ist, desto mehr gute Nährstoffe sind darin enthalten. Aus diesem Grund lautet die Empfehlung, mindestens fünf Portionen Obst und Gemüse täglich zu sich zu nehmen. Das wären zum Beispiel drei Portionen Gemüse (ca. 400 Gramm) und zwei Portionen Obst (ca. 250 Gramm). Schaffst du das? Achte die nächsten Tage einmal vermehrt darauf. Du musst nicht alles genau abwiegen – das Maß für eine Portion ist die eigene Hand.

Kohlenhydrate

Kommen wir zu der ersten Gruppe der Makronährstoffe, den Kohlenhydraten. Sie machen den größten Anteil unserer Ernährung aus. Kohlenhydrate haben vor allem eine Aufgabe: uns ausreichend Energie zu liefern. Bei der Auswahl sollten wir darauf achten, möglichst komplexe und langkettige Kohlenhydrate zu uns zu nehmen. Sie halten uns länger satt und sind reich an Vitaminen, Mineralstoffen und Ballaststoffen. Wie bereits beschrieben (siehe Seite 53 ff.), zählen einfache Kohlenhydrate wie Weißmehlprodukte, weißer Reis, Pasta aus Weizen, Zucker, Süßigkeiten und Softdrinks zu den stark säurebildenden Lebensmitteln und sollten nach Möglichkeit gemieden werden.
Zu den nährstoffreichen und komplexen Kohlenhydraten gehören Vollkornprodukte, Getreide und Pseudogetreide wie Naturreis, Quinoa, Buchweizen, Dinkel oder Haferflocken sowie Hülsenfrüchte, Nüsse und Samen, die uns zusätzlich gute Proteine liefern. Kartoffeln, Süßkartoffeln und Kürbis bieten uns ebenfalls viele sättigende Kohlenhydrate.

WELCHES GETREIDE IST ZU EMPFEHLEN?

Generell gilt: Das Getreide sollte möglichst unverarbeitet sein, das heißt, es ist immer die Vollkornvariante zu bevorzugen.
Getreidekörner bestehen aus drei Teilen: der Frucht- und Samenschale (die äußere Schicht, enthält bis zu 40 Prozent der Mineralstoffe und den Hauptteil der Ballaststoffe), dem Keimling (enthält ca. 26 Prozent des Gesamteiweißes) sowie dem Mehlkörper (enthält ca. 30 Prozent des Gesamteiweißes sowie Vitamine). Sobald das Getreide raffiniert wird, werden die wertvolle Schale und der Keimling entfernt und damit dem Getreide neben den wertvollen Ballaststoffen auch jegliche Nährstoffe entzogen. Insbesondere Weizen ist in der Regel sehr stark verarbeitet und nährstoffarm.
Verwende Vollkornmehl, Mehl aus Hafer, Dinkel, Hirse, Gerste oder Pseudogetreide, Vollkornnudeln, Naturreis oder Parboiled Reis – diese Produkte sind ballaststoffreich und enthalten viele wertvolle Nährstoffe.

> **TIPP**
> Um möglichst nährstoffreiches und basisches Getreide zu erhalten, greife ich gern auf gekeimtes Getreide zurück oder keime es sogar selbst (siehe Seite 49). So werden die enthaltenen Vitalstoffe des Getreides vervielfacht und das Getreide wird gleichzeitig besser verdaulich.
> Ebenso dürfen auf meinem Ernährungsplan Pseudogetreide wie Buchweizen, Amarant und Quinoa nicht fehlen.
> Neben hochwertigen Kohlenhydraten und Ballaststoffen liefern sie gesunde Fettsäuren und reichlich Mineralstoffe wie Eisen, Magnesium, Calcium und Kalium und sind sogar glutenfrei.

DIE MEHLTYPE

Bei der Auswahl deines Mehls hilft dir die Typenzahl weiter. Sie steht dafür, wie viele Mineralstoffe pro 100 Gramm im Mehl enthalten sind: In 100 Gramm Weizenmehl Type 405 sind also 405 Milligramm Mineralstoffe enthalten,

100 Gramm Dinkelmehl Type 630 enthalten 630 Milligramm Mineralstoffe. Vollkornmehle haben keine Typenbezeichnung, doch Weizenvollkornmehl entspräche etwa der Type 1800 und enthält damit drei- bis viermal so viele Mineralstoffe wie Weißmehl.
Mehlerzeugnisse aus anderen Getreide- und Pseudogetreidearten wie Buchweizen, Amarant, Gerste, Hafer, Reis und Hirse haben keine Typenbezeichnung, sind aber ebenso nährstoffreich wie Vollkornmehl.

PROBIOTIKA UND PRÄBIOTIKA

Billionen von Bakterien leben im Darm, ihre Gesamtheit wird als Darmmikrobiom bezeichnet. Viele dieser Mikroorganismen sind nützlich, sie unterstützen die Nahrungsverwertung oder helfen dabei, Krankheitserreger abzuwehren. Ein stabiles Darmmikrobiom ist wichtig für unsere Gesundheit und unser Wohlbefinden – es ist ein zentraler Bestandteil unseres Immunsystems. Um es zu unterstützen, sollten wir in unsere Ernährung genügend Pro- und Präbiotika integrieren.
Bei Probiotika handelt es sich um lebende Mikroorganismen wie zum Beispiel Milchsäurebakterien, die sich in Naturjoghurt, Kefir, Buttermilch, Sauerkraut, Kombucha, Apfelessig, Brottrunk oder Tempeh befinden. Sie sorgen für ein besseres Darmmilieu und hemmen das Wachstum ungünstiger Bakterien.
Präbiotika sind unverdauliche Ballaststoffe, die das Wachstum und die Aktivität der Bakterien im Darm fördern. Wir finden sie in Zwiebeln, Lauch, Haferflocken, Bananen, Artischocken, Knoblauch, Flohsamenschalen und Leinsamen.

BALLASTSTOFFE

Ballaststoffe gehören zu den langkettigen Kohlenhydraten. Der Körper kann sie nicht verwerten, dennoch sind sie alles andere als unnötiger Ballast. Vielmehr spielen sie eine bedeutende Rolle in einer gesunden Ernährung. Unter anderem machen sie länger satt und regulieren die Verdauung.
Es gibt wasserlösliche und wasserunlösliche Ballaststoffe. Lösliche Ballaststoffe binden bereits im Magen viel Wasser und vergrößern das Volumen des Nahrungsbreis. Sie sorgen für ein gutes Sättigungsgefühl und dienen den nützlichen Darmbakterien als Futter, was wiederum das Darmmikrobiom (früher Darmflora genannt) gesund hält. Unlösliche Ballaststoffe binden ebenfalls viel Wasser, werden aber von den Darmbakterien kaum abgebaut. Sie sorgen für einen voluminösen Stuhl, regen dadurch die Darmbewegung an und beugen Verstopfung vor.
Alle Ballaststoffe binden also Wasser, was mehr Volumen ergibt und den Stuhlgang fördert. Sie

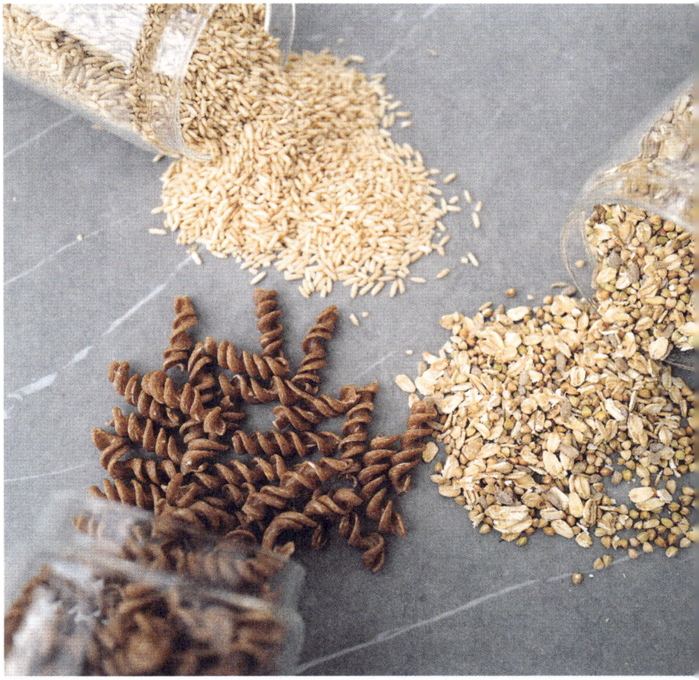

In gekeimtem Getreide ist die schwer verdauliche Stärke vorgespalten, dadurch ist es bekömmlicher.

binden zudem Giftstoffe im Darm und sorgen dafür, dass sie schneller ausgeleitet werden, was unsere Entgiftungsorgane wie Leber und Nieren entlastet. Einige Studien belegen, dass der tägliche Verzehr von Ballaststoffen das Risiko diverser Erkrankungen wie Übergewicht, Bluthochdruck, Typ-2-Diabetes und Krebserkrankungen senken kann.
Da sie die Darmtätigkeit anregen und für ein gesundes Mikrobiom im Darm sorgen, stärken Ballaststoffe auch die körpereigenen Abwehrkräfte, denn der Darm ist unser wichtigstes Immunorgan.
Damit Ballaststoffe ihre Wirkung entfalten können, brauchen sie viel Flüssigkeit. Ansonsten können sie nicht gut quellen und es kann zu Verstopfungen kommen. Trinke deshalb unbedingt genügend Wasser zu deiner ballaststoffreichen Ernährung.
Die Deutsche Gesellschaft für Ernährung empfiehlt, pro Tag mindestens 30 Gramm Ballaststoffe aufzunehmen. Am einfachsten lässt sich dies durch den Verzehr von Vollkornprodukten sowie Gemüse und Obst (insbesondere Kohl und Trockenfrüchte) erreichen. Weitere ballaststoffreiche Lebensmittel sind Hafer, Weizen- und Haferkleie, Getreide, Hülsenfrüchte, Nüsse, Flohsamen, Leinsamen und Chia-Samen.

> **TIPP**
> Ich persönlich verwende gern Buchweizen-, Amarant- oder Kichererbsenmehl. Als Bindemittel für selbst gebackenes Brot dienen Flohsamenschalen, die ganz nebenbei den Ballaststoffanteil erhöhen.

BALLASTSTOFFREICHE LEBENSMITTEL FÜR EINE BASISCHE ERNÄHRUNG

- Nüsse
- Flohsamen
- Leinsamen, Chia-Samen
- Weizen- und Haferkleie, Weizenkeime
- gekeimtes Getreide
- Hülsenfrüchte
- Trockenfrüchte: Datteln, Aprikosen, Pflaumen
- Quinoa
- Äpfel
- Beeren
- Kohlgemüse, zum Beispiel Rosenkohl, Grünkohl, Brokkoli
- Sauerkraut

Fette

Fette bilden die zweite große Gruppe der Makronährstoffe. Sie haben einen schlechten Ruf. Vielleicht liegt dies daran, dass Nahrungsfette oftmals mit Körperfetten gleichgesetzt werden. Ein großer Irrtum, denn ohne Fette kann unser Körper nicht arbeiten und sie sind für uns eine der wichtigsten Energiequellen. Unser Körper braucht Fett als Energiespeicher, um die Organe zu schützen, Zellwände aufzubauen und den Hormonhaushalt zu regulieren. Des Weiteren können wichtige Vitamine wie Vitamin D, E, A und K nur mit Zugabe von Fett von unserem Körper verwertet werden.
Jedoch ist Fett nicht gleich Fett. Transfette, wie gehärtete pflanzliche Fette und Frittiertes, sind ungesund und schädigen unseren Körper. Gesättigte Fettsäuren sind nicht ungesund, jedoch im richtigen Maß aufzunehmen. Ungesättigte Fettsäuren fördern hingegen die Gesundheit und sollten in unserer Ernährung eine große Rolle spielen.

OMEGA-3-FETTSÄUREN UND OMEGA-6-FETTSÄUREN

Mehrfach ungesättigte Fettsäuren sind die Vorstufe von Hormonen, die an einer Reihe von Prozessen beteiligt sind, zum Beispiel an der Regulation vieler Stoffwechselprozesse, der Zellteilung, Entzündungsreaktionen und der Blutgerinnung. Zu ihnen gehören die Omega-3- und

FETTE »UNTERSCHEIDUNG«

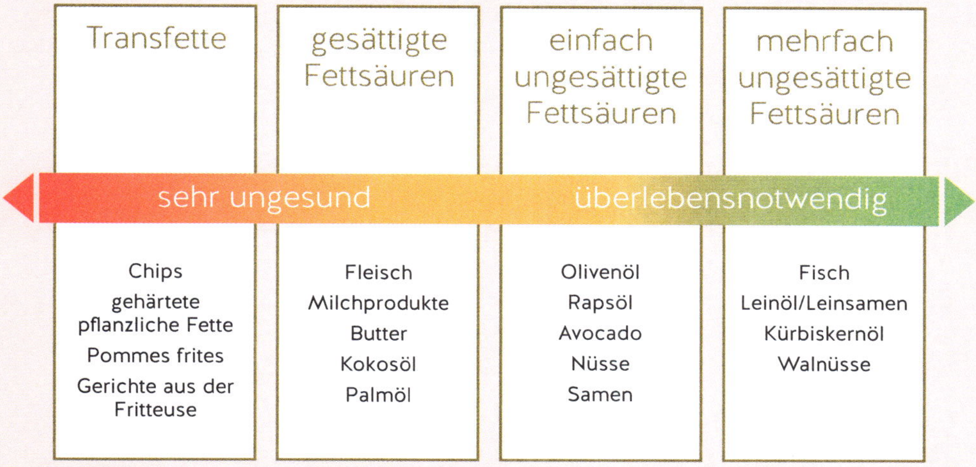

EMPFEHLUNGEN FÜR EINE OMEGA-3-REICHE ERNÄHRUNG	
mehr Gemüse, Obst und Ballaststoffe	weniger Fett
mehr pflanzliches Fett: Nüsse, Samen, pflanzliche Brotaufstriche	weniger Fett aus tierischen Quellen: Butter, Fleisch, Eier
Rapsöl zum Braten verwenden	Sonnenblumenöl, Sojaöl und Maiskeimöl meiden
häufiger Mahlzeiten mit fettem Seefisch	seltener Fleisch- oder Wurstmahlzeiten
regelmäßig Nüsse und Samen verzehren, zum Beispiel Mandeln, Walnüsse, Hanfsamen, Leinsamen oder Chia-Samen	
gegebenenfalls auf Fisch- oder Algenöl zurückgreifen	

Omega-6-Fettsäuren. Beide wirken unterschiedlich, sind jedoch gleich wichtig. Damit sie die ideale gesundheitliche Wirkung entfalten können, müssen sie in einem bestimmten Verhältnis aufgenommen werden.

Allerdings konsumieren wir heutzutage vermehrt Omega-6-Fettsäuren, die in Butter, Käse, Eiern, Fleisch sowie vielen kostengünstigen Pflanzenölen wie Sojaöl, Sonnenblumenöl und Maiskeimöl enthalten sind. Solche Öle setzt die

Lebensmittelindustrie bei der Herstellung zum Beispiel von Fertigprodukten und Backwaren ein. Dieser Überschuss an Omega-6-Fettsäuren kann die Funktionen unserer Organe beeinträchtigen und Entzündungen in unserem Körper begünstigen. Das richtige Verhältnis von Omega-3- zu Omega-6-Fettsäuren sollte bei 1:5 liegen, so die Empfehlungen. Noch besser ist ein Verhältnis von unter 1:3. Allerdings liegt es bei vielen Menschen eher bei 1:15. Bei Jugendlichen soll es sogar noch ungünstiger sein.
Es gilt also, mehr Omega-3-Fettsäuren zu sich zu nehmen, um das Verhältnis zu verbessern. Gute Omega-3-Quellen sind zum Beispiel Fisch, wie Sardinen und Makrelen, Leinöl, Rapsöl, Hanföl, Chia-Samen, Leinsamen, Walnüsse, Mandeln und Avocado.

TIPP

Wenn du nicht gern Fisch isst, kannst du auf Nahrungsergänzungsmittel wie hochwertige Fisch- oder Algenöle zurückgreifen. Es lohnt sich, einmal im Jahr die Zusammensetzung der Fettsäuren im Blut testen zu lassen. Besprich das mit deinem Arzt.

Von den verschiedenen Omega-3-Fettsäuren sind die Eicosapentaensäure (EPA) und die Docosahexaensäure (DHA) positiv hervorzuheben. Sie spielen für die Gehirnfunktion, Herzgesundheit und Gelenke eine besonders wichtige Rolle. Diese Omega-3-Fettsäuren sind vor allem in fettreichen Kaltwasserfischen wie Makrele, Hering und Sardinen sowie in Algen zu finden.

Proteine

Die dritte Gruppe der Makronährstoffe bilden die Proteine, also Eiweiße. Sie sind in unserem Körper unentbehrlich, denn sie sind quasi die Basis aller Zellvorgänge, verantwortlich für den Aufbau neuer Körperzellen und ein wichtiger Bestandteil von Muskeln, Haut und Bindegewebe. Nicht zuletzt sind Proteine wichtig für den Stoffwechsel, die Verdauung und die Immunabwehr. Muskelzellen, Immunzellen, Nervenzellen sind ebenso wie unsere Knochen und weitere Organe darauf angewiesen, mit Proteinen versorgt zu werden, damit sie ordnungsgemäß funktionieren. Schließlich tragen Proteine auch zur Bildung von Antikörpern bei und schützen uns so vor Viren, Bakterien und anderen Krankheitserregern.
Unser Körper kann Eiweiß nicht speichern, daher müssen wir ihn über unsere Nahrung regelmäßig damit versorgen. Als Faustregel gilt, dass unsere Ernährung zu rund 20 Prozent aus Proteinen bestehen sollte. Genau genommen sollten wir täglich mindestens 0,8 Gramm Eiweiß pro Körpergewicht zu uns nehmen, so empfiehlt es die Deutsche Gesellschaft für Ernährung (DGE). Zu betonen ist, dass es sich bei dieser Menge um die Mindestmenge handelt, die wir für unsere Körperfunktionen brauchen. Bei Sportlern ist der Proteinbedarf meist deutlich höher, er steigt mit der Zunahme an körperlicher Aktivität. So sollte ein Ausdauersportler rund 1,2 Gramm Protein pro Körpergewicht zu sich nehmen, ein Kraftsportler rund 1,6 Gramm Protein pro Körpergewicht. Schließlich verursachen verschiedene Krankheiten einen deutlich erhöhten Proteinbedarf. Die Empfehlung für Krebspatienten lautet zum Beispiel, täglich 1,5 Gramm Protein pro Kilogramm Körpergewicht zu sich zu nehmen.

AMINOSÄUREN

Proteine bestehen aus Aminosäuren. Von den 20 Aminosäuren, die die Proteine im menschlichen Körper bilden, ist etwa die Hälfte unentbehrlich – früher wurden sie als »essenziell« bezeichnet. Diese Aminosäuren kann der Körper nicht selbst herstellen, wir müssen sie mit der Nahrung aufnehmen.

PFLANZLICHE PROTEINQUELLEN	
Lebensmittel (jeweils 100 Gramm)	**Protein-gehalt (in Gramm)**
Spirulina	57
Sonnenblumenhack	54
Lupinen-Bohnen	40
Weizenkeime	32
Hanfsamen	31
Linsen, rot	26
Sonnenblumenkerne	26
Mandeln	24
Petersilie, getrocknet	23
Erbsen	22
Kichererbsen	20
Kürbiskerne	19
Cashewkerne	19
Leinsamen	18
Amarant	16
Wildreis	15
Haferflocken	13
Buchweizenflocken	13
Quinoa	12
Hirse	11
Steinpilze	5,5
Rosenkohl	5
Grünkohl	4
Brokkoli	4
Spinat	3
Kartoffeln	2

TIERISCHE PROTEINQUELLEN	
Lebensmittel (jeweils 100 Gramm)	**Protein-gehalt (in Gramm)**
Harzer Käse	30
Rindfleisch, mager (Steak)	25
Hähnchen	21
Lachs	20
Hüttenkäse	13
Ei	13

TIERISCHE UND PFLANZLICHE PROTEINQUELLEN

Normalerweise ist es kein Problem, ausreichend Eiweiß zu sich zu nehmen. Doch es ist wichtig, die richtigen Quellen zu wählen.

Fleisch, Fisch, Milchprodukte und Eier sind sehr gängige Proteinlieferanten, doch dieses tierische Protein enthält starke Säuren wie Harnsäure, Schwefelsäure und Phosphorsäure, die der Körper nicht so leicht verarbeiten kann und die unseren Säure-Basen-Haushalt stören. Insbesondere Leber, Nieren und auch die Gelenke leiden darunter. So ist beispielsweise eine erhöhte Aufnahme von Harnsäure eine klassische Ursache von Gicht.

Pflanzliche Proteinquellen wie Hülsenfrüchte enthalten zwar leicht schwache Säuren, diese kann unser Körper jedoch leichter neutralisieren. Zudem liefern sie reichlich basische Mineralstoffe wie Kalium, Magnesium, Eisen und Zink, die dabei helfen, eine Übersäuerung zu neutralisieren. Daher gehören Hülsenfrüchte auch zu den guten Säurebildnern und sollten in einer ausgewogenen basischen Ernährung nicht fehlen. Die Tabelle zeigt, dass der Eiweißbedarf auch unkompliziert durch eine rein pflanzliche Ernährung gedeckt werden kann.

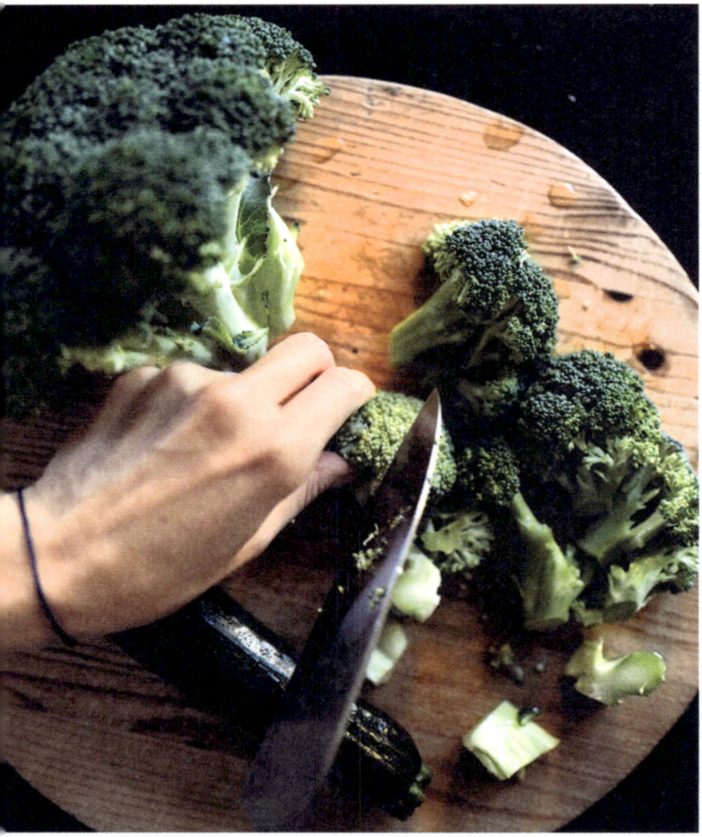

Gemüse, wie der Brokkoli, liefert uns nicht nur viele Vitamine und Mineralstoffe, sondern auch Proteine.

Wasserlösliche und fettlösliche Vitamine

Kommen wir nun zu den Mikronährstoffen, zunächst zu den Vitaminen. Vitamine sind vor allem für die Verwertung von Makronährstoffen wichtig. Sie stärken unser Immunsystem und sind unentbehrlich für unsere Zellen, Knochen und unseren Stoffwechsel.

Es wird zwischen wasserlöslichen und fettlöslichen Vitaminen unterschieden. So kann der Körper beispielsweise das fettlösliche Vitamin A aus Karotten nur dann aufnehmen, wenn wir sie zusammen mit etwas Fett wie zum Beispiel einem Spritzer Öl essen. Dafür werden fettlösliche Vitamine länger im Körper gespeichert. Wasserlösliche Vitamine hingegen müssen wir regelmäßig zu uns nehmen, da sie schnell ausgeschieden werden. Vitamin B1 bleibt nur wenige Tage im Körper, Vitamin A kann hingegen bis zu zwei Jahren gespeichert werden.

Wasserlöslich sind die B-Vitamine, also Vitamin B1, B2, B3, B5, B6, B7, B9 und B12 sowie Vitamin C.

Fettlöslich sind Vitamin A, Vitamin D, Vitamin E und Vitamin K.

Mineralstoffe: Mengen- und Spurenelemente

Neben den Vitaminen haben die verschiedensten Mineralstoffe als Mikronährstoffe lebenswichtige Funktionen für unseren Stoffwechsel und Wasserhaushalt. Sie unterstützen unser Immunsystem und sind wichtig für den Erhalt der Knochen, Muskeln und Zähne. Insbesondere für den Säure-Basen-Haushalt sind basische Mineralstoffe wie Calcium, Kalium, Natrium, Magnesium, Zink und Eisen von enormer Bedeutung. Mineralstoffe werden in Mengenelemente und Spurenelemente untergliedert.

Mengenelemente (Elektrolyte) kommen in relativ hohen Konzentrationen im Organismus vor. Dementsprechend haben wir einen erhöhten Tagesbedarf. Die für uns wichtigen Mengenelemente sind: Kalium, Calcium, Magnesium, Natrium, Chlor, Phosphor und Schwefel.

Spurenelemente werden vom Körper nur in sehr kleinen Mengen benötigt. Dazu gehören: Eisen, Zink, Jod, Selen, Chrom, Fluor, Kupfer, Mangan und Molybdän.

Vitamin- und Mineralstoffbedarf

Der individuelle Bedarf an Vitaminen und Mineralstoffen hängt von mehreren Faktoren ab:

Alter, Geschlecht, Schwangerschaft, Stillzeit, chronische Erkrankungen, Lebensstil (Sport, Rauchen, Alkoholkonsum etc.). Jeder Mensch hat einen individuellen Nährstoffbedarf, der sich je nach Lebenssituation ändern kann. Daher solltest du einmal im Jahr deine Blutwerte prüfen lassen, um Klarheit zu haben und zu schauen, an welchen Stellen du gegebenenfalls etwas optimieren kann.

In Deutschland können wir bei einer gesunden und ausgewogenen Ernährung ausreichend mit allen Vitaminen versorgt werden. Eine Ausnahme ist Vitamin D, das wir nicht ausreichend über Nahrung zu uns nehmen können, der Körper bildet es überwiegend unter Einfluss von Sonnenlicht. Daher kommt es in unseren Breiten nicht selten zu einem Vitamin-D-Mangel. Meine Erfahrung hat gezeigt, dass so gut wie alle Krebspatienten bei Diagnose einen akuten Vitamin-D-Mangel haben. So war es damals auch bei mir. Mittlerweile belegen die Studien, dass die Sterblichkeitsrate von Krebspatienten um ganze 13 Prozent verringert werden kann, wenn diese ausreichend Vitamin D zu sich nehmen.

Lass vor allem deinen Vitamin-D-Spiegel sowie die Werte von Magnesium, Calcium, Eisen und Zink im Blut hin und wieder prüfen. Bei veganer Ernährung solltest du deinen Vitamin-B12-Status regelmäßig kontrollieren. Defizite lassen sich in der Regel mit der Ernährung ausgleichen, so wie eine ausgewogene Ernährung eine gute Vitamin- und Nährstoffversorgung absolut sicherstellen kann. Die einzige Ausnahme ist Vitamin D, hier kann eine Supplementierung ratsam sein.

NAHRUNGSERGÄNZUNGSMITTEL

Von einer Supplementierung in Form von Nahrungsergänzungsmitteln wird tendenziell abgeraten. Deutschland ist kein Vitaminmangelland und wir können alle wichtigen Vitamine und Mineralstoffe (außer Vitamin D) problemlos über eine gesunde und ausgewogene Ernährung zu uns nehmen. Nimm daher keine Vitamin- oder Mineralstoffpräparate auf eigene Faust ein. Wenn ein Mangel festgestellt wurde oder wenn du unsicher bist, besprich mit deinem Arzt, ob ein Nahrungsergänzungsmittel für dich sinnvoll ist.

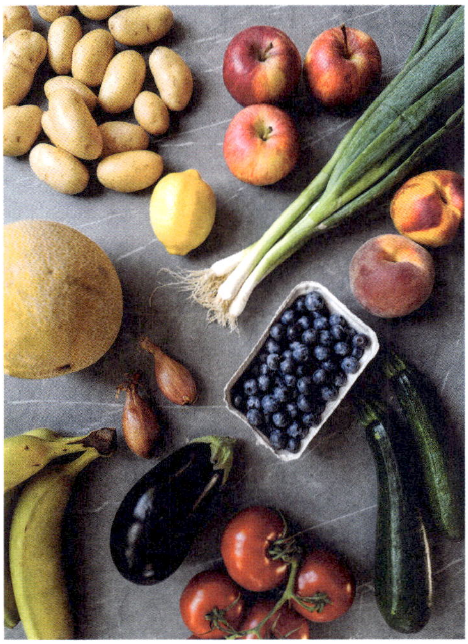

Eine bunte Mischung an Obst und Gemüse ist die Grundlage für eine gesunde Ernährung.

WICHTIGE VITAMINE					
	Bedeutung	**Eigenschaften**	**Gute Quellen**	**Anzeichen für Mangel**	**Hinweis**
Vitamin A 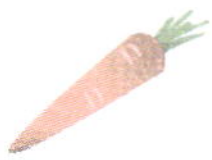	– wichtig für das Zellwachstum, die Funktion des Immunsystems und des Sehvorgangs und für die Haut – Regelung der genetischen Zell- und Gewebebildung	– fettlöslich – licht- und sauerstoffempfindlich – Speicherung: 1–2 Jahre in der Leber	Karotten, Grünkohl, Feldsalat, Spinat, Süßkartoffeln, Brokkoli, Mango, Paprika, Fenchel, Kürbis	unreine Haut, trockene Schleimhäute, trockene Augen, Lichtempfindlichkeit, Nachtblindheit, Haarausfall	Die Wirkung von Vitamin A wird durch die Vitamine C und E erhöht.
Vitamin C 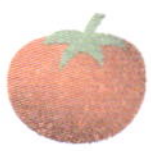	– wichtig für das Immunsystem, das Bindegewebe sowie das Knorpel- und Knochengewebe – schützt die Zellen vor oxidativem Stress	– wasserlöslich – licht-, sauerstoff- und hitzeempfindlich – Speicherung: 2–6 Wochen	Paprika, Grünkohl, Rosenkohl, Brokkoli, Tomaten, Johannisbeeren, Erdbeeren, Zitronen, Brennnesseln, Kresse	häufige Erkältungen und hohe Infektanfälligkeit, Müdigkeit, Gelenk- und Gliederschmerzen, schlechte Wundheilung, Wassereinlagerungen, Zahnfleischbluten	Vitamin C fördert die Aufnahme von Eisen und Calcium im Darm. Eine Handvoll Schwarzer Johannisbeeren täglich deckt den Vitamin-C-Bedarf.
Vitamin E 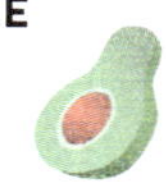	– wichtig für den Schutz der Zellen und die Zellerneuerung, das Immunsystem, die Gelenke und die Durchblutung	– fettlöslich – licht- und sauerstoffempfindlich – Speicherung: 6–12 Monate in Fett und Muskelgewebe	Spinat, Süßkartoffeln, Mandeln, Avocado, Brokkoli, Heidelbeeren, Leinsamen, Hanfsamen, Olivenöl, Weizenkeime	Konzentrationsschwäche, Müdigkeit, Kopfschmerzen, rheumatische Erkrankungen wie Arthritis, Haarausfall	Vitamin E wirkt blutverdünnend und sollte daher nicht in großen Mengen vor einer Operation eingenommen werden.
Vitamin D	– wichtig für das Immunsystem, die Knochengesundheit, den Stoffwechsel und die Psyche	– fettlöslich – licht- und sauerstoffempfindlich – Speicherung: 2–4 Monate in Fett- und Muskelgewebe, in der Leber	Sonne geringfügig in: Fisch, Eier, Pilze, Avocado	Müdigkeit, depressive Verstimmungen, Osteoporose, Haarausfall, erhöhte Infektanfälligkeit, Muskel- und Gliederschmerzen, Krebserkrankungen	Der Vitamin-D-Status sollte jährlich geprüft werden, bei Mangel ist eine Supplementierung sinnvoll. Vitamin K verbessert die Aufnahme von Vitamin D.

	Bedeutung	Eigenschaften	Gute Quellen	Anzeichen für Mangel	Hinweis
Vitamin K 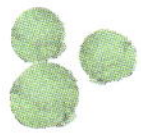	– wichtig für die Blutgerinnung, die Knochengesundheit und die Regulierung des Zellwachstums	– fettlöslich – lichtempfindlich – Speicherung: 2–6 Wochen	Grünkohl, Rosenkohl, Mangold, Spargel, Fenchel, Pak Choi, Blumenkohl, Algen, Kichererbsen	Blutgerinnungsstörungen, schlechte Wundheilung, Nasenbluten, Zahnfleischbluten, starke Menstruationsblutung	Rund 25 Gramm Spinat decken den Vitamin-K-Bedarf für einen Tag.
Vitamin B9 Folsäure	– wichtig für die Blutbildung, die Zellteilung und -neubildung und den Stoffwechsel – beteiligt am Aufbau der DNA	– wasserlöslich – lichtempfindlich – Speicherung: 2–4 Monate	Spinat, Avocado, Linsen, Kichererbsen, Grünkohl, Erbsen, Spargel, Rote Bete, Kartoffeln, Weizenkeime	Blutarmut, Blässe, Müdigkeit, depressive Verstimmungen, Reizbarkeit, Kurzatmigkeit, Schwindel, Magen-Darm-Probleme	Schwangere und stillende Frauen haben einen erhöhten Bedarf an Folsäure.
Vitamin B12 Cobalamin 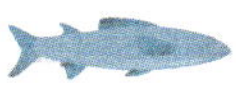	– wichtig für die Blutbildung, das Nervensystem, den Proteinstoffwechsel und die Bildung von Körperzellen und genetischem Material	– wasserlöslich – licht- und sauerstoffempfindlich – Speicherung: 2–5 Jahre in der Leber	Fleisch, Fisch geringfügig in: Hefeflocken, Brottrunk, Getreide, Kimchi, Sauerkraut, Joghurt	Blutarmut, Müdigkeit, Konzentrationsschwäche, Kopfschmerzen, depressive Verstimmungen, Haarausfall, Muskelschwäche	Bei vegetarischer oder veganer Ernährung sollte der Vitamin-B12-Status regelmäßig kontrolliert werden. Bei Mangel ist eine Supplementierung sinnvoll.

WEITERE B-VITAMINE			
	Bedeutung	**Eigenschaften**	**Gute Quellen**
Vitamin B1 Thiamin	wichtig für die Herzgesundheit, das Nervensystem und den Kohlenhydratstoffwechsel	– wasserlöslich – licht- und sauerstoffempfindlich	Erbsen, Lupinen, Weizenkeime, Sesam, Kartoffeln
Vitamin B2 Riboflavin 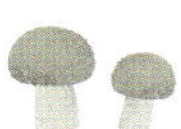	wichtig für zahlreiche Stoffwechselvorgänge und die Wundheilung	– wasserlöslich – licht-, sauerstoff- und hitzeempfindlich	Mandeln, Kürbiskerne, Hefeflocken, Pilze, Erbsen

WEITERE B-VITAMINE

	Bedeutung	Eigenschaften	Gute Quellen
Vitamin B3 Niacin 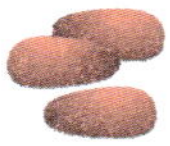	wichtig für die Herzgesundheit, die Zellatmung und den Kohlenhydrat- und Fettstoffwechsel	– wasserlöslich	Erbsen, Pilze, Kartoffeln, Datteln, Cashewkerne
Vitamin B5 Pantothensäure	wichtig für die Bildung neuer Körperzellen, den Stoffwechsel und die Wundheilung	– wasserlöslich	Brokkoli, Pilze, Avocado, Haferflocken, Weizenkleie
Vitamin B6 Pyridoxin 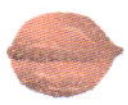	wichtig für das Nervensystem, das Immunsystem und den Proteinstoffwechsel	– wasserlöslich – licht-, sauerstoff- und hitzeempfindlich	Bananen, Hirse, Kichererbsen, Walnüsse, Sesam
Vitamin B7 Biotin	wichtig für Haut, Haare und Nägel sowie für zahlreiche Stoffwechselvorgänge	– wasserlöslich	Spinat, Linsen, Haferflocken, Champignons, Himbeeren

MINERALSTOFFE UND SPURENELEMENTE

	Bedeutung	Gute Quellen	Anzeichen für Mangel	Hinweis
Calcium	– wichtig für die Nerven- und Muskelfunktion sowie die Festigung von Knochen und Zähnen – unterstützt zahlreiche Stoffwechselvorgänge wie den Kohlenhydratstoffwechsel	stilles Mineralwasser, Grünkohl, Brokkoli, Lupinen, Sesam, Kichererbsen, Mandeln, getrocknete Feigen, Brennnessel, Löwenzahn	Muskel- und Wadenkrämpfe, Osteoporose, brüchige Fingernägel, trockene Haut, trockene Haare, Verdauungsstörungen	– Mit calciumreichem Mineralwasser kann man bereits ein Drittel des Bedarfs an Calcium decken. – Vitamin D erhöht die Calciumaufnahme.
Magnesium 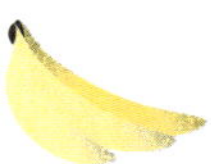	– wichtig für die Muskel- und Nervenfunktion, die Knochengesundheit und den Energiestoffwechsel – reguliert die Speicherung und Freisetzung von Hormonen	Spinat, Kürbiskerne, Avocado, Bananen, Quinoa, Hanfsamen, Sesam, Datteln, Kakao-Nibs, Haferflocken	Muskel- und Wadenkrämpfe, Kopfschmerzen, Schlafprobleme, Müdigkeit, Schwindel, Herzrasen, Kribbeln in Händen und Füßen	– Magnesium unterstützt die Entspannung der Muskel- und Nervenzellen. – Vitamin D fördert die Magnesiumaufnahme.

	Bedeutung	Gute Quellen	Anzeichen für Mangel	Hinweis
Kalium	– wichtig für die Zellfunktion, die Funktionen von Herz, Muskeln und Nerven und die Regulation des Wasserhaushalts	Spinat, Quinoa, Buchweizen, Lupinen, Süßkartoffeln, Bohnen, getrocknete Aprikosen, Bananen, Kirschen, Mandeln	Verstopfung, Muskelschwäche, Herzrhythmusstörungen, Müdigkeit, Appetitlosigkeit, erhöhte Nervosität, Konzentrationsstörungen	– Durchfall oder Erbrechen fördern einen Kaliummangel.
Natrium	– wichtig für die Regulation des Wasser- und Säure-Basen-Haushalts sowie die Funktion von Herz, Muskeln und Nerven	Natron, Oliven, Mangold, Knollensellerie, Artischocken, Rote Bete, Spinat, getrocknete Früchte	Sodbrennen, Schwindel, Kopfschmerzen, Wassereinlagerungen, trockene Haut und Schleimhäute	– Zu viel Natrium erhöht den Kaliumbedarf.
Zink	– wichtig für Haut, Haare, Nägel, die Wundheilung sowie das Immunsystem – reguliert die Stoffwechselprozesse im Körper	Spinat, Kürbiskerne, Kichererbsen, Linsen, Sesam, Haferflocken, Chinakohl, Leinsamen, Hirse, Kakao-Nibs	Wundheilungsstörungen, erhöhte Infektanfälligkeit, trockene Haut, brüchige Nägel, Haarausfall	– Organische Säuren wie Zitronen- und Apfelsäure fördern die Aufnahme von Zink.
Eisen	– wichtig für den Sauerstofftransport im Blut und die Blutbildung	getrocknete Aprikosen, Feldsalat, Spinat, Grünkohl, Brokkoli, Kartoffeln, Kürbiskerne, Amarant, Sesam, Petersilie	Blutarmut, Müdigkeit, Konzentrationsstörungen, Abgeschlagenheit, Vergesslichkeit, Haarausfall, starke Regelblutung, Kopfschmerzen	– Vitamin-C-haltige Lebensmittel verbessern die Eisenaufnahme.
Selen	– wichtig für das Immunsystem, die Schilddrüse, die Leber – schützt die Zellen und das Erbgut vor oxidativem Stress	Rosenkohl, Pilze, Sesam, Kohlrabi, Naturreis, Haferflocken, Buchweizen, Kokosnuss, Knoblauch, Zwiebeln	Haarausfall, Bluthochdruck, Herz-Kreislauf-Erkrankungen, Rheuma, Krebserkrankungen, Unfruchtbarkeit bei Männern	– Selen kann den Körper vor schädigenden Schwermetallen schützen, indem er diese bindet und deren Ausleitung begünstigt.
Jod	– wichtig für die Bildung der Schilddrüsenhormone und den Stoffwechsel	Meersalz, Algen, Spinat, Feldsalat, Brokkoli, Kartoffeln, Sesam, Kichererbsen, Cashewkerne, Champignons	Kropfbildung, Gewichtszunahme, verlangsamter Herzschlag, niedriger Blutdruck, Muskelkrämpfe, Müdigkeit, Antriebslosigkeit	– Ein Mangel an Jod in der Schwangerschaft kann die Entwicklung des Fötus stören.

Eat the Rainbow – sekundäre Pflanzenstoffe

Sekundäre Pflanzenstoffe kommen in allen pflanzlichen Lebensmitteln vor und haben einen enormen Einfluss auf eine Vielzahl von Stoffwechselprozessen. Ihnen werden zahlreiche gesundheitsfördernde Wirkungen zugeschrieben, insbesondere sollen sie das Risiko für bestimmte Krebserkrankungen senken, wodurch sie meine volle Aufmerksamkeit auf sich gezogen haben.
Die sekundären Pflanzenstoffe sind ein wichtiger Bestandteil einer gesunden Ernährung. Wir finden sie in Obst, Gemüse, Getreide, Nüssen, Samen, Hülsenfrüchten und Vollkornprodukten. Es gibt eine riesige Anzahl davon, sie erfüllen in den Pflanzen zahlreiche Funktionen. Sie verleihen ihnen zum Beispiel ihre Farbe oder dienen als Geschmacksstoffe. Daraus ergibt sich eine einfache Regel, wie es uns gelingen kann, genügend sekundäre Pflanzenstoffe sowie Vitamine und Mineralstoffe zu uns zu nehmen: Wir sollten uns ausgewogen und bunt ernähren, ganz nach dem Motto: »Eat the Rainbow«.

WEISSE LEBENSMITTEL

Weiße Lebensmittel enthalten wertvolle Stoffe wie zum Beispiel Sulfide, die zu den Duft- und Aromastoffen gehören. Die bekannteste Sulfidverbindung ist das Alliin, das im Knoblauch steckt. Sulfide haben eine cholesterinsenkende, blutdrucksenkende, antioxidative sowie auch krebspräventive Wirkung. Zudem unterstützen sie die Verdauung.
Sulfide finden wir in Zwiebeln, Knoblauch, Lauch, Blumenkohl, Fenchel, Pastinaken, Rettich, Schalotten, Chicorée, Kokosnuss und Knollensellerie.

GELBE UND ORANGEFARBENE LEBENSMITTEL

Gelbe und orangefarbene Lebensmittel enthalten unter anderem Flavonoide und Carotinoide, die gut für den Zellschutz und das Immunsystem sind. Sie wirken antioxidativ, entzündungshemmend und ihnen wird sogar eine krebsvorbeugende Wirkung nachgesagt.
Flavonoide und Carotinoide finden wir in Äpfeln, Birnen, Pfirsichen, Paprika, Karotten, Mangos, Zitronen, Süßkartoffeln, Kürbis, Ingwer und Kurkuma.

ROTE LEBENSMITTEL

Rote Lebensmittel enthalten Lycopin, welches zur Gruppe der Carotinoide gehört und als Radikalfänger gilt. Lycopin schützt den Körper und unsere Zellen vor freien Radikalen und ist bekannt für seine antioxidative und protektive Wirkung gegen Tumoren sowie für den Schutz der Haut vor UV-Strahlung.
Lycopin finden wir in Erdbeeren, Kirschen, Himbeeren, Wassermelonen, Hagebutten, Johannisbeeren, Tomaten, Paprika, Radieschen, Äpfeln und Chilis.

> TIPP
> Sekundäre Pflanzenstoffe konzentrieren sich meist in der Schale oder in den äußeren Blättern der Pflanze. Daher sollten diese möglichst nicht entfernt werden.
> Die Bioverfügbarkeit des Lycopins ist in gekochten Tomatenprodukten am höchsten.

BLAUE UND LILAFARBENE LEBENSMITTEL

In blauen und lilafarbenen Lebensmitteln stecken Pflanzenfarbstoffe wie Anthocyane und Polyphenole. Sie wirken antioxidativ und entzündungshemmend, schützen uns vor Krankheitserregern und Entzündungen und haben eine krebspräventive Wirkung. Insbesondere im Kampf gegen Herz-Kreislauf-Erkrankungen und Darmkrebs werden Anthocyane immer wieder positiv hervorgehoben.

Anthocyane und Polyphenole finden wir in Heidelbeeren, Johannisbeeren, Brombeeren, Pflaumen, Auberginen, Roten Beten, Feigen, Radicchio, Rotkohl und Zwiebeln.

GRÜNE LEBENSMITTEL

Grüne Lebensmittel enthalten vor allem den Pflanzenfarbstoff Chlorophyll. Chlorophyll unterstützt den Körper beim Ausleiten von Gift- und Schadstoffen, bei dem Aufbau neuer Zellen sowie beim Sauerstofftransport in unsere Blutgefäße. Es soll daher vor Demenzerkrankungen schützen. Chlorophyll finden wir in Brokkoli, Spinat, Grünkohl, Rucola, Algen, Avocados, Zucchini, Erbsen, Äpfeln, Kiwis, Gurken, Kräutern, Sellerie und Salat.

> »VORBEUGEN IST VIEL EINFACHER ALS HEILEN.«
>
> Carolin Kotke

Mikronährstoffe: Eat the Rainbow

Ausgewogen, möglichst bunt, mit einer Vielfalt an Lebensmitteln – das macht eine gesunde Ernährung aus.

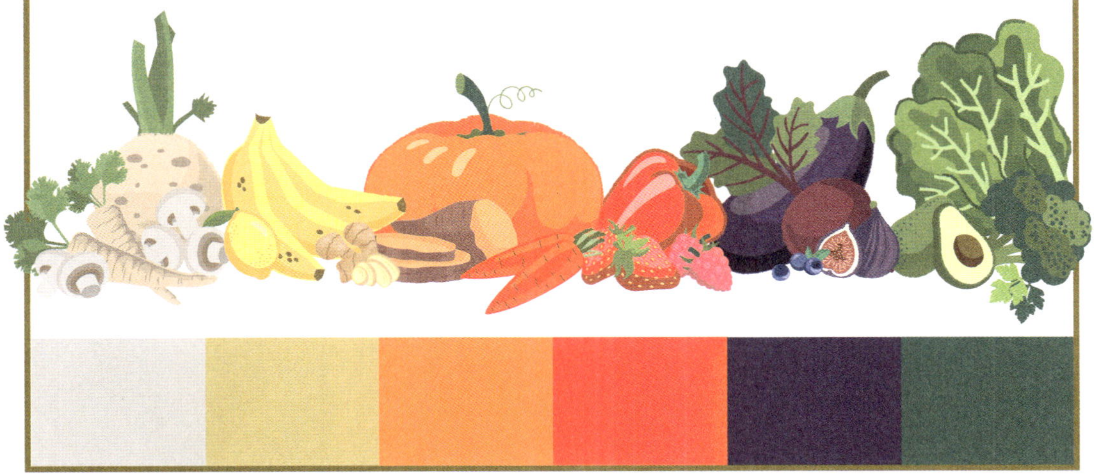

MEINE TIPPS FÜR DEINE SÄURE-BASEN-BALANCE

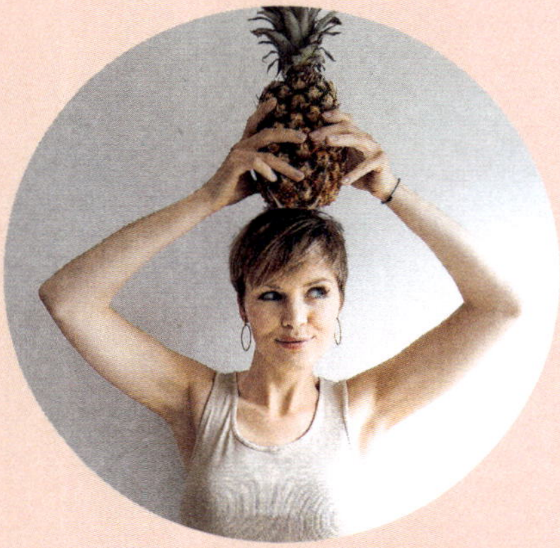

Mache dich nicht verrückt bezüglich irgendwelcher Ernährungsformen und höre auf deinen Körper.

Fokussiere dich nicht darauf, auf bestimmte Lebensmittel zu verzichten, sondern darauf, gute Alternativen zu finden.

Achte weniger darauf, wie viel du isst, sondern konzentriere dich darauf, was du isst. Denn wenn du die einzelnen Zutaten nicht bewusst wahrnimmst, dann wird es dein Körper ebenfalls nicht tun.

Iss möglichst ausgewogen, ganz nach dem Motto »Eat the Rainbow«. Je bunter du dich ernährst, desto eher nimmst du eine Vielfalt an guten Nährstoffen auf.

Bereite dein Essen frisch und schonend zu, damit die wertvollen Nährstoffe enthalten bleiben.

Setze auf möglichst naturbelassene, regionale und biologisch angebaute Lebensmittel.

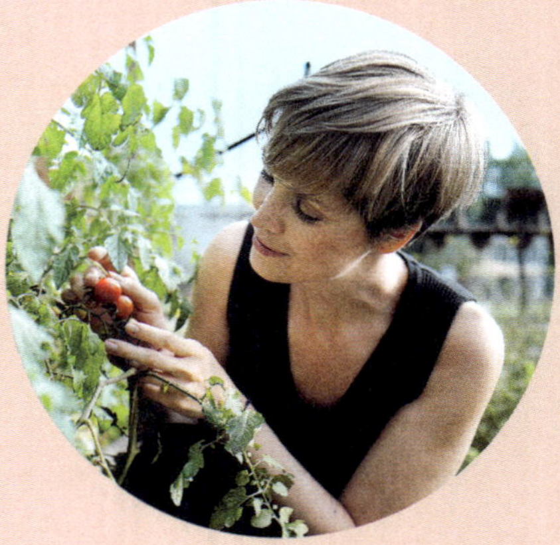

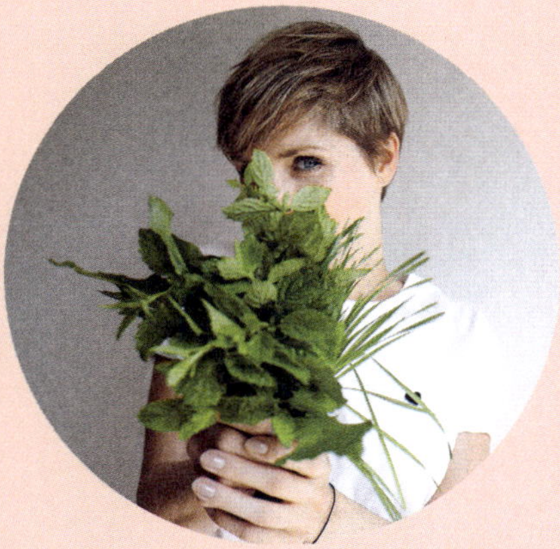

Iss mehr Obst und Gemüse: Empfohlen werden mindestens 5 Portionen pro Tag. Das sind zum Beispiel 250 Gramm Obst und 400 Gramm Gemüse am Tag.

Kaue dein Essen gründlich und nimm dir ausreichend Zeit fürs Essen. Dadurch werden Magen und Darm entlastet und die Nährstoffe können besser aufgenommen werden.

Integriere mehr Kräuter, Gewürze und Sprossen in deine Ernährung. Sie bereichern nicht nur geschmacklich jedes Gericht, sondern sind dazu auch noch unglaublich gesund.

Versuche, mindestens 2 Liter Wasser pro Tag zu trinken. Trinkst du über den Tag verteilt zu wenig, schadet das deinen Organen.

Gönne dir genügend Sauerstoff und lerne, bewusst ein- und auszuatmen. Dies stimuliert deine inneren Organe, verbessert den Zellstoffwechsel, deine Durchblutung, deine Verdauung und dein Immunsystem und wirkt sich positiv auf deine seelische Verfassung aus.

Reduziere mentalen und emotionalen Stress und lerne, auch einmal Nein zu sagen. Denn auch vermehrter Stress kann eine Übersäuerung begünstigen.

Höre auf die Warnzeichen deines Körpers. Je früher du diese bewusst wahrnimmst, desto schneller kannst du deinen Körper wieder in Balance bringen.

Sei regelmäßig körperlich aktiv und bewege dich jeden Tag ausreichend. So unterstützt du auf ganz natürliche Weise die Regulationssysteme deines Körpers.

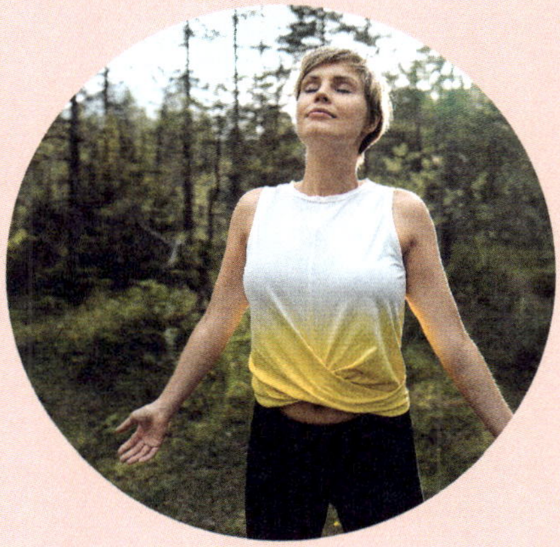

DAS ERNÄHRUNGS-KONZEPT UMSETZEN

Kommen wir zur Umsetzung meines Ernährungskonzepts. Um dich gesund und ausgewogen zu ernähren, musst du weder komplizierte Gerichte zubereiten noch ein Meisterkoch sein. Hauptsache, du nutzt frische Zutaten, gute, vitalstoffreiche und hochwertige Lebensmittel natürlichen Ursprungs und bereitest sie schonend zu.

Lass dir Zeit

Eine basische und nährstoffoptimierte Ernährung hat für mich absolut nichts mit Verzicht zu tun, sondern bedeutet vielmehr ein Finden besserer und gesünderer Alternativen, die DIR guttun. Du sollst dir keinen Stress mit der Anpassung oder Veränderung deiner Ernährung machen. Mache dich frei von absoluten Verboten und fühle dich wohl mit deiner Ernährungsumstellung. Sie funktioniert nicht von heute auf morgen, du musst nicht sofort alles anders und alles perfekt machen. Du kannst auch unbeschwert im Restaurant essen gehen, ohne jede einzelne Zutat zu hinterfragen und dich verrückt zu machen. Das bedeutet nur Stress, und den wollen wir ja vermeiden. Es ist alles ein Prozess. Fange mit kleinen Schritten an und integriere nach und nach neue Gewohnheiten, indem du zum Beispiel Industriezucker durch gesündere Zuckeralternativen ersetzt.

Ich verspreche dir: Wenn du erst einmal das gute Körpergefühl einer gesunden, ausgewogenen, basischen und nährstoffoptimierten Ernährung kennengelernt hast, dann willst du nicht mehr zurück und greifst ganz automatisch zu den gesunden Sachen, weil dein Körper ganz einfach genau danach verlangt.

So bleiben die Mikronährstoffe erhalten

Um von den wertvollen Mikronährstoffen zu profitieren, gibt es ein paar Dinge zu beachten.

- Vitamine sind sensibel. Sie können durch Licht, Sauerstoff oder Hitze zerstört werden. In den Tabellen auf Seite 72 ff. kannst du nachlesen, welche Vitamine zu welcher Gruppe gehören.
- Kaufe frische Produkte möglichst kurz vor der Verwendung ein.

- Steht kein frisches Gemüse und Obst zur Verfügung, greife auf schockgefrostetes Tiefkühlgemüse oder -obst zurück.
- Lagere Salate und Gemüse lichtgeschützt und gut eingepackt bei maximal 4° im Kühlschrank oder Keller.
- Verpacke bereits zerkleinerte Lebensmittel oder decke sie gut zu, um sie vor Luft- und Lichtzutritt zu schützen.
- Je größer die Gemüsestücke beim Kochen belassen werden, umso weniger Mikronährstoffe gehen verloren.
- Gare das Gemüse möglichst schonend und bissfest. Für ein Maximum an Vitaminen empfiehlt es sich, das Gemüse im Ganzen in einem Dampfgarer oder Dampfgareinsatz zuzubereiten.

WIESO BIO-LEBENSMITTEL?

Konventionelles Obst und Gemüse ist leider immer mehr mit Pestiziden und Schadstoffen belastet, die sich im Körper anlagern und vor allem Leber und Nieren überlasten. Biologisch angebautes Gemüse hingegen hat einen höheren Gehalt an wertvollen sekundären Pflanzenstoffen mit antioxidativer Wirkung und schmeckt dazu auch noch besser und intensiver.

Rezepte für jeden Geschmack

Der Fokus all meiner Rezepte liegt darauf, dir gesunde Alternativen aufzuzeigen und zu verdeutlichen, wie wichtig die Vielfalt der Nährstoffe ist. Deshalb sind die Rezepte so angelegt, dass Makro- und Mikronährstoffe ausgewogen sind. Die Varianten machen es möglich, die Rezepte individuell an deine persönlichen Bedürfnisse, Geschmacksvorlieben oder deine Ernährungsform anzupassen. Ob du dich also vegan, vegetarisch, gluten- oder laktosefrei ernährst, du wirst in meinen Rezepten fündig werden.

Mir geht es nicht darum, dass du meine Rezepte 1:1 nachkochst, vielmehr ist es mir wichtig, dass du ein Gefühl für die verschiedenen Lebensmittel und deren Nährstoffe entwickelst und so mit der Zeit lernst, wie du den Nährstoffgehalt deines Gerichts mit beispielsweise nur einer einzigen Komponente anpassen und leckere und gesunde Gerichte nach deinen Geschmacksvorlieben kreieren kannst. Ziel ist es, dass du dich besser fühlst und langfristig gesund bleibst.

Rezeptvarianten

Meine Rezepte funktionieren nach einem ganz einfachen Baukastensystem. Bei jedem Rezept findest du eine Variante, die den Nährstoffgehalt des Gerichts ändert. Es wird entweder eine Zutat ergänzt, was durch ein Pluszeichen gekennzeichnet ist, oder ein Produkt wird durch ein anderes ersetzt, was mit »statt« gekennzeichnet ist. Wird eine Zutat ergänzt, ändern sich die Makronährstoffe und es kommen weitere Mikronährstoffe hinzu beziehungsweise der Gehalt an einigen Mikronährstoffen erhöht sich. Wird eine Zutat ersetzt, ändern sich Makro- und Mikronährstoffe gänzlich.
So kannst du ganz spielerisch und einfach sehen, wie du die Rezepte auf deine individuellen Bedürfnisse und Geschmacksvorlieben anpassen kannst, und erhältst ein besseres Gefühl für die verschiedenen Lebensmittel und deren unterschiedliche Nährstoffe.

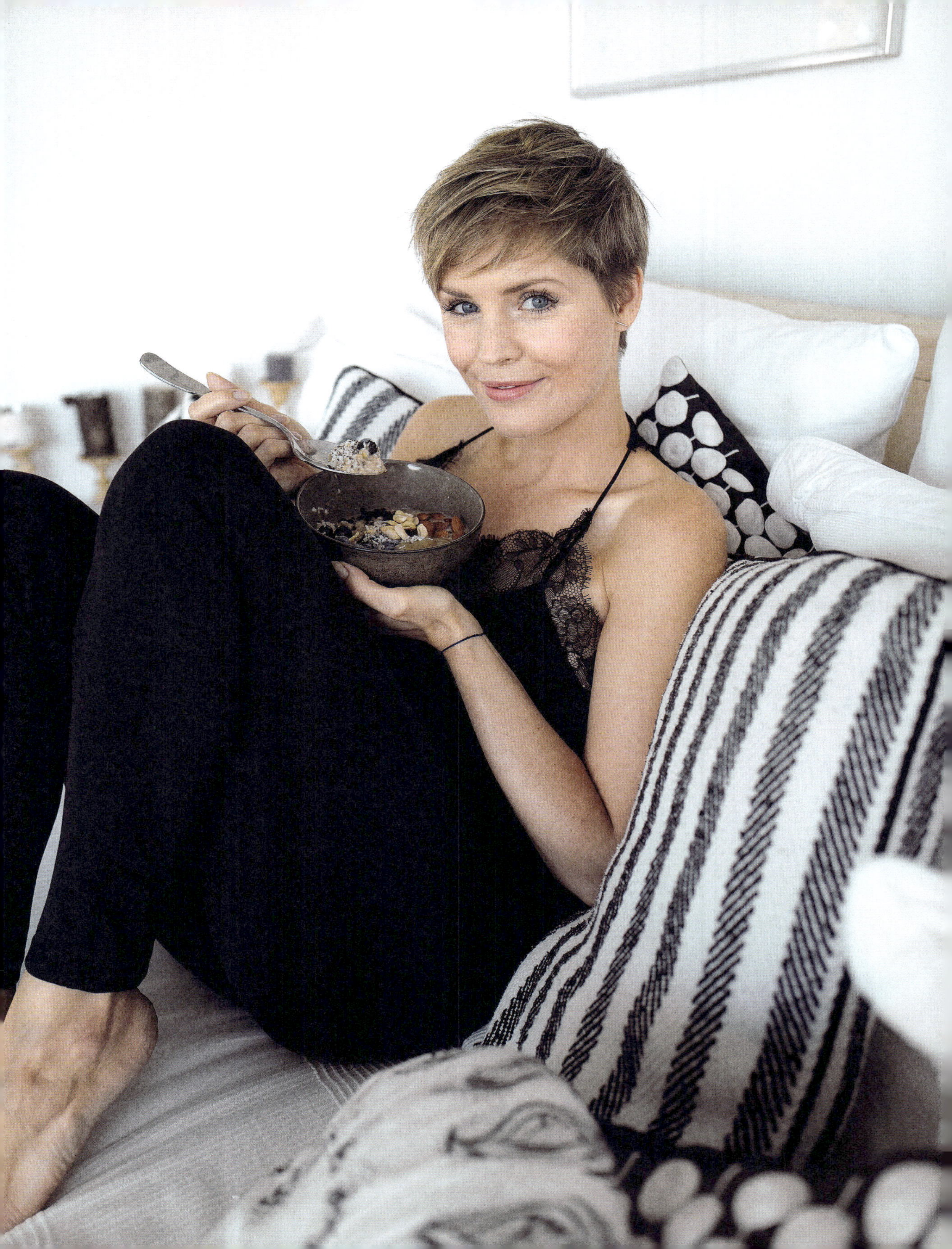

FRÜHSTÜCK

Ich bin ein absoluter Frühstücksmensch. Für das Frühstück nehme ich mir Zeit, es wird bei mir immer zelebriert. Ohne etwas zu essen, verlasse ich nie das Haus. Auf den folgenden Seiten zeige dir meine liebsten Kreationen.

APFEL-KAROTTEN-PORRIDGE

—

ZUTATEN

80 g Vollkornhaferflocken
2 Karotten
1 Apfel
3–4 Datteln (entsteint)
gemahlener Ingwer
2 TL gemahlener Ceylon-Zimt
2 TL Flohsamenschalen
Salz
2 EL Hanfsamen
2 EL Mandelmus
20 g ganze Mandeln

Für 2 Personen
Zubereitungszeit: 10 Min.

GOOD TO KNOW:

Mit seinem Obst und Gemüse liefert der Porridge zahlreiche fettlösliche Vitamine. Die gesunden Fette in Form von Nüssen und Samen machen sie für den Körper noch besser verfügbar. Zusätzlich versorgt uns dieser Porridge mit einer großen Portion (⅓ des Tagesbedarfs) an Ballaststoffen.

ZUBEREITUNG

1 Die Vollkornhaferflocken in eine Schale geben. 300 ml Wasser zum Kochen bringen, kurz abkühlen lassen, über die Haferflocken gießen und umrühren, bis eine schöne breiige Konsistenz entsteht.

2 Die Karotten putzen, den Apfel halbieren und vom Kerngehäuse befreien. Karotten, die Hälfte des Apfels und Datteln in einem Mixer zerkleinern oder in kleine Stückchen schneiden. Zusammen mit Ingwer, Zimt, Flohsamenschalen und einer Prise Salz zum Brei geben und unterrühren. Den Porridge auf zwei Schalen verteilen.

3 Den restlichen Apfel in kleine Stückchen schneiden. Apfelstückchen, Hanfsamen, Mandelmus und Mandeln auf dem Porridge verteilen.

TIPP: Dir sind Haferflocken zu langweilig? Ich selbst mixe zu Hause gern gekeimte Haferflocken mit Buchweizen für den Extracrunch. Es gibt ungeschälte und geschälte Hanfsamen zu kaufen. Welche du verwendest, kannst du ganz nach deinem Geschmack entscheiden.

MAKRONÄHRSTOFFE	MIKRONÄHRSTOFFE
46 % KH 41 % Fett 13 % Eiweiß	Vitamin A, Vitamin C, Vitamin E Eisen, Magnesium, Zink

50,9 g KH | 19,5 g F | 15,3 g E | 473 kcal (pro Portion)

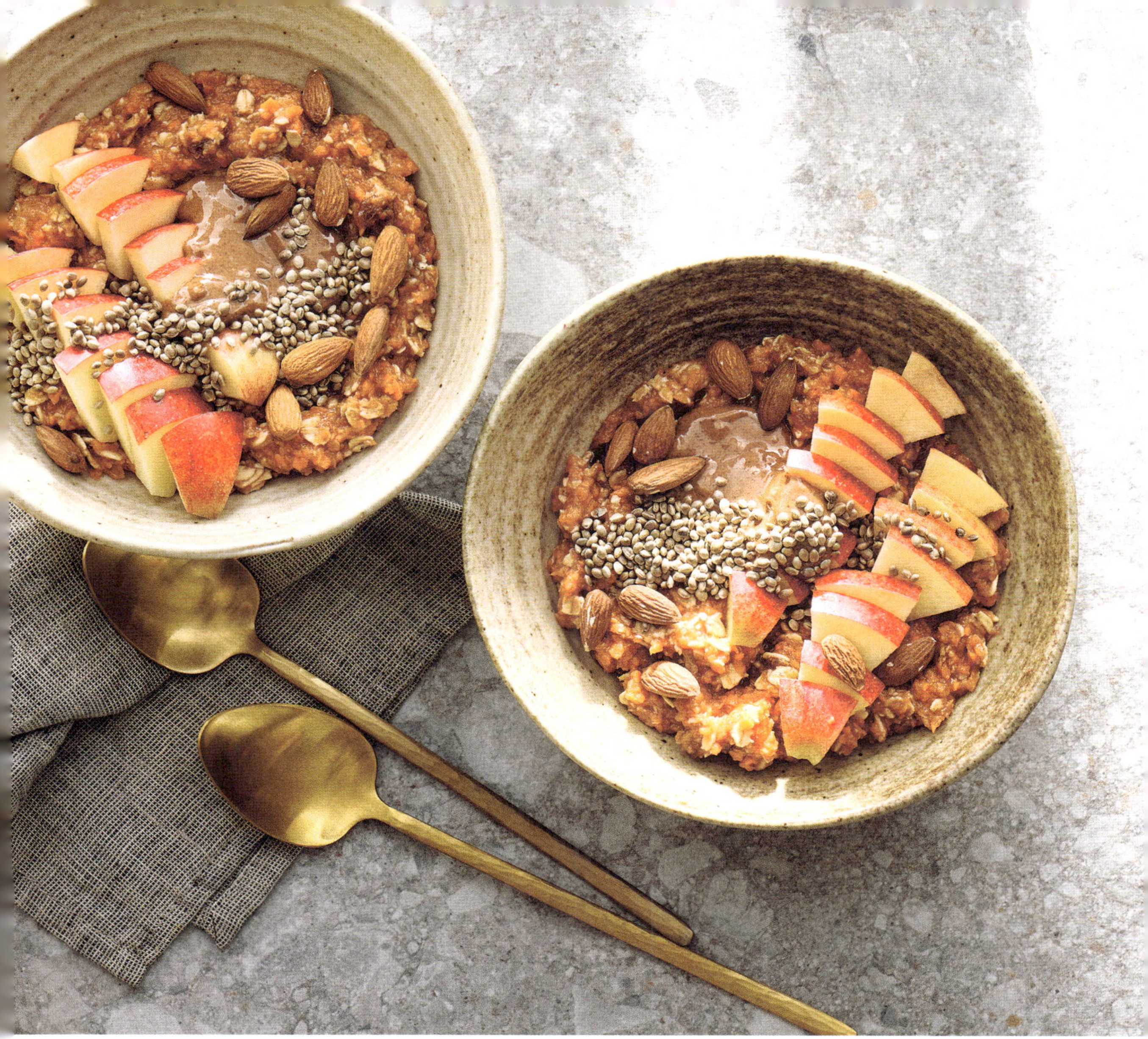

VARIANTE

300 ML ERBSENDRINK STATT WASSER

Du möchtest den Porridge noch cremiger haben? Dann ersetze das Wasser durch einen Pflanzendrink, wie zum Beispiel Erbsendrink. Damit erhöhst du auch den Proteinanteil.

MAKRONÄHRSTOFFE	MIKRONÄHRSTOFFE
41 % KH 41 % Fett 18 % Eiweiß	Vitamin A, Vitamin C, Vitamin E Eisen, Magnesium, Zink

51,7 g KH | 22,2 g F | 23,1 g E | 532 kcal (pro Portion)

GOLDEN PORRIDGE

ZUTATEN

250 ml Mandeldrink
100 g Hirse
1 EL geschrotete Leinsamen
1 TL Agavendicksaft
1 TL gemahlene Kurkuma
1 TL gemahlener Ceylon-Zimt
½ TL gemahlene Bourbon-Vanille
gemahlener Kardamom
gemahlene Nelken
gemahlener Ingwer
Salz
2 EL Mandelmus
4 Paranusskerne
125 g Himbeeren
2 TL Kokosraspel
2 TL Kakao-Nibs

Für 2 Personen
Zubereitungszeit: 25 Min.

ZUBEREITUNG

1 Mandeldrink in einem Topf zum Kochen bringen. Die Hirse in einem Sieb mit heißem Wasser abbrausen, dann in den kochenden Mandeldrink geben und bei mittlerer Hitze 10–15 Min. garen. Dabei regelmäßig umrühren.

2 Leinsamen und Agavendicksaft zugeben und unterrühren. Den Hirsebrei mit Kurkuma, Zimt, Vanille sowie etwas Kardamom, Nelke, Ingwer und Salz würzen und alles gut vermengen. Bei Bedarf noch etwas Flüssigkeit dazugeben.

3 Den Porridge auf zwei Schalen verteilen und mit Mandelmus, Paranüssen, Himbeeren, Kokosraspeln und Kakao-Nibs dekorieren.

TIPP: Du kannst diesen Porridge super mit Bananen aufpeppen. Ich schneide dafür eine Banane in Scheiben, brate sie kurz in der Pfanne an und verteile sie auf dem fertigen Porridge.

GOOD TO KNOW:

Im Winter verwende ich TK-Himbeeren. Tiefgekühltes Obst und Gemüse ist meist nährstoffreicher als frisches, weil es gleich nach der Ernte schockgefroren wird und die Vitamine dadurch erhalten bleiben.

MAKRONÄHRSTOFFE	MIKRONÄHRSTOFFE
43 % KH 45 % Fett 12 % Eiweiß	Vitamin A, B-Vitamine, Eisen Calcium, Magnesium, Selen

45,5 g KH | 21,3 g F | 12 g E | 438 kcal (pro Portion)

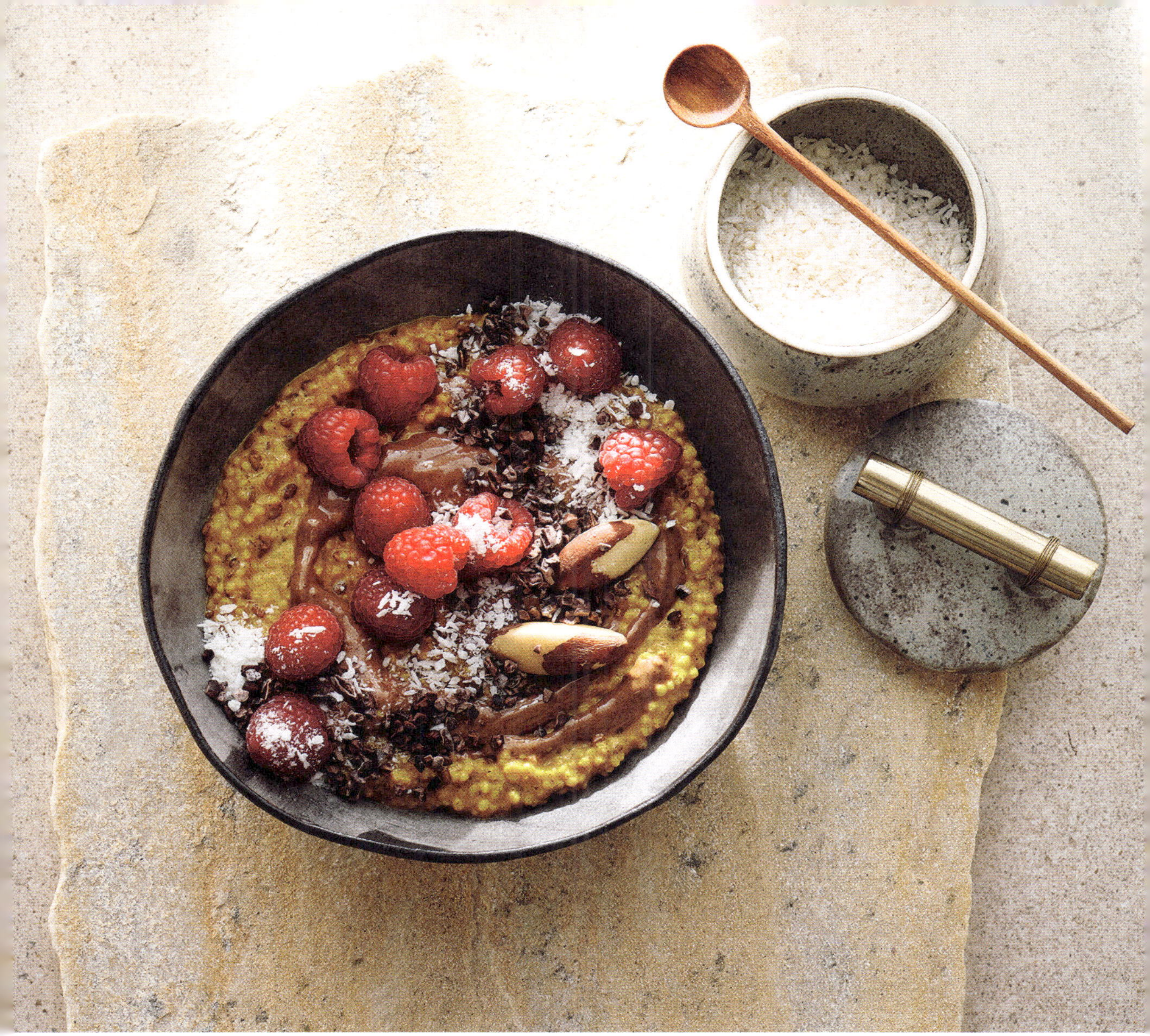

VARIANTE

+ 2 EL LUPINENPROTEIN

Für mehr Eiweiß kannst du noch etwas Proteinpulver deiner Wahl zu dem Porridge geben. Es gibt zum Beispiel verschiedene vegane Proteinpulver, wie Erbsen-, Hanf-, Weizenkeim- oder Lupinenprotein.

MAKRONÄHRSTOFFE	+ MIKRONÄHRSTOFFE
48 % KH 41 % Fett 13 % Eiweiß	Vitamin E, Kalium, Calcium, Magnesium, Eisen

496 kcal | 50 g KH | 19,5 g F | 5,3 g E (pro Portion)

SCHOKOPORRIDGE

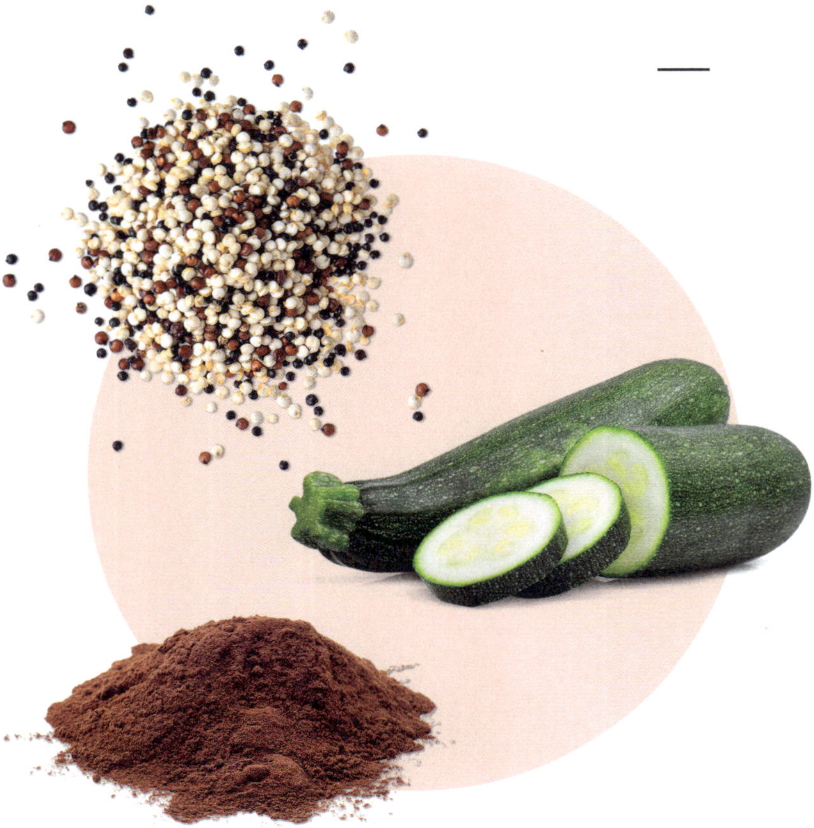

ZUTATEN

150 ml Kokosdrink
120 g Quinoa Tricolore
100 g Zucchini
4 Datteln (entsteint)
1 EL Chia-Samen
1 EL Kakaopulver
1 TL gemahlener Ceylon-Zimt
gemahlene Nelken
gemahlener Kardamom
Salz
2 EL Cashew-Mus
60 g Heidelbeeren
1 EL Erdmandeln
2 TL Kokosraspel
2 TL Kakao-Nibs

Für 2 Personen
Zubereitungszeit: 25 Min.

MAKRONÄHRSTOFFE	MIKRONÄHRSTOFFE
46 % KH 40 % Fett 14 % Eiweiß	Vitamin E, B-Vitamine, Vitamin C Kalium, Magnesium, Zink

57,3 g KH | 1,9 g F | 16,3 g E | 519 kcal (pro Portion)

ZUBEREITUNG

1 In einem Topf 150 ml Wasser zusammen mit dem Kokosdrink zum Kochen bringen. Die Quinoa in einem Sieb mit heißem Wasser abbrausen, dann in den Topf geben. Bei mittlerer Hitze ca. 15 Min. garen und regelmäßig umrühren.

2 Währenddessen Zucchini und Datteln in einem Multizerkleinerer hacken oder in kleine Stücke schneiden und mit dem fertigen Brei vermengen. Chia-Samen, Kakaopulver, Zimt, Nelken, Kardamom sowie eine Prise Salz dazugeben.

3 Den Porridge auf zwei Schalen verteilen und mit Cashew-Mus, Heidelbeeren, Erdmandeln, Kokosraspeln und Kakao-Nibs dekorieren.

TIPP: Bist du schon einmal auf die Idee gekommen, Kräuter in deinen Porridge zu integrieren? Minze frischt ihn zum Beispiel auf und Petersilie ist das i-Tüpfelchen eines deftigen Porridges.
Um morgens etwas Zeit zu sparen, kannst du die Quinoa bereits am Vorabend vorkochen.
Statt Quinoa kannst du auch Hirse, Erdmandel- oder Haferflocken verwenden.

GOOD TO KNOW:

Roher Kakao in Form von Kakaopulver oder Kakao-Nibs ist eine wahre Magnesiumbombe: Auf 100 Gramm Kakao kommen ganze 499 Milligramm Magnesium.

VARIANTE

1 PORTION APFELMUS (SIEHE SEITE 176) STATT HEIDELBEEREN

Je nach Geschmack und Saison kannst du die Heidelbeeren ersetzen, zum Beispiel durch klein geschnittene Äpfel, Pflaumen oder Birnen. Auch Fruchtmus schmeckt sehr gut: Probiere den Porridge mal mit Apfelmus.

MAKRONÄHRSTOFFE	MIKRONÄHRSTOFFE
50 % KH 38 % Fett 12 % Eiweiß	Vitamin A, B-Vitamine, Vitamin C Kalium, Magnesium, Zink

68 g KH | 22 g F | 16,6 g E | 568 kcal (pro Portion)

SOMMERLICHE BEERENSCHALE

ZUTATEN

80 g Erdbeeren
80 g Himbeeren
80 g Brombeeren
50 g Rote Johannisbeeren
1 Stängel Minze
½ Avocado
240 ml Kokosdrink
1 EL Chia-Samen
20 g ganze Mandeln
1 EL Kokosraspel

Für 2 Personen
Zubereitungszeit: 10 Min.

GOOD TO KNOW:

Beeren enthalten viele Vitamine sowie Anthocyane (je dunkler die Beeren sind, desto höher ist der Anthocyangehalt) und sind daher absolute Immunbooster. Mit diesem Salat kannst du bereits über die Hälfte deines täglichen Vitamin-C-Bedarfs decken.
Die Avocado sorgt für die notwendigen einfach ungesättigten Fettsäuren.

ZUBEREITUNG

1 Die Beeren waschen und verlesen, die Erdbeeren je nach Größe halbieren oder vierteln. Alles in eine Schüssel geben.

2 Die Minze waschen, trocken tupfen und fein hacken. Das Avocadofruchtfleisch mit einem Löffel aus der Schale heben und klein schneiden. Minze und Avocado zu den Beeren geben.

3 Kokosdrink, Chia-Samen und Mandeln dazugeben und alles gut vermengen.

4 Die Beerenschale mit Kokosraspeln bestreuen.

TIPP: Die Beerenschale schmeckt ebenso gut mit etwas Müsli oder Granola.

MAKRONÄHRSTOFFE	MIKRONÄHRSTOFFE
22 % KH 68 % Fett 10 % Eiweiß	Vitamin C, B-Vitamine, Vitamin E, Kalium, Magnesium

13 g KH | 19,2 g F | 6,7 g E | 275 kcal (pro Portion)

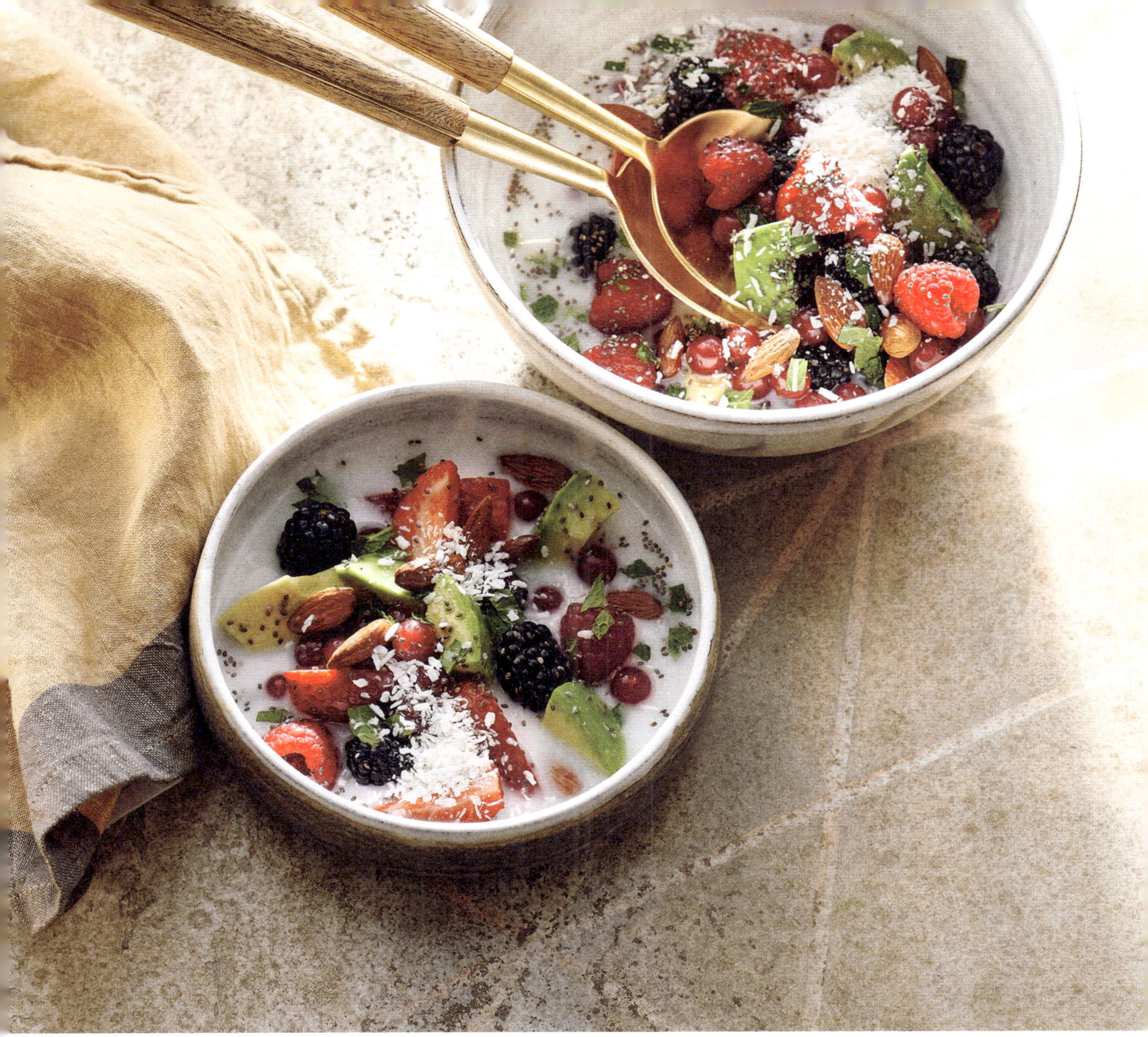

VARIANTE

20 G KÜRBISKERNE
STATT AVOCADO

Statt der Avocado kannst du auch Kürbiskerne hinzufügen. Sie sind proteinreich und enthalten gesunde einfach und mehrfach ungesättigte Fettsäuren, die gut für unser Herz und Gehirn sind.

MAKRONÄHRSTOFFE	MIKRONÄHRSTOFFE
19 % KH 63 % Fett 18 % Eiweiß	Vitamin C, B-Vitamine, Zink, Magnesium, Eisen

11 g KH | 15,6 g F | 9,5 g E | 244 kcal (pro Portion)

FEEL-GOOD-SMOOTHIE-BOWL

ZUTATEN

2 Bananen
100 g Rote Bete
200 g TK-Himbeeren
2 Handvoll Spinat
200 ml Mandeldrink
2 TL gemahlener Ceylon-Zimt
30 g Beeren (z.B. Heidelbeeren)
2 TL Kokosraspel
2 TL Chia-Samen

Für 2 Personen
Zubereitungszeit: 10 Min.

GOOD TO KNOW:

Auch mit einer Smoothie-Bowl kannst du bereits morgens deinen Bedarf an Gemüse decken. Neben Roter Bete und Spinat sind zum Beispiel Zucchini, Gurken oder auch Karotten, Süßkartoffeln oder Kürbis sehr gut geeignet.

ZUBEREITUNG

1 Bananen und Rote Bete schälen, in kleine Stücke schneiden und zusammen mit gefrorenen Himbeeren, Spinat, Mandeldrink und Zimt in einem Mixbehälter zu einer cremigen Masse pürieren.

2 Den Brei auf zwei große Schalen verteilen und mit Beeren, Kokosraspeln und Chia-Samen dekorieren.

TIPP: Du möchtest lieber einen schnellen Smoothie to go? Dann gib einfach noch etwas Wasser in den Mixer, bis dir die Konsistenz gefällt.

MAKRONÄHRSTOFFE	MIKRONÄHRSTOFFE
48 % KH 42 % Fett 10 % Eiweiß	B-Vitamine, Vitamin C, Vitamin E, Eisen, Magnesium

32,5 g KH | 12,9 g F | 7,2 g E | 350 kcal (pro Portion)

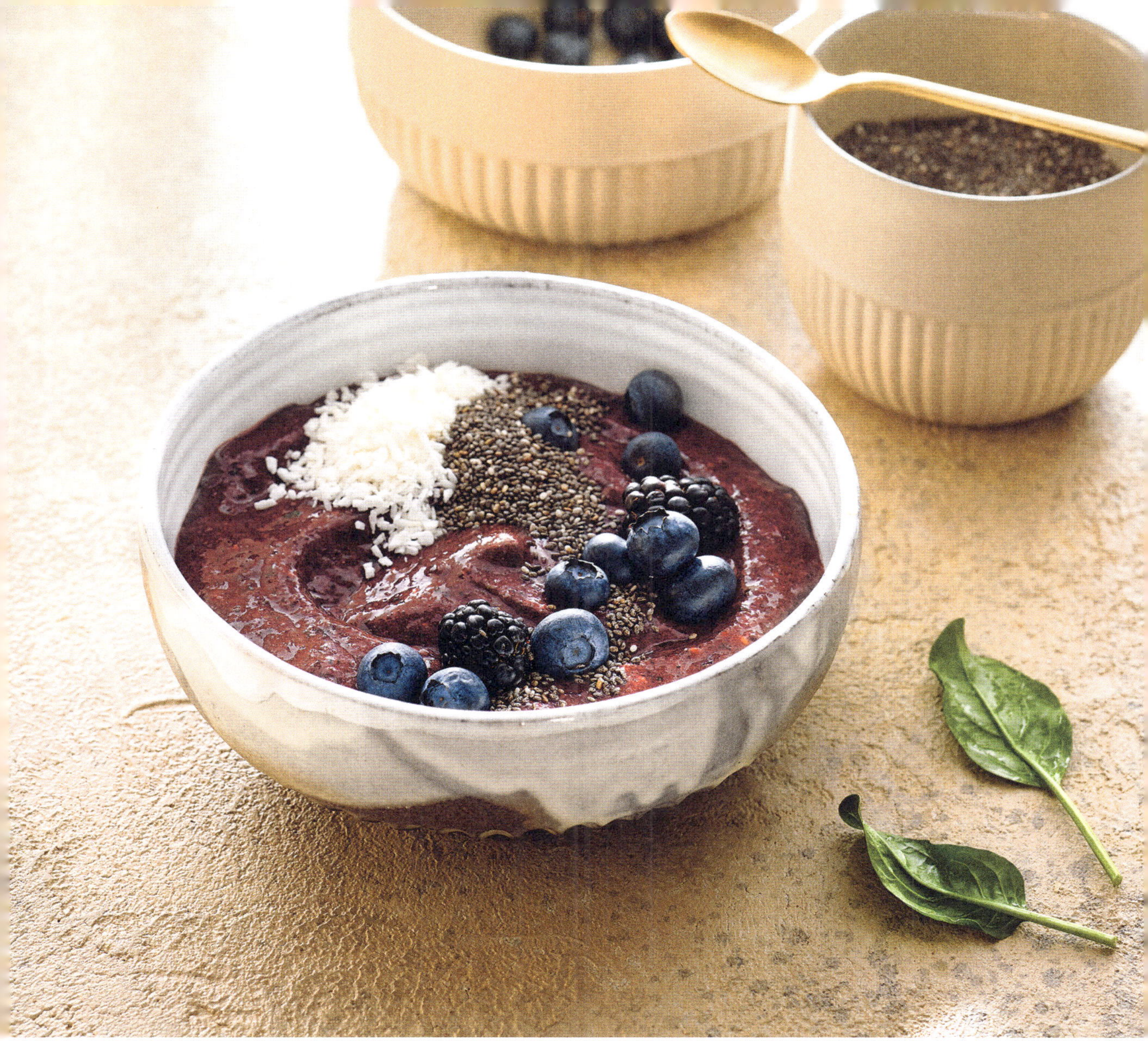

VARIANTE

\+ 30 G GRANOLA

Ich toppe meine Smoothie-Bowl liebend gern mit Granola (siehe Rezept Seite 94), das ich einfach drüberstreue.

MAKRONÄHRSTOFFE	+ MIKRONÄHRSTOFFE
42 % KH 48 % Fett 10 % Eiweiß	B-Vitamine Magnesium, Calcium, Zink

37 g KH | 19,4 g F | 9,2 g E | 437 kcal (pro Portion)

JOGHURT MIT GRANOLA

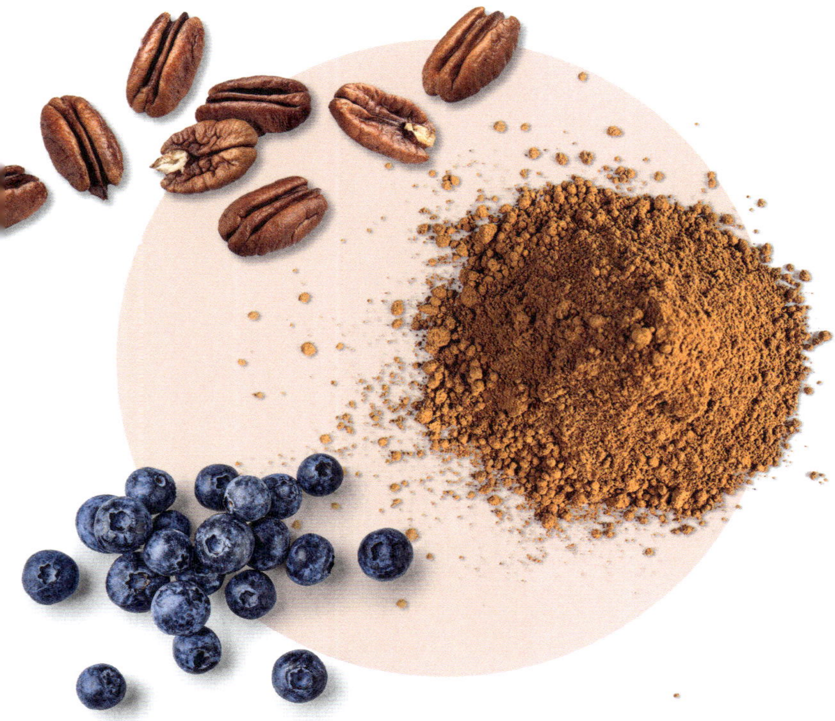

ZUTATEN

20 g Vollkornhaferflocken (kernig)
10 g Amarant
20 g Pekannusskerne
30 g Mandeln
2 TL Kokosöl
1 EL Mandelmus
1 TL Kokosblütenzucker
2 TL gemahlener Ceylon-Zimt
10 g Kokoschips
15 g getrocknete Sauerkirschen
250 g Kokosjoghurt
80 g Heidelbeeren

Für 2 Personen
Zubereitungszeit: 20 Min.

MAKRONÄHRSTOFFE	MIKRONÄHRSTOFFE
22 % KH 66 % Fett 12 % Eiweiß	B-Vitamine, Vitamin E, Vitamin C Magnesium, Calcium, Zink

11,4 g KH | 16,2 g F | 7 g E | 227 kcal (pro Portion)

ZUBEREITUNG

1 Den Backofen auf 150° (Umluft) vorheizen.

2 Haferflocken, Amarant, Pekannüsse und Mandeln in eine Schüssel geben und vermengen. Kokosöl, 3 EL Wasser, Mandelmus, Kokosblütenzucker und Zimt hinzugeben und alles gründlich miteinander verrühren.

3 Die Masse auf einem Backblech verteilen und 10–12 Min. im Backofen rösten. Nach der Hälfte der Zeit das Granola einmal wenden und weiterrösten, bis der gewünschte Bräunungsgrad erreicht ist.

4 Anschließend die Kokoschips und Sauerkirschen dazugeben und das Granola auskühlen lassen.

5 Den Joghurt auf zwei Schalen verteilen und mit Granola und Heidelbeeren dekorieren.

TIPP: Das Granola ist ein perfekter Snack für unterwegs. Ich habe zum Beispiel immer eine kleine Dose mit Nüssen oder Granola in meiner Handtasche für den kleinen Hunger zwischendurch.
Ich mache mir Granola gern auf Vorrat. Wenn es vollständig ausgekühlt und getrocknet ist, hält es sich in einer gut verschließbaren Dose mehrere Wochen.

GOOD TO KNOW:

Nüsse liefern uns zwar eine Menge Kalorien, dafür aber auch eine große Portion an wertvollen Nährstoffen und gesunden Fetten.

VARIANTE

+ 1 BANANE, ½ TL GEMAHLENE BOURBON-VANILLE

Für geschmackliche Abwechslung und mehr wertvolle Ballaststoffe ergänze eine Banane und Bourbon-Vanille: Die Banane schälen und mit einer Gabel zu Mus zerdrücken. Zusammen mit der Vanille unter den Joghurt mischen.

MAKRONÄHRSTOFFE	+ MIKRONÄHRSTOFFE
34 % KH 54 % Fett 12 % Eiweiß	B-Vitamine Kalium Magnesium

23,4 g KH | 16,3 g F | 7,7 g E | 283 kcal (pro Portion)

SÜSSKARTOFFEL-TOAST

ZUTATEN

1 kleine Süßkartoffel
1 EL Olivenöl (nativ)
50 g Kirschtomaten
1 Avocado
Kresse
Salz
Pfeffer
1 Prise Chiliflocken
2 TL Zitronensaft
1 EL Gojibeeren
½ TL schwarzer Sesam

Für 2 Personen (4 Scheiben)
Zubereitungszeit: 25 Min.

GOOD TO KNOW:

Der Toast ist Power-Food für unsere Organe. Die Süßkartoffeln sind gut für Augen und Bauchspeicheldrüse, die Tomaten stärken Herz und Lunge, die Avocado unterstützt die Funktion der Gebärmutter und sorgt für schöne Haut.

ZUBEREITUNG

1 Den Backofen auf 180° (Umluft) vorheizen.

2 Die Süßkartoffel schälen, in vier Scheiben schneiden, auf ein mit Backpapier ausgelegtes Backblech legen und mit Olivenöl bestreichen. 15–20 Min. im Backofen backen.

3 Währenddessen die Kirschtomaten waschen und halbieren, die Avocado halbieren, entkernen, das Fruchtfleisch aus der Schale heben und in Scheiben schneiden. Die Kresse waschen und abtropfen lassen.

4 Die Süßkartoffelscheiben aus dem Ofen nehmen, mit Avocado und Kirschtomaten belegen und mit Salz, Pfeffer und Chiliflocken würzen. Mit Zitronensaft beträufeln und die Gojibeeren, den Sesam und die Kresse darüber verteilen.

TIPP: Der Süßkartoffeltoast ist nicht nur perfekt für ein deftiges Frühstück, sondern auch für einen mittäglichen Lunch.

MAKRONÄHRSTOFFE	MIKRONÄHRSTOFFE
42 % KH	Vitamin A, Vitamin C, Vitamin E
55 % Fett	Vitamin D, Magnesium, Kalium
3 % Eiweiß	

30,9 g KH | 17,4 g F | 2,7 g E | 293 kcal (pro Portion)

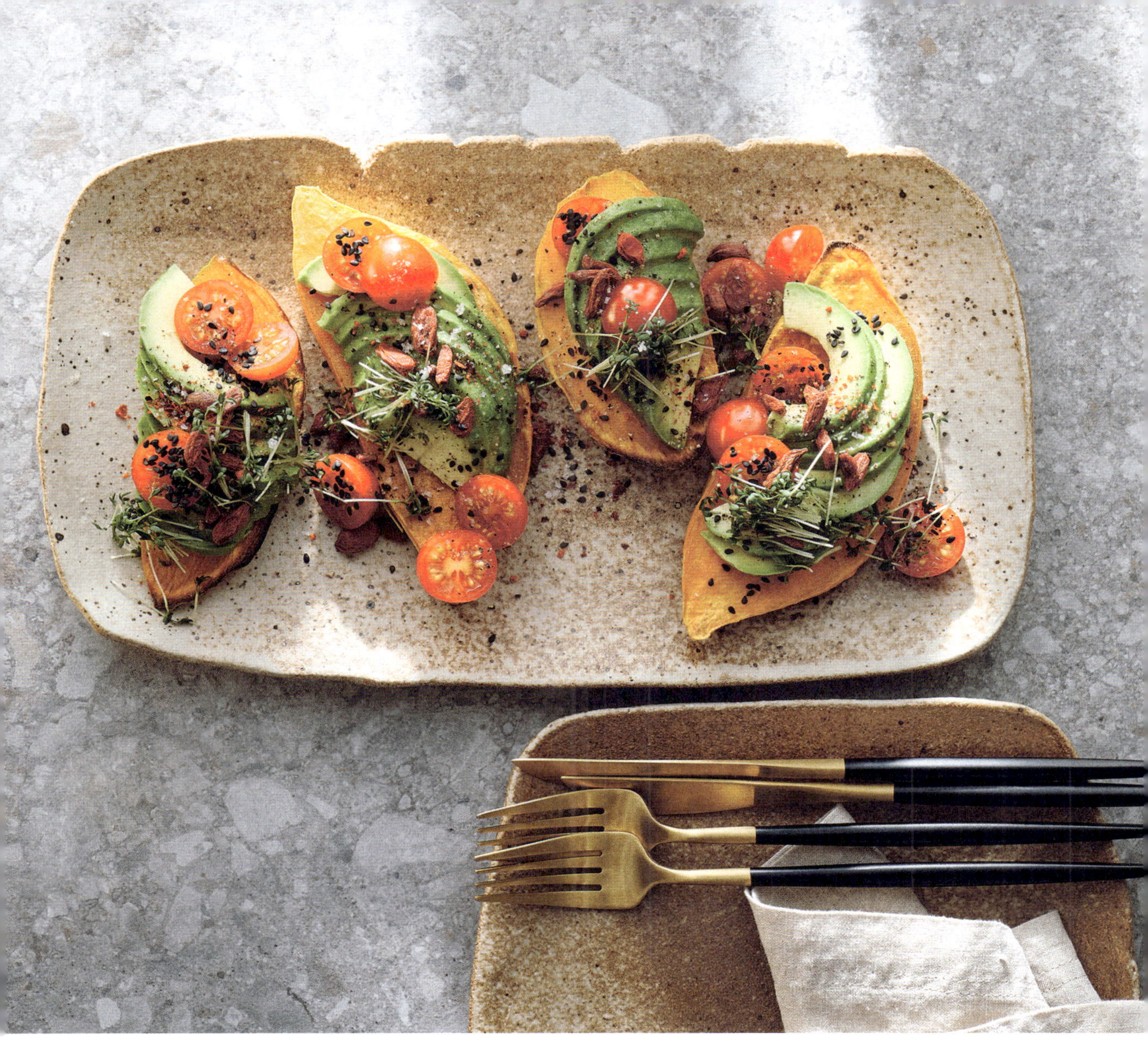

VARIANTE

+ 100 G HUMMUS

Um den Proteinanteil zu erhöhen, kannst du Hummus ergänzen. Dafür die heißen Süßkartoffelscheiben zuerst mit Hummus bestreichen und anschließend die Avocado und alle weiteren Zutaten darauf verteilen.

MAKRONÄHRSTOFFE	+ MIKRONÄHRSTOFFE
41 % KH 52 % Fett 7 % Eiweiß	B-Vitamine Vitamin C Kalium Eisen

35,8 g KH | 19,8 g F | 5,2 g E | 348 kcal (pro Portion)

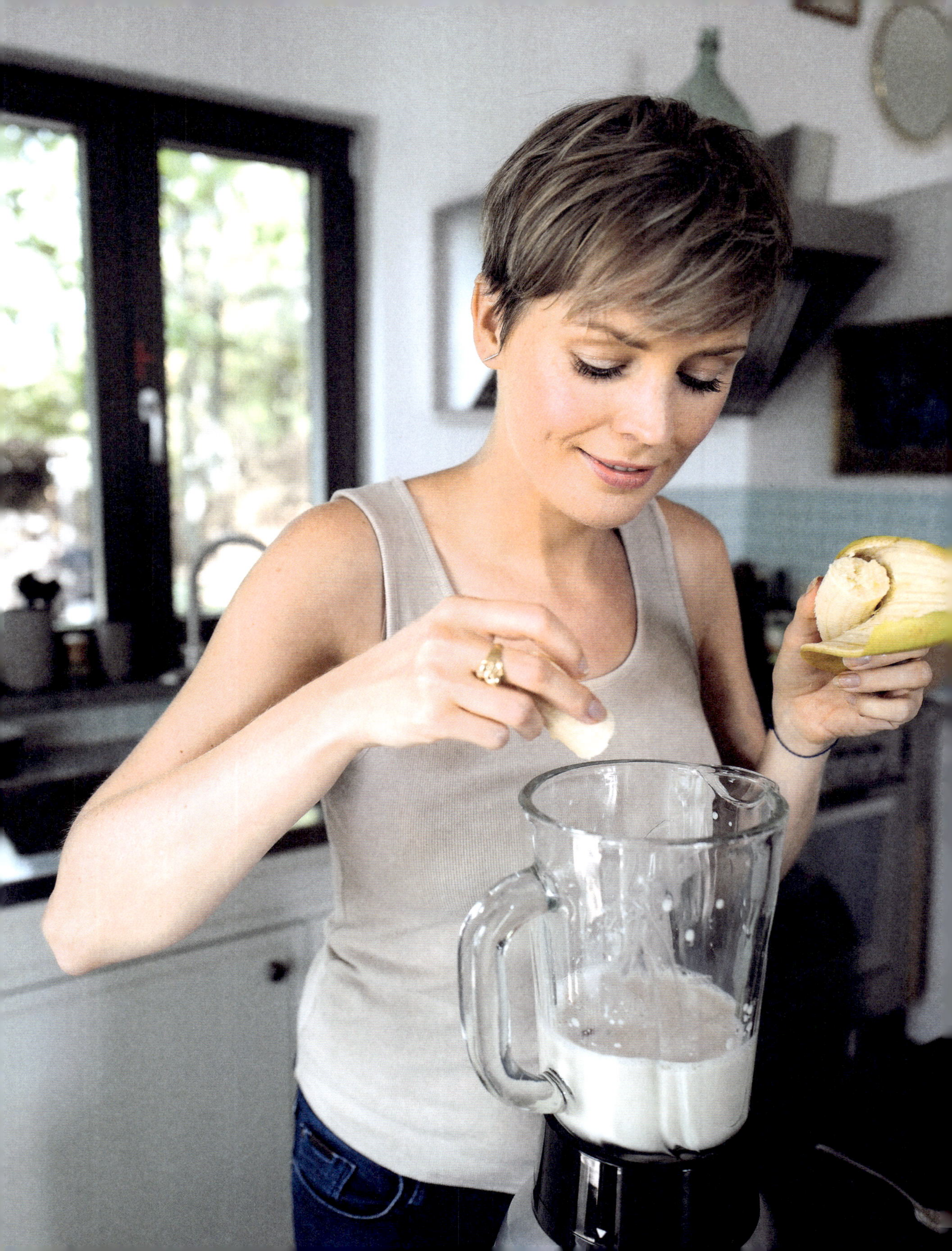

SMOOTHIES UND DRINKS

Smoothies kannst du je nach Belieben mit Wasser, Mandeldrink, Kokosdrink, Erbsendrink oder Haferdrink zubereiten. Ich mag es zum Beispiel gern cremig und nutze daher die verschiedensten Pflanzendrink-Varianten.
Auf den folgenden Seiten findest du meine Lieblingssmoothies, außerdem ein paar weitere gesunde Highlights zum Trinken.

INNER-GLOW-SMOOTHIE

—

ZUTATEN

1 Mango
1 Banane
400 ml Mandeldrink
1 TL gemahlene Kurkuma
1 Prise schwarzer Pfeffer
1 Stängel Minze

Für 2 Personen
Zubereitungszeit: 5 Min.

GOOD TO KNOW:

Ich bin ein großer Fan von Kurkuma und seiner Wirkung. Das darin enthaltene Curcumin fördert die Durchblutung, ist eine Wohltat für Leber und Darm, entzündungshemmend und antibakteriell. Damit bringt sie uns nicht nur von innen, sondern auch von außen zum Strahlen.
Die Prise Pfeffer sorgt dafür, dass der Körper das Curcumin besser aufnehmen kann.

ZUBEREITUNG

1 Die Mango schälen, den Stein entfernen und das Fruchtfleisch in kleine Stücke schneiden. Die Banane ebenfalls schälen und in kleine Stücke schneiden.

2 Mango- und Bananenstücke zusammen mit allen weiteren Zutaten in den Mixer geben zu einem cremigen Smoothie pürieren.

3 Den Smoothie in zwei Gläser füllen und genießen.

TIPP: Diesen Smoothie wie auch alle anderen in diesem Kapitel kannst du auch hervorragend zur Smoothie-Bowl fürs Frühstück umfunktionieren. Dafür gibst du die Flüssigkeit nach und nach dazu, bis du die gewünschte Konsistenz erhalten hast.

MAKRONÄHRSTOFFE	MIKRONÄHRSTOFFE
76 % KH 16 % Fett 8 % Eiweiß	Vitamin A, Vitamin C, Vitamin E Calcium, Eisen, Magnesium

31 g KH | 3 g F | 2,5 g E | 173 kcal (pro Portion)

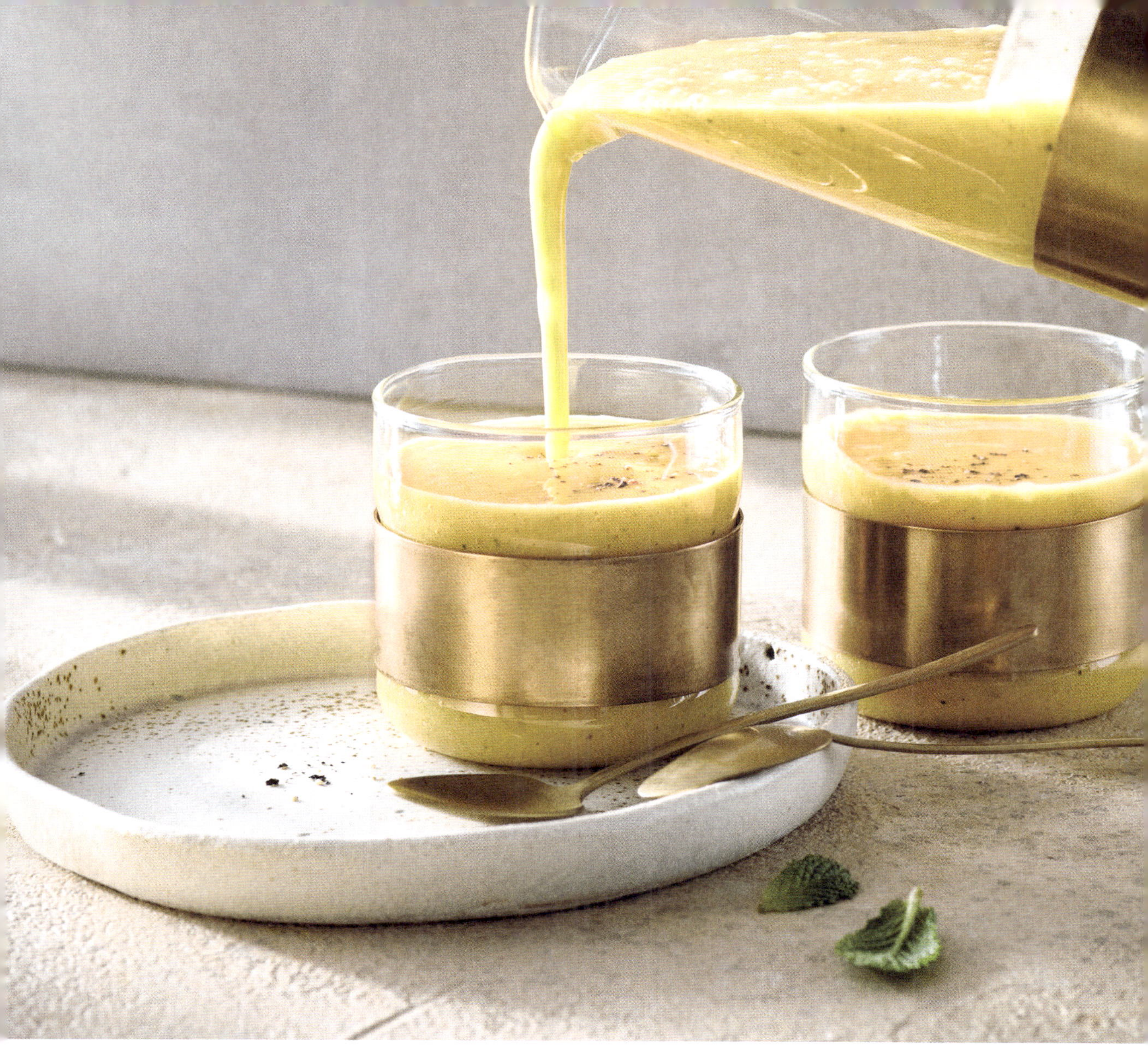

VARIANTE

+ 1 EL OMEGA-3-ÖL

Curcumin ist nicht wasserlöslich, dafür aber fettlöslich. Daher solltest du Kurkuma zusätzlich zusammen mit ein wenig Fett zu dir nehmen, zum Beispiel mit Omega-3-Öl. Damit erhöhst du zugleich den Gehalt an Omega-3-Fettsäuren.

MAKRONÄHRSTOFFE	+ MIKRONÄHRSTOFFE
59 % KH 37 % Fett 4 % Eiweiß	Vitamin D

31 g KH | 8,3 g Fett | 2,5 g Eiweiß | 221 kcal (pro Portion)

HEIDELBEER-BANANEN-SMOOTHIE

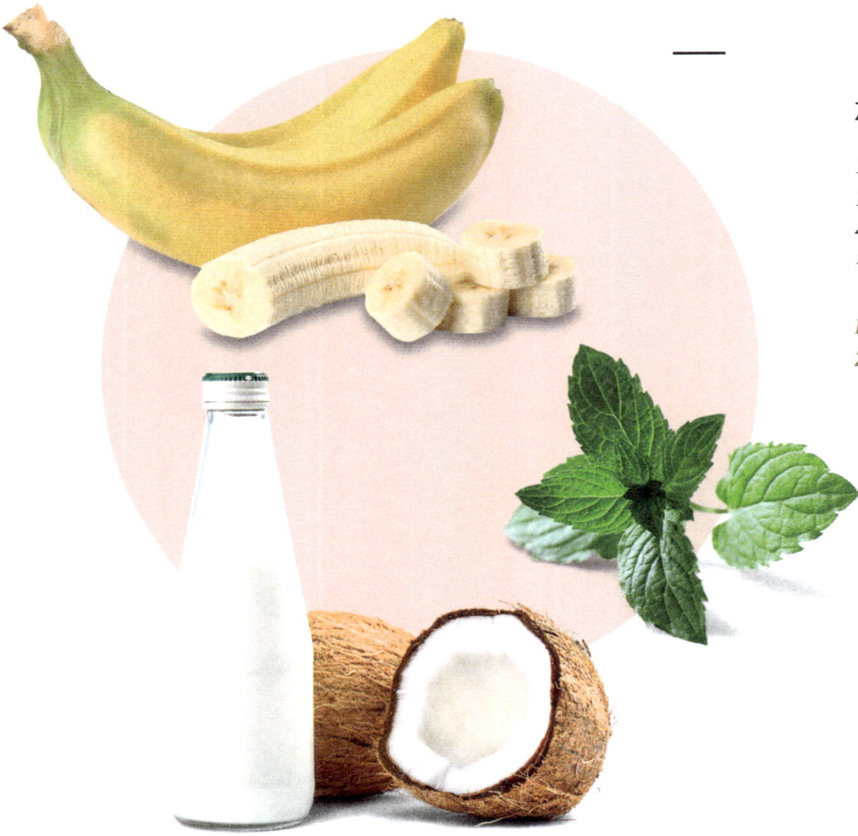

ZUTATEN

1 Banane
100 g Heidelbeeren
400 ml Kokosdrink
½ TL gemahlene Bourbon-Vanille

Für 2 Personen
Zubereitungszeit: 5 Min.

MAKRONÄHRSTOFFE	MIKRONÄHRSTOFFE
76 % KH 18 % Fett 6 % Eiweiß	Vitamin C Vitamin E Kalium Magnesium

20,4 g KH | 2,2 g F | 1,2 g E | 119 kcal (pro Portion)

ZUBEREITUNG

1 Die Banane schälen, in kleine Stücke schneiden und zusammen mit allen weiteren Zutaten in den Mixer geben. Alles gut durchmixen, bis eine cremige Konsistenz entsteht.

2 Den Smoothie in zwei Gläser füllen und genießen.

TIPP: Zu diesem Smoothie passen Kräuter wie Minze oder Zitronenmelisse hervorragend. Achte darauf, dass du den Smoothie nicht länger als nötig mixt, da durch die Hitze beim Mixen Vitamine verloren gehen können. Um den perfekten Smoothie zuzubereiten, eignet sich am besten ein leistungsstarker Stand- oder Hochleistungsmixer.

GOOD TO KNOW:
Dieser Smoothie wirkt quasi wie ein Jungbrunnen. Die Anthocyane in den Heidelbeeren helfen dem Körper, freie Radikale zu neutralisieren und die Zellen zu schützen. Die enthaltenen Vitamine E und C machen die Haut praller, elastischer und geschmeidiger.

VARIANTE

+ 20 G MANDELN

Um den Proteinanteil deines Smoothies zu erhöhen, kannst du etwas Proteinpulver oder einfach paar Mandeln mit in den Mixer geben. Mandeln liefern dir außerdem gute gesunde Fette, die zum Beispiel auch dein Herz schützen.

MAKRONÄHRSTOFFE	+ MIKRONÄHRSTOFFE
52 % KH 40 % Fett 8 % Eiweiß	B-Vitamine Vitamin E Calcium Zink

21 g KH | 7,5 g F | 3,6 g E | 180 kcal (pro Portion)

PFIRSICH-KAROTTEN-SMOOTHIE

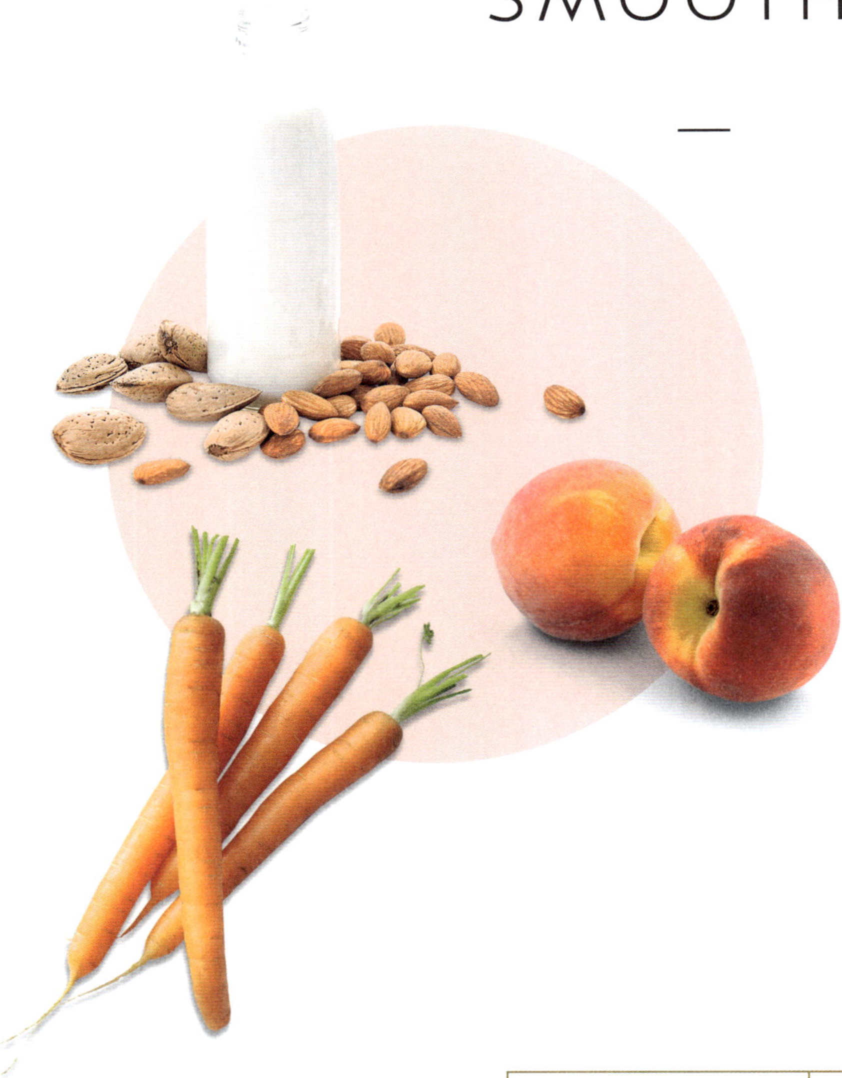

ZUTATEN

1 Pfirsich
3 Karotten
1 Stück Ingwer (2 cm lang)
1 Schuss Zitronensaft
350 ml Mandeldrink

Für 2 Personen
Zubereitungszeit: 5 Min.

MAKRONÄHRSTOFFE	MIKRONÄHRSTOFFE
68 % KH 22 % Fett 10 % Eiweiß	Vitamin A B-Vitamine Vitamin C Calcium Kalium

16,7 g KH | 2,3 g F | 2,5 g E | 113 kcal (pro Portion)

ZUBEREITUNG

1 Den Pfirsich waschen, entkernen und in kleine Stücke schneiden. Karotten und Ingwer schälen und ebenfalls in kleine Stücke schneiden.

2 Karotten-, Pfirsich- und Ingwerstücke zusammen mit allen weiteren Zutaten in den Mixer geben und mixen, bis eine cremige Konsistenz entsteht.

3 Den Smoothie in zwei Gläser füllen und genießen.

TIPP: Bei diesem Smoothie kannst du sehr gut mit verschiedenen Gewürzen experimentieren. Probiere ihn auch einmal mit Zimt oder mit Kurkuma.

GOOD TO KNOW:

Pfirsich und Karotten liefern reichlich Vitamin A. Vitamin A sorgt nicht nur für eine gesunde Hautfarbe und geschmeidige Haut, sondern unterstützt auch den körpereigenen Schutz vor Sonnenbrand.

VARIANTE

+ 2 TL DATTELSIRUP

Fehlt dir Süße, kannst du etwas Dattelsirup hinzufügen. Dieser versorgt dich auch gleich mit wertvollen Nährstoffen und positiven Eigenschaften zum Beispiel für Darm, Herz, Knochen und Augen.

MAKRONÄHRSTOFFE	+ MIKRONÄHRSTOFFE
73 % KH 19 % Fett 8 % Eiweiß	Calcium, Kalium, Magnesium

21,2 g KH | 2,3 g F | 2,6 g E | 131 kcal (pro Portion)

POWER-MATCHA-SMOOTHIE

ZUTATEN

1 Avocado
1 Apfel
1 Kiwi
25 g Blattspinat
2 TL Matchapulver
Saft von ½ Zitrone
350 ml Haferdrink

Für 2 Personen
Zubereitungszeit: 8 Min.

GOOD TO KNOW:

Die Kombi aus Matcha, Avocado und Spinat spendet dir ausreichend Energie für den Tag. Mit Superfoods wie Gerstengras und Weizengras kannst du die Wirkung intensivieren.

ZUBEREITUNG

1 Die Avocado aufschneiden, den Kern entfernen und das Fruchtfleisch aus der Schale lösen. Den Apfel waschen, schälen und entkernen, die Kiwi schälen. Alles klein schneiden und in den Mixer geben.

2 Den Spinat waschen und zusammen mit Matchapulver, Zitronensaft und Haferdrink ebenfalls in den Mixer geben.

3 Alles zu einem cremigen Smoothie pürieren. In zwei Gläser füllen und genießen.

TIPP: Etwas Minze verleiht dem Smoothie eine herrliche Frische.

MAKRONÄHRSTOFFE	MIKRONÄHRSTOFFE
53 % KH 39 % Fett 8 % Eiweiß	Vitamin C, Vitamin E, Vitamin K Vitamin D, Kalium, Calcium

32,1 g KH | 10,4 g F | 3,9 g E | 244 kcal (pro Portion)

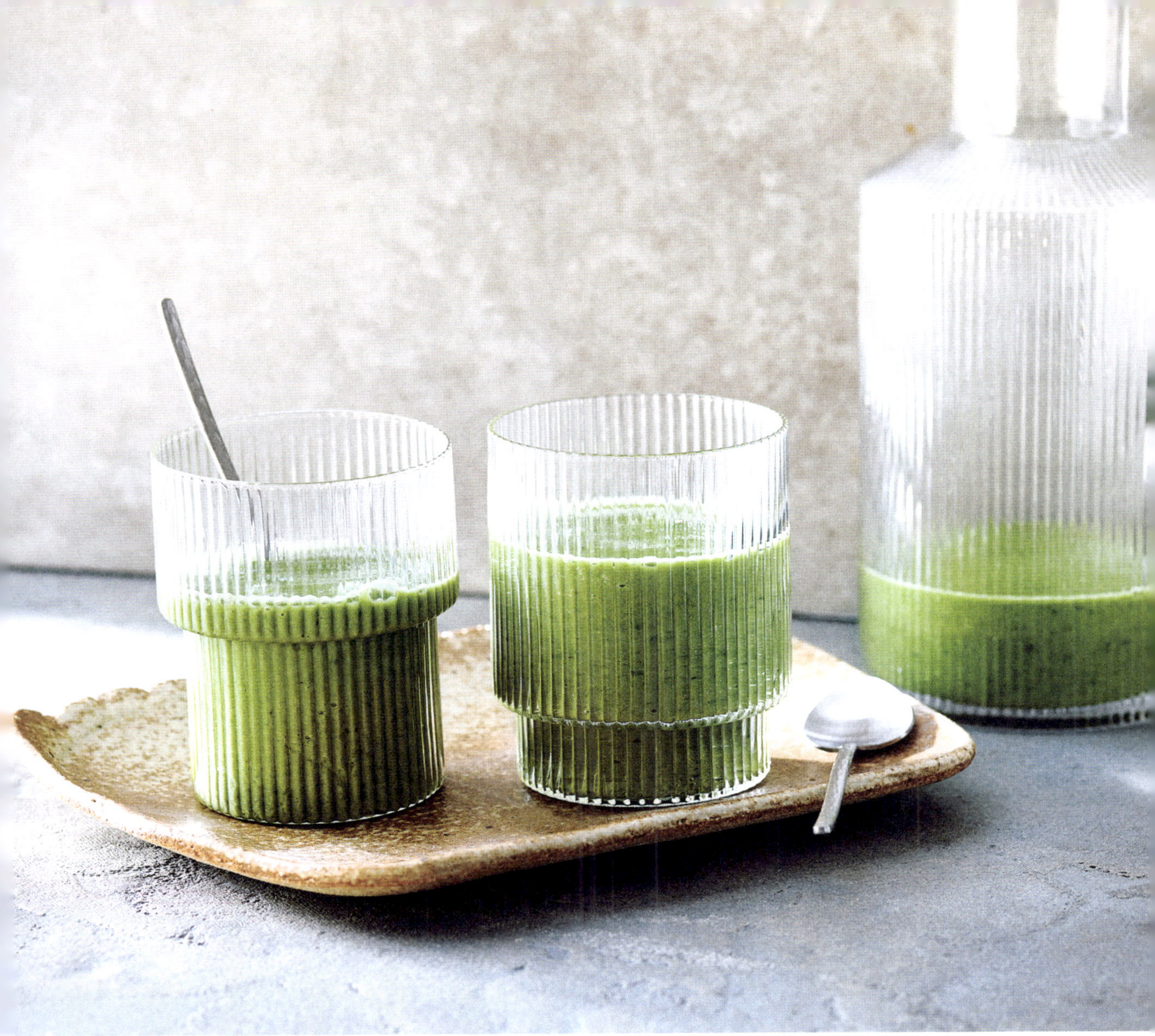

VARIANTE

+ ¼ SALATGURKE

Du magst deinen Smoothie lieber etwas flüssiger? Dann gib noch etwas Salatgurke dazu. Sie ist sehr kalorienarm und enthält reichlich wertvolle Vitamine und Mineralstoffe, die sich vor allem in der Schale verstecken. Die Gurke klein schneiden und mit in den Mixer geben.

MAKRONÄHRSTOFFE	+ MIKRONÄHRSTOFFE
55 % KH 39 % Fett 6 % Eiweiß	Vitamin A Vitamin C Vitamin E Kalium

32,8 g KH | 10,5 g F | 4,1 g E | 249 kcal (pro Portion)

IMMUNBOOSTER SHOT

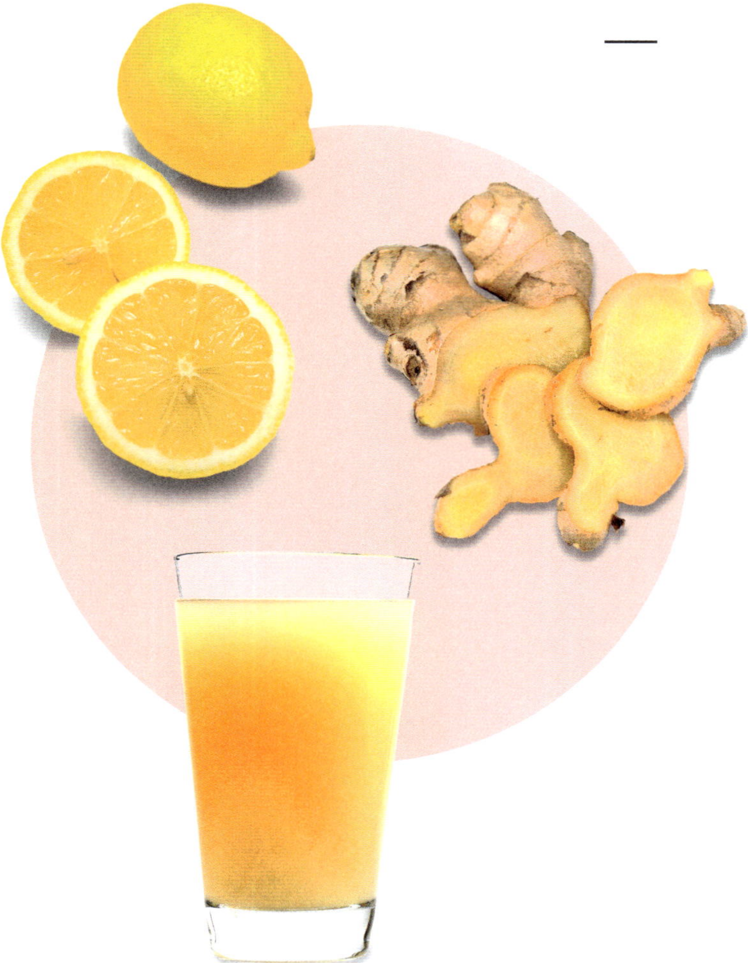

ZUTATEN

40 g Ingwer
1 Zitrone
80 ml Apfelsaft (naturtrüb)

Für 2 Personen
Zubereitungszeit: 8 Min.

MAKRONÄHRSTOFFE	MIKRONÄHRSTOFFE
89 % KH 6 % Fett 5 % Eiweiß	Vitamin C, B-Vitamine, Calcium, Magnesium, Eisen

0,2 g KH | < 0,1 g F | < 0,1 g E | 39 kcal (pro Portion)

ZUBEREITUNG

1 Ingwer schälen, in kleine Stücke schneiden.

2 Die Zitrone auspressen und den Saft zusammen mit Ingwer und Apfelsaft in den Mixer geben und pürieren.

3 Die Flüssigkeit durch ein feines Sieb abseihen und in einem kleinen Shot-Glas servieren.

TIPP: Du kannst die Shots auch in eine Flasche oder ein Schraubglas füllen und ein paar Tage im Kühlschrank aufbewahren. Vor dem Trinken dann gut schütteln!
Für einen leckeren Eistee im Sommer mische einen Shot mit einem Glas abgekühltem Kräutertee.

GOOD TO KNOW:

Ingwer regt die Durchblutung an und bringt das Herz-Kreislauf-System in Schwung. Der Immunbooster Shot ist schnell zubereitet und perfekt für den täglichen Frischekick.

VARIANTE

\+ ½ TL GEMAHLENE KURKUMA

½ TL gemahlene Kurkuma gibt dem Shot einen angenehm würzigen und leicht bitteren Geschmack und harmoniert perfekt mit dem Ingwer.

MAKRONÄHRSTOFFE	+ MIKRONÄHRSTOFFE
86 % KH	Vitamin C
7 % Fett	
7 % Eiweiß	Eisen

0,2 g KH | < 0,1 g F | < 0,1 g E | 40 kcal (pro Portion)

GOLDENE MILCH

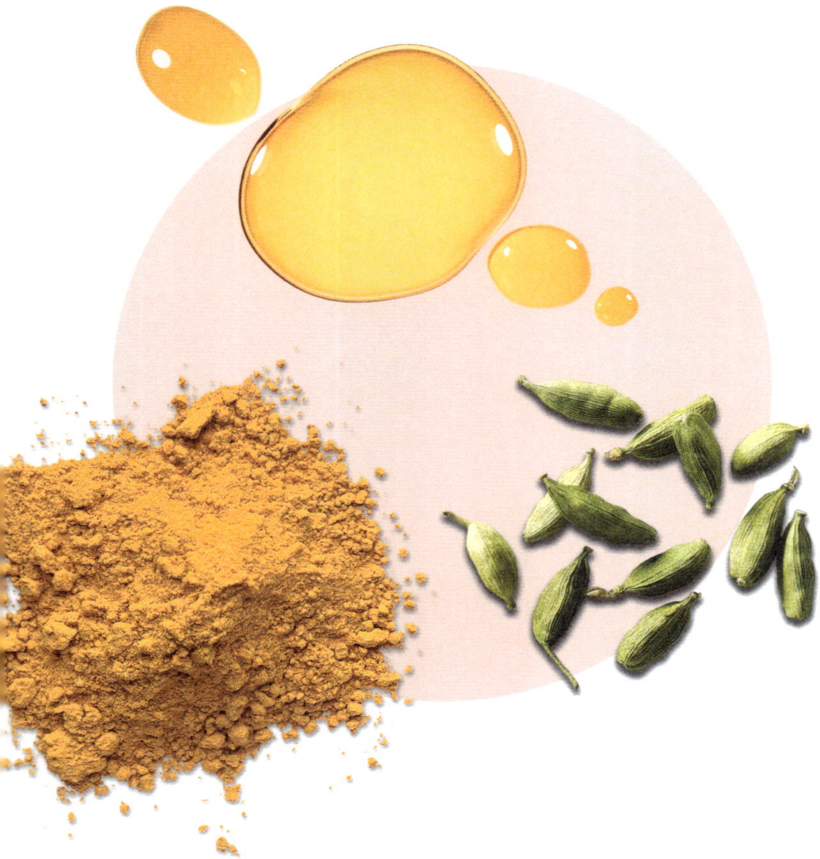

ZUTATEN

500 ml Erbsendrink
2 TL gemahlene Kurkuma
2 TL Agavendicksaft
1 TL gemahlener Ceylon-Zimt
½ TL gemahlene Bourbon-Vanille
1 Prise Pfeffer
gemahlener Ingwer
gemahlene Nelken
Kardamom

Für 2 Personen
Zubereitungszeit: 8 Min.

MAKRONÄHRSTOFFE	MIKRONÄHRSTOFFE
24 % KH 39 % Fett 37 % Eiweiß	B-Vitamine, Vitamin C, Magnesium, Kalium, Calcium, Eisen

6,2 g KH | 4,4 g F | 9,2 g E | 104 kcal (pro Portion)

ZUBEREITUNG

1 Den Erbsendrink bei niedriger Hitze erwärmen.

2 Kurkuma, Agavendicksaft, Zimt, Bourbon-Vanille, Pfeffer, Ingwer, Nelke und Kardamom dazugeben und gut umrühren.

3 Die Goldene Milch durch ein Sieb gießen und auf zwei Gläser verteilen.

TIPP: Kurkuma ist nicht gut wasser-, dafür aber fettlöslich. Daher solltest du sie in Kombination mit etwas Fett zu dir nehmen, das in diesem Rezept die Erbsenmilch liefert.

GOOD TO KNOW:
Zimt, Ingwer und Kurkuma haben eine entzündungs- und krebshemmende Wirkung. Zudem wirkt die Goldene Milch beruhigend auf den Magen und ist so unter anderem das perfekte Getränk kurz vor dem Schlafengehen.

VARIANTE

+ 1 EL MANDELMUS

Als i-Tüpfelchen kannst du noch etwas Mandelmus in die Goldene Milch einrühren. Dies erhöht die Bioverfügbarkeit und die enthaltenen Nährstoffe werden besser aufgenommen.

MAKRONÄHRSTOFFE	+ MIKRONÄHRSTOFFE
21 % KH 52 % Fett 27 % Eiweiß	B-Vitamine Vitamin E Calcium Zink

7,7 g KH | 8,9 g F | 10,7 g E | 154 kcal (pro Portion)

WARME GEWÜRZSCHOKOLADE

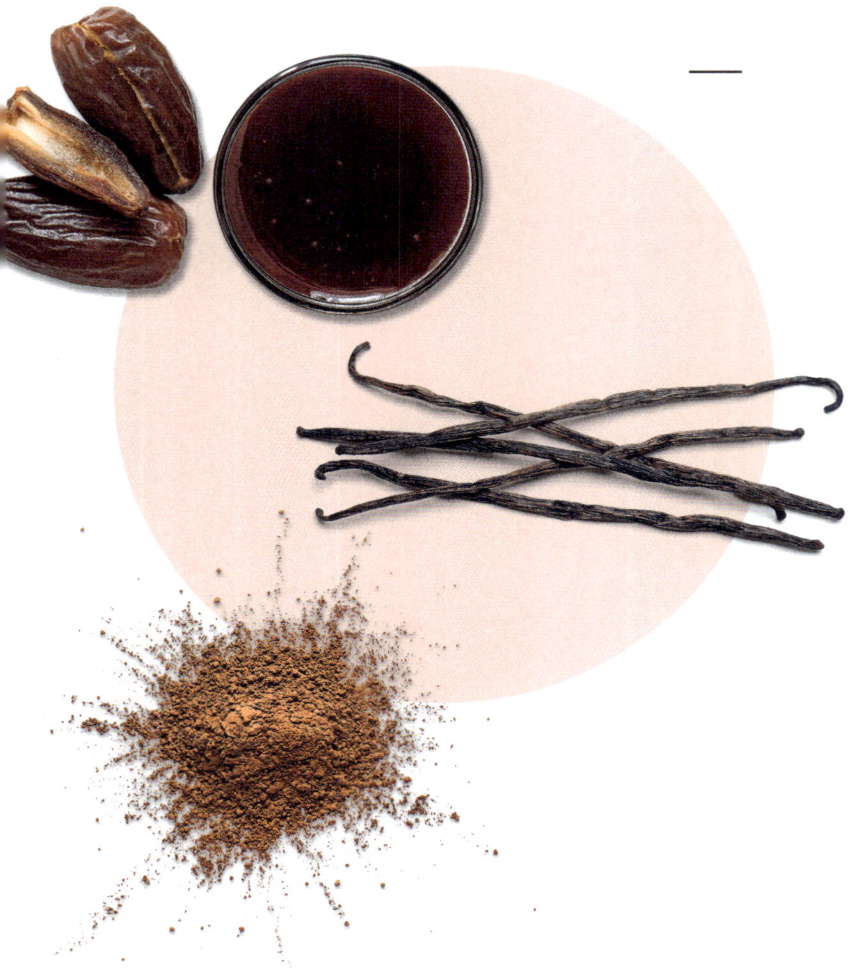

ZUTATEN

500 ml Erbsendrink
2 EL Kakaopulver
2 TL Dattelsirup
1 TL gemahlener Ceylon-Zimt
½ TL gemahlene Bourbon-Vanille
gemahlene Nelken
gemahlener Kardamom
Meersalz

Für 2 Personen
Zubereitungszeit: 8 Min.

MAKRONÄHRSTOFFE	MIKRONÄHRSTOFFE
18 % KH 45 % Fett 37 % Eiweiß	B-Vitamine, Vitamin E, Calcium Magnesium, Eisen, Zink

4,6 g KH | 5,6 g F | 10,5 g E | 116 kcal (pro Portion)

ZUBEREITUNG

1 Den Erbsendrink bei niedriger Hitze erwärmen.

2 Kakaopulver, Dattelsirup, Zimt, Bourbon-Vanille, Nelken, Kardamom und eine Prise Salz dazugeben und gut umrühren.

3 Die Gewürzschokolade durch ein Sieb gießen und auf zwei große Tassen verteilen.

TIPP: Für mehr Cremigkeit wähle einen Pflanzendrink in der Barista-Variante. Hiervon kannst du einen Teil mit einem Milchaufschäumer aufschäumen und zum Schluss in die Schokolade rühren.

GOOD TO KNOW:

Schokolade kann auch gesund sein: Je höher der Kakaoanteil, desto gesünder. Deshalb mache ich meine Schokolade immer mit reinem Kakao und verwende statt Zucker alternative Süßungsformen wie Dattelzucker oder Dattelsirup.

VARIANTE

+ 1 EL LÖSLICHER LUPINENKAFFEE, EISWÜRFEL

Für ein erfrischendes Sommergetränk alle Zutaten zusammen mit etwas Lupinenkaffee in den Mixer geben und cremig pürieren. Eiswürfel auf zwei große Tassen verteilen und den Schokokaffee darübergießen.

MAKRONÄHRSTOFFE	+ MIKRONÄHRSTOFFE
48 % KH 41 % Fett 13 % Eiweiß	Vitamin A, B-Vitamine, Vitamin B9, Eisen, Magnesium, Zink

496 kcal | 50 g KH | 19,5 g F | 5,3 g E (pro Portion)

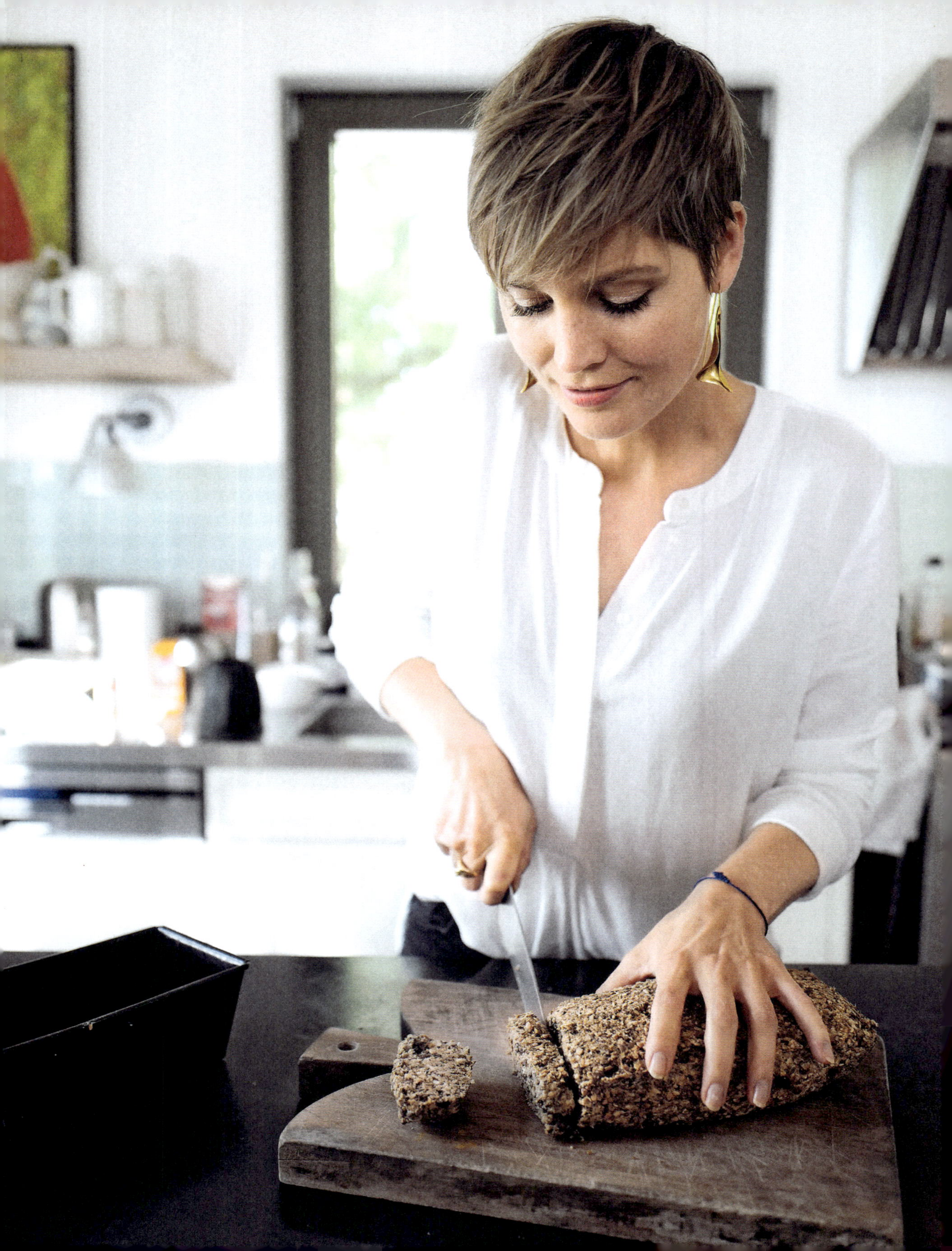

BROT UND AUFSTRICHE

Viele denken, in der basischen Ernährung müsse gänzlich auf Brot und Brötchen verzichtet werden. Das stimmt nicht. Zwar fallen die klassischen Sorten weg, da herkömmliches Mehl nicht basisch ist. Aber es gibt genügend Möglichkeiten, Mehl zu ersetzen. Du kannst mit Hafer- und Buchweizenflocken sowie Nüssen und Saaten leckere, proteinreiche Brote oder Brötchen backen. Passend dazu zeige ich dir meine liebsten Aufstriche.

BUCHWEIZEN-BRÖTCHEN

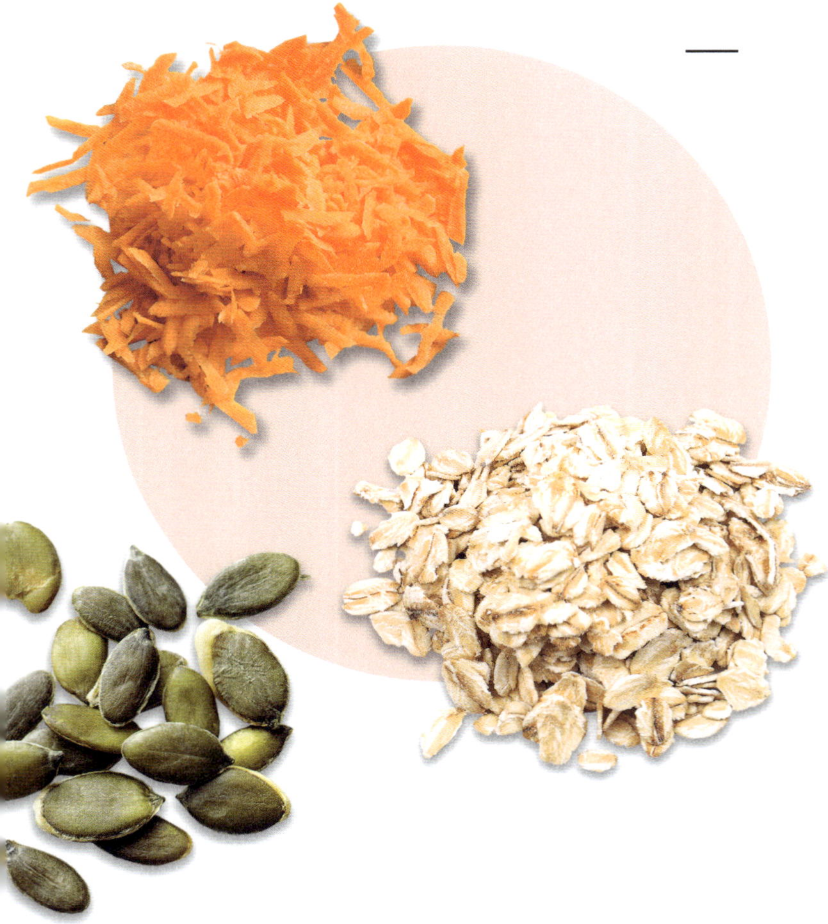

ZUTATEN

200 g Buchweizenmehl
100 g Haferflocken
2 EL Chia-Samen
3 EL Flohsamenschalen
2 TL Salz
1 TL Weinsteinbackpulver
1 kleine Karotte
2 EL Olivenöl (nativ)
2 EL Kürbiskerne

Für 6 Brötchen
Zubereitungszeit: 20 Min.
Backzeit: 50 Min.

MAKRONÄHRSTOFFE	MIKRONÄHRSTOFFE
57 % KH 32 % Fett 11 % Eiweiß	Vitamin A, B-Vitamine, Selen Magnesium, Zink, Eisen

36,1 g KH | 9,4 g F | 7,6 g E | 269 kcal (pro Brötchen)

ZUBEREITUNG:

1 Buchweizenmehl, Haferflocken, Chia-Samen, Flohsamenschalen, Salz, Weinsteinbackpulver und 350 ml Wasser in eine Schüssel geben und alles zu einem Teig vermengen. Den Teig mindestens 5 Min. ruhen lassen.

2 Den Backofen auf 200° (Ober-/Unterhitze) vorheizen.

3 Die Karotte schälen, raspeln und zum Teig geben.

4 Aus dem Teig sechs kleine Brötchen formen und auf ein mit Backpapier ausgelegtes Backblech legen.

5 Die Brötchen mit Olivenöl bepinseln und mit Kürbiskernen bestreuen, die Kerne leicht andrücken.

6 Das Blech in den Ofen schieben und die Brötchen auf der mittleren Schiene bei ca. 50 Min. backen, bis sie goldbraun sind.

7 Herausnehmen und kurz abkühlen lassen.

TIPP: Die Brötchen sind nicht nur perfekt fürs Frühstück oder für das Abendessen, sie können auch super mitgenommen werden.

GOOD TO KNOW:

Die Chia-Samen fungieren in diesem Rezept als Ei-Ersatz. Werden die Samen mit Wasser gemischt, entsteht eine gelartige Substanz, die stark bindend wirkt.

VARIANTE

+ 70 G ROSINEN, 1 TL GEMAHLENER CEYLON-ZIMT

Du magst es gern etwas süßer? Dann mische noch Rosinen und Zimt unter den Teig.

MAKRONÄHRSTOFFE	+ MIKRONÄHRSTOFFE
59 % KH	B-Vitamine
31 % Fett	
10 % Eiweiß	Kalium, Calcium, Eisen

44,1 g KH | 9,5 g F | 7,9 g E | 305 kcal (pro Brötchen)

SAATENBROT

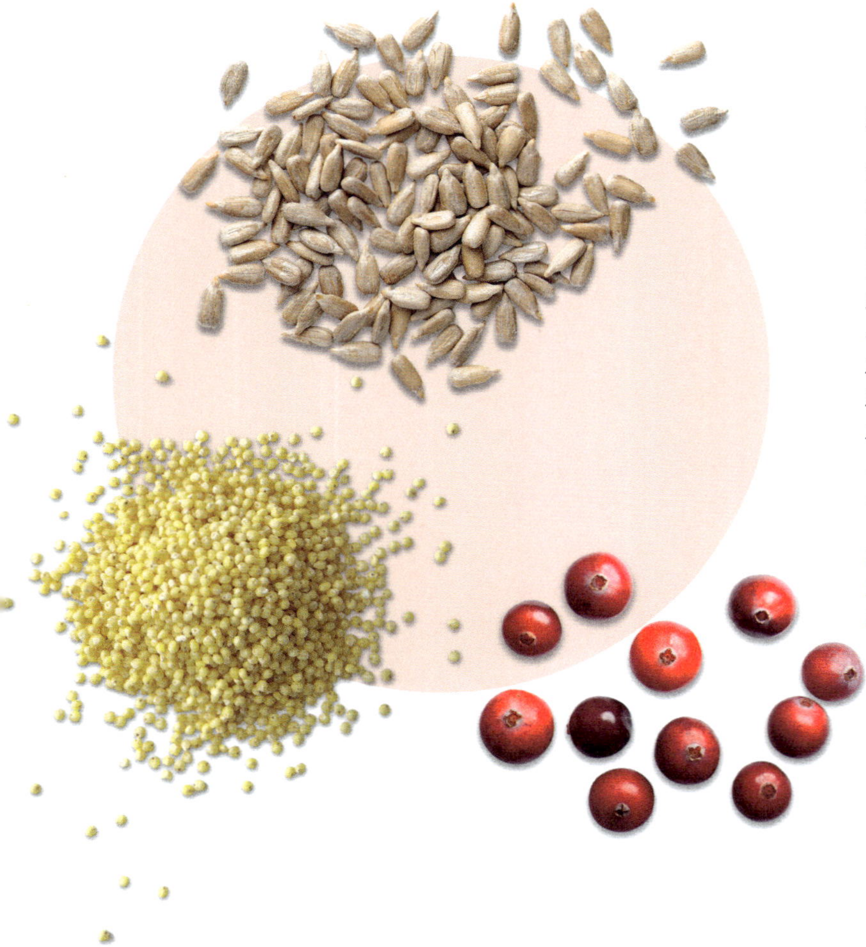

ZUTATEN

120 g Vollkornhaferflocken
100 g Buchweizenflocken
60 g geschrotete Leinsamen
70 g Sonnenblumenkerne
50 g Hirse
40 g Kürbiskerne
25 g Sesam
25 g Flohsamenschalen
2 TL Salz
1 TL Natron
1 EL Apfelessig (naturtrüb)

Für 1 Brot (14 Scheiben)
Zubereitungszeit: 15 Min.
Backzeit: 80 Min.

MAKRONÄHRSTOFFE	MIKRONÄHRSTOFFE
39 % KH	B-Vitamine, Selen, Magnesium
43 % Fett	Zink, Calcium, Eisen
18 % Eiweiß	

496 kcal | 50 g KH | 19,5 g F | 5,3 g E (pro Portion)

ZUBEREITUNG

1 Den Backofen auf 200° (Ober-/Unterhitze) vorheizen.

2 Sämtliche Zutaten in eine Schüssel geben und gut vermengen. 450 ml kaltes Wasser dazugeben und kurz verrühren.

3 Die Schüssel abdecken und den Teig mindestens 5 Min. quellen lassen.

4 Anschließend den Teig zu einem Brotlaib formen und auf ein mit Backpapier belegtes Blech legen. Oder eine Kastenform mit Backpapier auslegen, den Teig hineinfüllen und glatt streichen.

5 Das Brot in den Ofen schieben und auf der mittleren Schiene ca. 80 Min. backen. Aus dem Backofen nehmen und abkühlen lassen.

TIPP: Kümmel, Fenchelsamen oder Koriander geben dem Brot einen besonderen Geschmack und machen es besser verdaulich.

GOOD TO KNOW:

Dieses basische Powerbrot liefert dir reichlich Ballaststoffe, ungesättigte Fettsäuren, wertvolle pflanzliche Proteine und versorgt dich mit vielerlei wichtigen Nährstoffen. Natron und Apfelessig ersetzen in diesem Rezept das klassische Backpulver.

VARIANTE

+ 40 G GETROCKNETE CRANBERRYS

Für eine süße Variante kannst du Cranberrys unter den Teig mischen. Sie bringen viele positive Nährstoffe mit sich. Achte beim Kauf von getrockneten Cranberrys jedoch darauf, dass diese ungezuckert sind.

MAKRONÄHRSTOFFE	+ MIKRONÄHRSTOFFE
44 % KH 41 % Fett 15 % Eiweiß	Vitamin A, Vitamin C Kalium, Natrium, Magnesium

16,1 g KH | 7,1 g F | 6 g E | 158 kcal (pro Scheibe)

SAATENCRACKER

ZUTATEN

60 g Buchweizenflocken
60 g geschrotete Leinsamen
30 g Kürbiskerne
20 g Sonnenblumenkerne
10 g Sesam
½ TL Kräutersalz
½ TL Paprikapulver
Oregano
½ TL Natron
1 TL Apfelessig (naturtrüb)

Für 25 Stück
Zubereitungszeit: 10 Min.
Quellzeit: 20 Min.
Backzeit: 20 Min.

GOOD TO KNOW:

Dank des niedrigen Kohlenhydratgehalts der Cracker bleibt der Blutzuckerspiegel schön niedrig.

ZUBEREITUNG

1 Buchweizenflocken und Leinsamen in eine Schüssel geben, mit 200 ml Wasser übergießen und 20 Min. quellen lassen.

2 Anschließend sämtliche weiteren Zutaten dazugeben und alles gut vermengen.

3 Den Backofen auf 200° (Ober-/Unterhitze) vorheizen. Ein Backblech mit Backpapier auslegen.

4 Den Teig löffelweise auf das Blech geben und platt drücken.

5 Die Cracker ca. 20 Min. backen, bis sie knusprig braun sind.

TIPP: Die Cracker sind perfekt als Snack für unterwegs oder als knusprige Beilage zur Suppe.

MAKRONÄHRSTOFFE	MIKRONÄHRSTOFFE
23 % KH 58 % Fett 19 % Eiweiß	B-Vitamine, Selen, Magnesium Zink, Calcium, Eisen

1,9 g KH | 2 g F | 1,7 g E | 35 kcal (pro Stück)

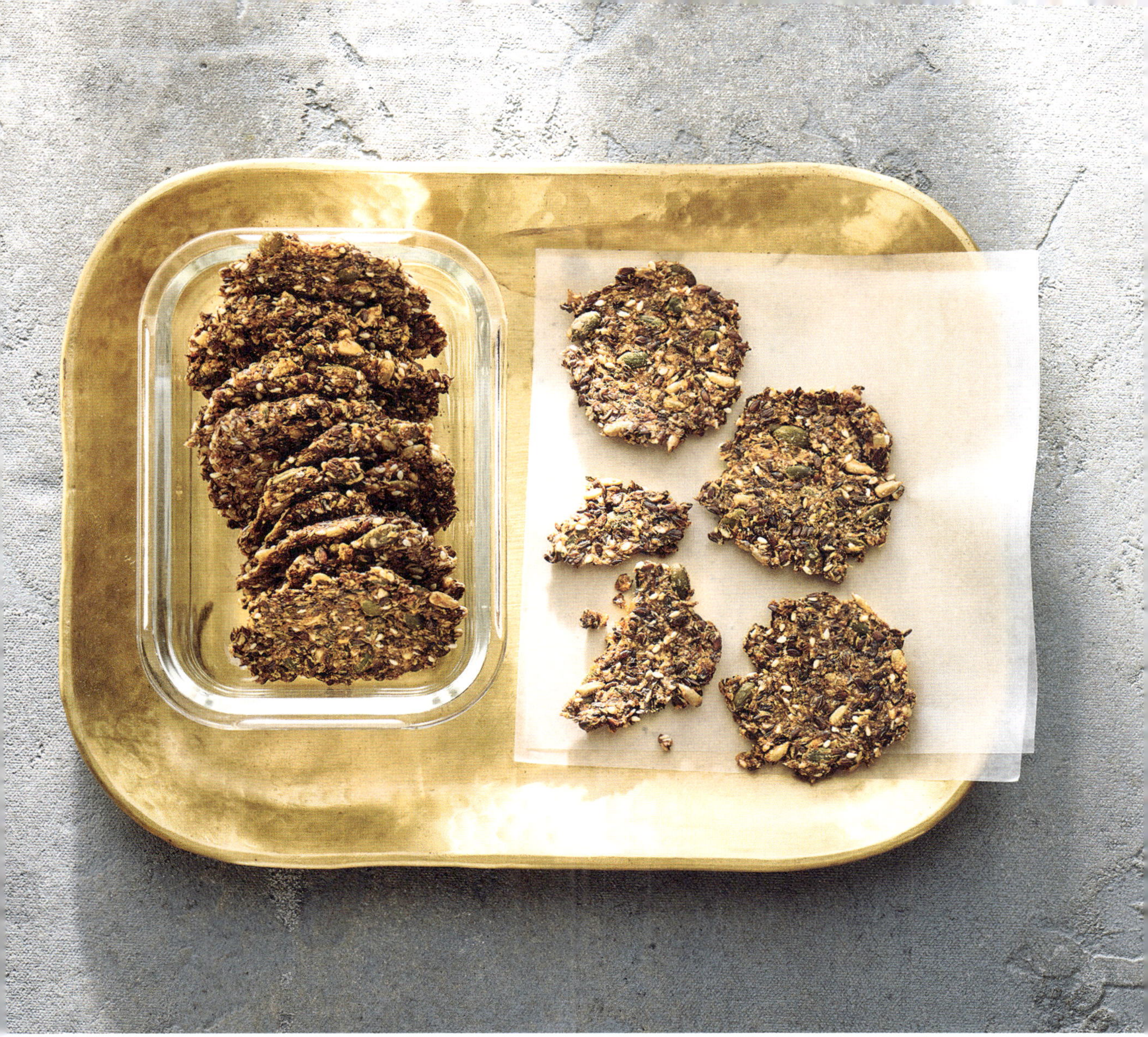

VARIANTE

+ 40 G OLIVEN (ENTSTEINT)

Zu den Crackern passen zum Beispiel Zwiebeln und Oliven hervorragend, die beide noch einmal zusätzliche Nährstoffe mit sich bringen. Mein Favorit sind Oliven, denn diese enthalten große Mengen an ungesättigten Fettsäuren und Polyphenolen. Die Oliven einfach möglichst klein schneiden und unter den Teig mischen.

MAKRONÄHRSTOFFE	+ MIKRONÄHRSTOFFE
24 % KH 57 % Fett 19 % Eiweiß	B-Vitamine Eisen, Calcium, Natrium

1,9 g KH | 2,2 g F | 1,7 g E | 37 kcal (pro Stück)

CASHEW-FRISCHKÄSE

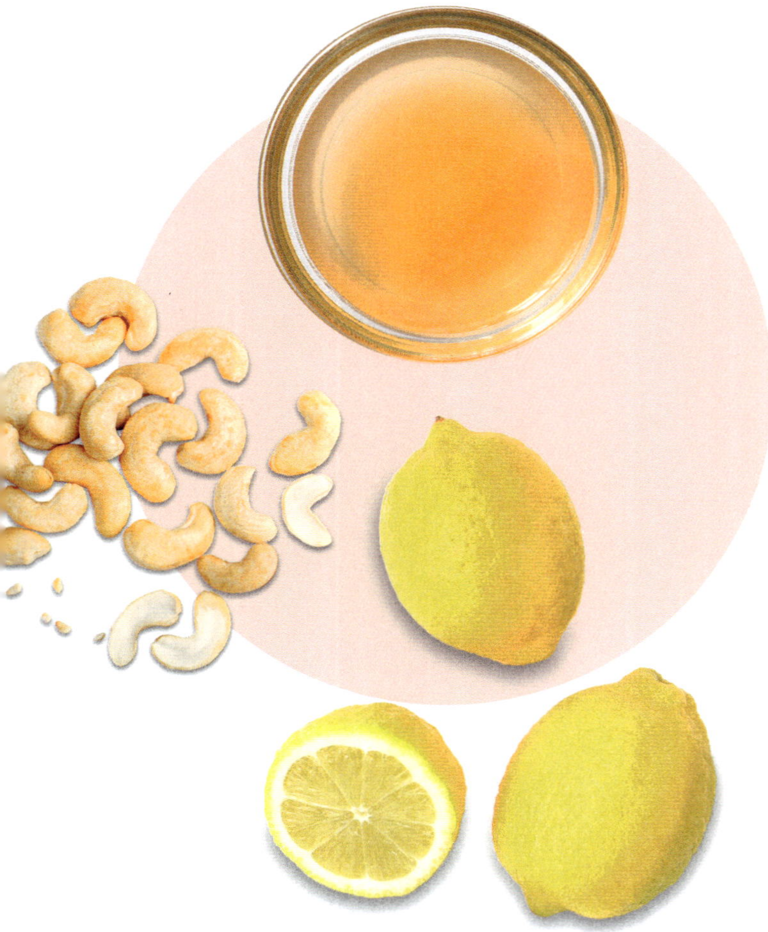

ZUTATEN

125 g Cashewkerne
2 EL Zitronensaft
1 EL Apfelessig (naturtrüb)
1 EL Flohsamenschalen
1 TL Salz
1 Prise Pfeffer

Für ca. 200 g
Zubereitungszeit: 5 Min.
Einweichzeit: 4 Std.

MAKRONÄHRSTOFFE	MIKRONÄHRSTOFFE
18 % KH 69 % Fett 13 % Eiweiß	B-Vitamine, Vitamin E Magnesium, Zink, Eisen

11,4 g KH | 18,2 g F | 7,4 g E | 241 kcal (pro Portion à 50 g)

ZUBEREITUNG

1 Die Cashewkerne mindestens 4 Std. (oder über Nacht) in 50 ml Wasser einweichen.

2 Das Wasser abgießen und die Cashewkerne zusammen mit allen weiteren Zutaten in einen Multizerkleinerer geben und so lange pürieren, bis eine cremige Konsistenz entsteht. Ist die Masse zu fest, noch etwas Wasser hinzufügen.

TIPP: Hervorragend hierzu passen basische Kräuter wie zum Beispiel Schnittlauch, Basilikum, Oregano oder Thymian. Generell kannst du jede Speise mit ein paar Kräutern noch basischer machen.

GOOD TO KNOW:

Cashewkerne gehören zwar nicht zu den rein basischen Lebensmitteln, sie enthalten aber viel Magnesium für Muskeln, Nerven, Zähne und Knochen, viele B-Vitamine gegen Abgeschlagenheit und Müdigkeit und haben einen hohen Gehalt an Tryptophan, einer Aminosäure, die unser Wohlbefinden steigert.

VARIANTE

+ ½ TL GEMAHLENE KURKUMA, 2 GETROCKNETE APRIKOSEN

Geschmackliche Abwechslung bieten Kurkuma und Aprikosen, die zudem beide stark basisch sind. Dafür einfach Kurkuma und klein geschnittene Aprikosen zusammen mit allen weiteren Zutaten in den Multizerkleinerer geben.

MAKRONÄHRSTOFFE	+ MIKRONÄHRSTOFFE
20 % KH 67 % Fett 13 % Eiweiß	B-Vitamine, Vitamin A, Vitamin C Magnesium, Eisen, Kalium

18,6 g KH | 18,3 g F | 8,2 g E | 284 kcal (pro Portion à 50 g)

HUMMUS

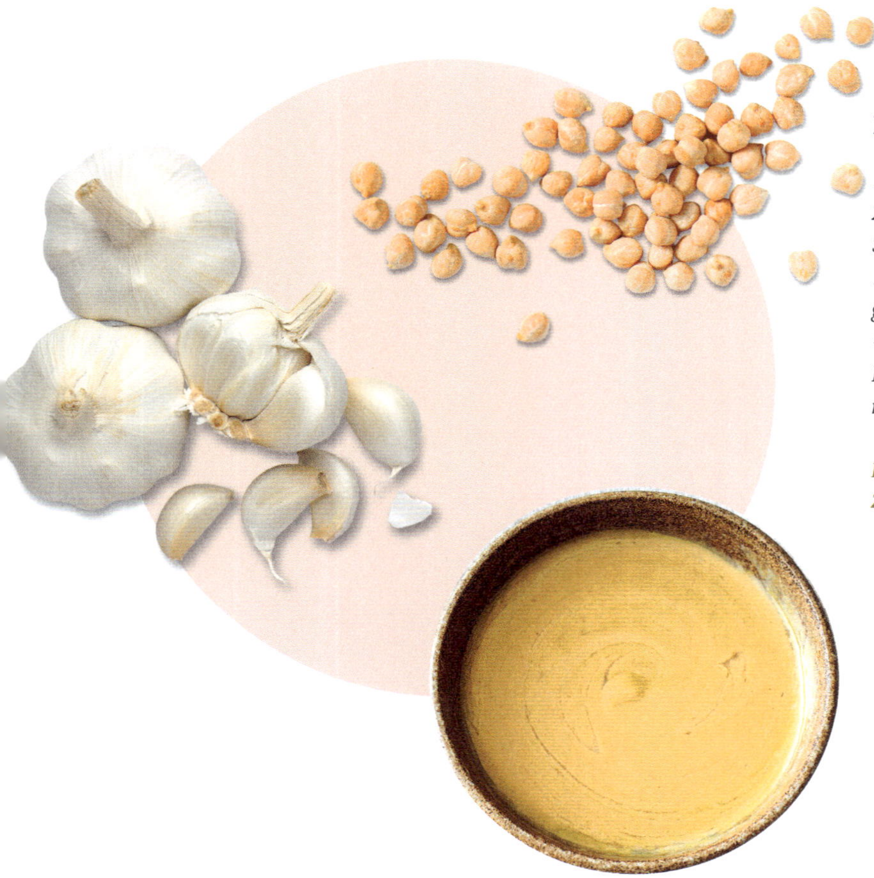

ZUTATEN

125 g Kichererbsen (gegart)
2 EL Tahin (Sesampaste)
Saft von ½ Zitrone
1 kleine Knoblauchzehe
gemahlener Kreuzkümmel
½ TL Salz
Kräuter und Sprossen nach Belieben

Für ca. 200 g
Zubereitungszeit: 5 Min.

MAKRONÄHRSTOFFE	MIKRONÄHRSTOFFE
30 % KH 49 % Fett 21 % Eiweiß	B-Vitamine, Vitamin B9, Magnesium, Eisen, Zink, Selen

5,2 g KH | 3,7 g F | 3,2 g E | 71 kcal (pro Portion à 50 g)

ZUBEREITUNG

1 Die Kichererbsen in ein Sieb abgießen und kalt abbrausen.

2 Alle Zutaten zusammen mit 40 ml kaltem Wasser in einen Multizerkleinerer geben und so lange pürieren, bis eine cremige Masse entsteht.

3 Anschließend nach Belieben mit ein paar Kräutern oder Sprossen nach Wahl dekorieren.

TIPP: Der Hummus lässt sich super durch verschiedene Gemüse- und Kräutersorten ergänzen. Sehr gut passen zum Beispiel Rote Bete, Avocado, Karotten, Basilikum, aber auch Datteln.

GOOD TO KNOW:

Kichererbsen sind eine hervorragende vegane Proteinquelle und dank der darin enthaltenen Ballaststoffe sehr gut für die Verdauung.

VARIANTE

+ 150 G ROTE BETE (GEGART)

Rote Bete enthält große Mengen an Folsäure und Eisen, beides ist maßgeblich an der Bildung roter Blutkörperchen beteiligt. Daher hat Rote Bete einen sehr positiven Effekt auf den Bluthaushalt. Die Knollen einfach in Stücke schneiden und mit den anderen Zutaten mixen.

MAKRONÄHRSTOFFE	+ MIKRONÄHRSTOFFE
38 % KH 43 % Fett 19 % Eiweiß	B-Vitamine, Vitamin B9, Vitamin C Kalium, Eisen

7,9 g KH | 3,7 g F | 4,1 g E | 87 kcal (pro Portion à 50 g)

TOMATEN-PAPRIKA-AUFSTRICH

ZUTATEN

50 g Walnusskerne
½ Paprika
1 kleine Schalotte
50 g getrocknete Tomaten (in Öl)
2–3 EL Tomatenmark
2 EL TK-Gartenkräuter
½ TL Paprikapulver
Salz
Pfeffer

Für ca. 200 g
Zubereitungszeit: 8 Min.

GOOD TO KNOW:

Walnüsse sind ein wahres Brainfood. Sie unterstützen unser Gehirn und wirken vorbeugend gegen Gereiztheit und Konzentrationsschwäche.

ZUBEREITUNG

1 Die Walnusskerne in einen Multizerkleinerer geben und klein hacken.

2 Paprika und Schalotte waschen und klein schneiden. Die getrockneten Tomaten ebenfalls in kleine Stückchen schneiden. Alles in den Multizerkleinerer zu den Walnusskernen geben, etwas Tomatenmark hinzufügen und cremig pürieren.

3 Den Aufstrich mit Kräutern, Paprikapulver, Salz und Pfeffer würzen.

TIPP: Dieser Aufstrich passt auch zu Pasta: einfach über die frisch gekochten Nudeln geben und gut mischen.

MAKRONÄHRSTOFFE	MIKRONÄHRSTOFFE
23 % KH 64 % Fett 13 % Eiweiß	Vitamin C, B-Vitamine, Vitamin A Calcium, Zink, Eisen

6,6 g KH | 8,6 g F | 6,6 g E | 126 kcal (pro Portion à 50 g)

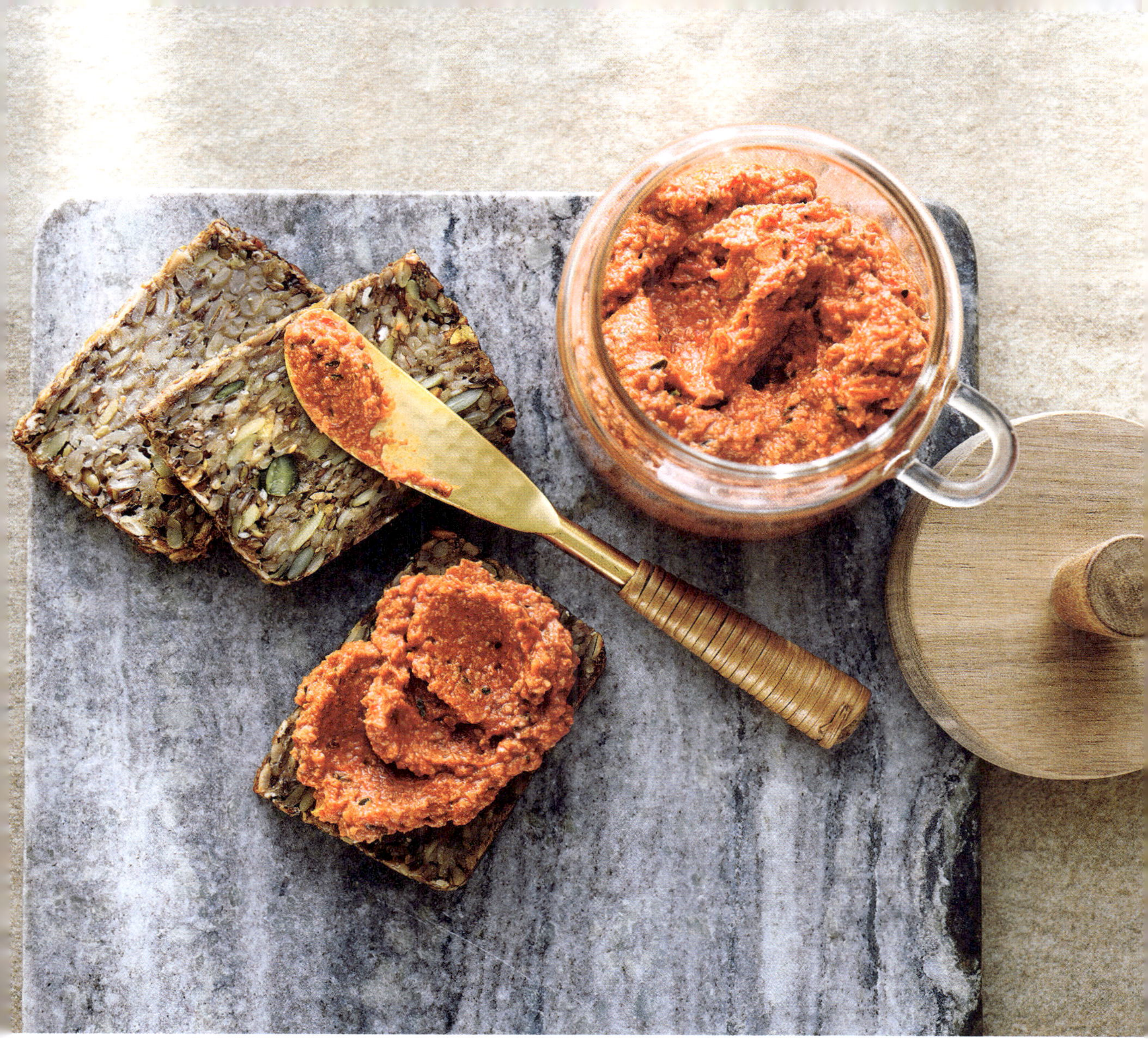

VARIANTE

50 G SONNENBLUMENKERNE STATT WALNUSSKERNE

Statt Walnusskernen kannst du auch Sonnenblumenkerne verwenden. Dadurch sinkt der Fettanteil ein wenig und der Proteinanteil steigt.

MAKRONÄHRSTOFFE	MIKRONÄHRSTOFFE
25 % KH 57 % Fett 18 % Eiweiß	Vitamin A, Vitamin C, Vitamin E Eisen, Magnesium, Zink

7,3 g KH | 7,1 g F | 5,2 g E | 120 kcal (pro Portion à 50 g)

SCHOKOCREME

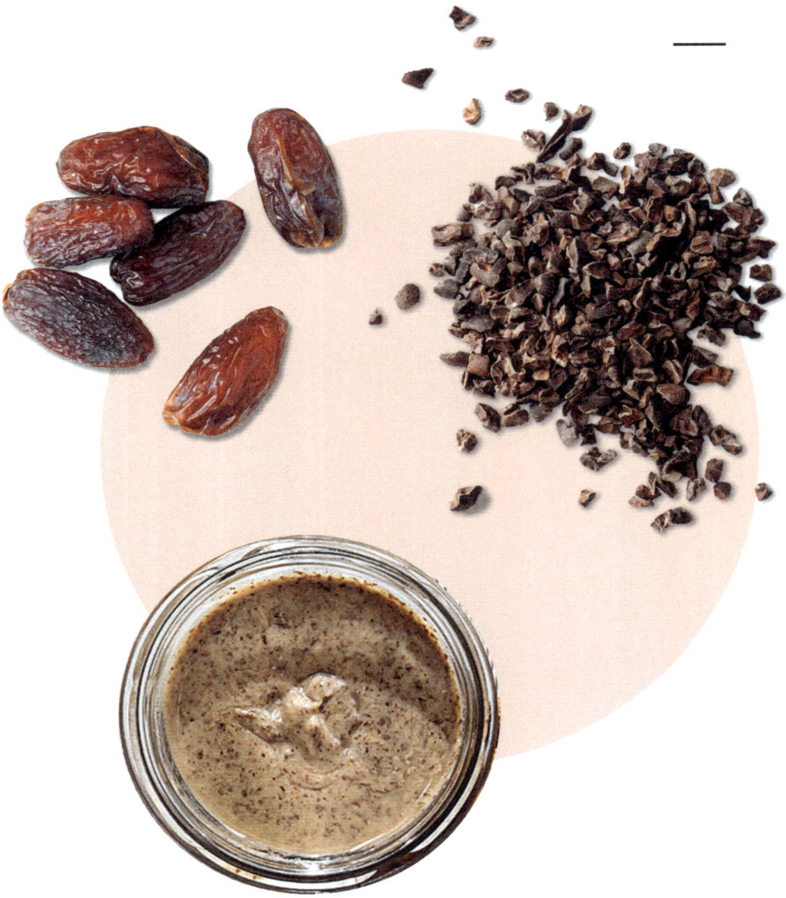

ZUTATEN

100 g Kichererbsen (gegart)
40 ml Mandeldrink
1 EL Mandelmus
3 Datteln
2 TL Kakaopulver
1 TL gemahlener Ceylon-Zimt
15 g Kakao-Nibs
Salz

Für ca. 200 g
Zubereitungszeit: 5 Min.

MAKRONÄHRSTOFFE	MIKRONÄHRSTOFFE
32 % KH 51 % Fett 17 % Eiweiß	B-Vitamine, Vitamin B9, Magnesium Calcium, Eisen, Zink

8,0 g KH | 5,5 g F | 3,9 g E | 104 kcal (pro Portion à 50 g)

ZUBEREITUNG

1 Die Kichererbsen in ein Sieb abgießen und kalt abbrausen.

2 Sämtliche Zutaten in einen Mixer geben und so lange pürieren, bis eine cremige Masse entsteht.

3 Die Schokocreme in ein verschließbares Glas füllen. Sie hält sich ein paar Tage im Kühlschrank.

TIPP: Reines Kakaopulver oder Kakao-Nibs sind der perfekte zuckerfreie Ersatz bei einem Schoko-Jeeper.

GOOD TO KNOW:
Wusstest du, dass du das Wasser der Kichererbsen aus dem Glas auch als veganen Eischnee-Ersatz verwenden kannst? Hierfür einfach das Kichererbsenwasser mit etwas Backpulver und Zitronensaft aufschlagen.

VARIANTE

+ 1 TL KOKOSRASPEL,
1 TL KAKAO-NIBS

Die Schokocreme eignet sich perfekt als Dessert. Einfach in Schälchen anrichten und mit Kokosraspeln und Kakao-Nibs bestreuen.

MAKRONÄHRSTOFFE	+ MIKRONÄHRSTOFFE
32 % KH 53 % Fett 15 % Eiweiß	Vitamin E Kalium Magnesium

16 g KH | 611 g F | 7,8 g E | 209 kcal (pro Portion à 50 g)

HIMBEERMARMELADE

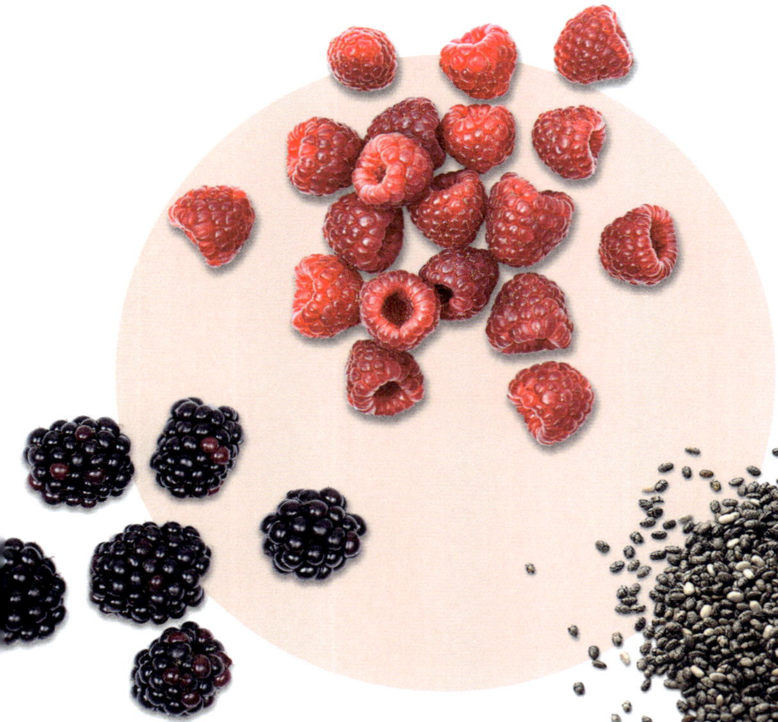

ZUTATEN

150 g Himbeeren
2 TL Chia-Samen
½ TL gemahlene Bourbon-Vanille
20 g Dattelsirup

Für ca. 200 g
Zubereitungszeit: 20 Min.

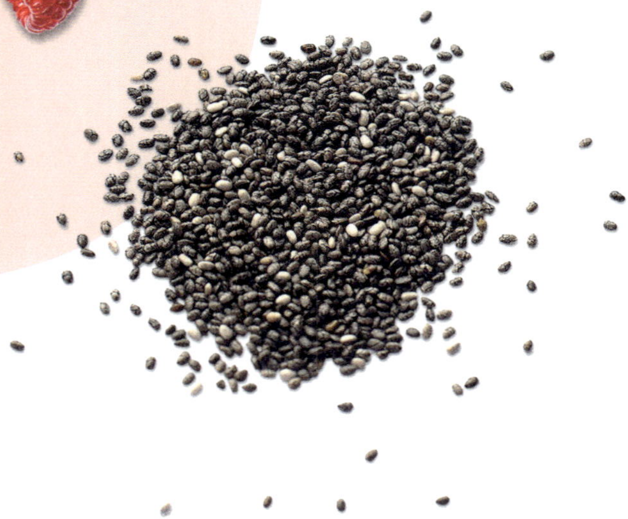

MAKRONÄHRSTOFFE	MIKRONÄHRSTOFFE
64 % KH 26 % Fett 10 % Eiweiß	Vitamin A, B-Vitamine, Vitamin B9 Eisen, Magnesium, Zink

6,4 g KH | 1,1 g F | 1,1 Eiweiß | 49 kcal (pro Portion à 50 g)

ZUBEREITUNG

1 Die Himbeeren waschen und verlesen. Mit 25 ml Wasser in einen Kochtopf geben und zum Kochen bringen. Bei mittlerer Hitze 5 Min. köcheln lassen.

2 Chia-Samen, Bourbon-Vanille und Dattelsirup dazugeben und unterrühren.

3 Alles ca. 10 Min. leicht köcheln lassen, bis eine leicht geleeartige Masse entsteht.

4 Die Marmelade in ein Twist-off-Glas füllen, sofort verschließen und mindestens 2 Std. quellen lassen.

5 Die Marmelade im Kühlschrank aufbewahren und innerhalb weniger Tage aufbrauchen.

TIPP: Den Dattelsirup kannst du auch durch andere Zuckeralternativen wie Agavendicksaft oder Kokosblütenzucker ersetzen.

GOOD TO KNOW:

Statt Chia-Samen kannst du in diesem Rezept ebenso Leinsamen verwenden. Nimmst du eine große Menge an Chia- oder Leinsamen zu dir, solltest du genügend dazu trinken, da die Samen im Darm stark quellen.

VARIANTE

150 G BROMBEEREN STATT HIMBEEREN

Für das Rezept kannst du auch andere Beeren verwenden, zum Beispiel Heidelbeeren, Erdbeeren oder Brombeeren. Brombeeren punkten mit den meisten Nährstoffen.

MAKRONÄHRSTOFFE	MIKRONÄHRSTOFFE
64 % KH 27 % Fett 9 % Eiweiß	Vitamin E, Vitamin C, Vitamin A Zink, Magnesium, Kalium

6,9 g KH | 1,3 g F | 1 g E | 49 kcal (pro Portion à 50 g)

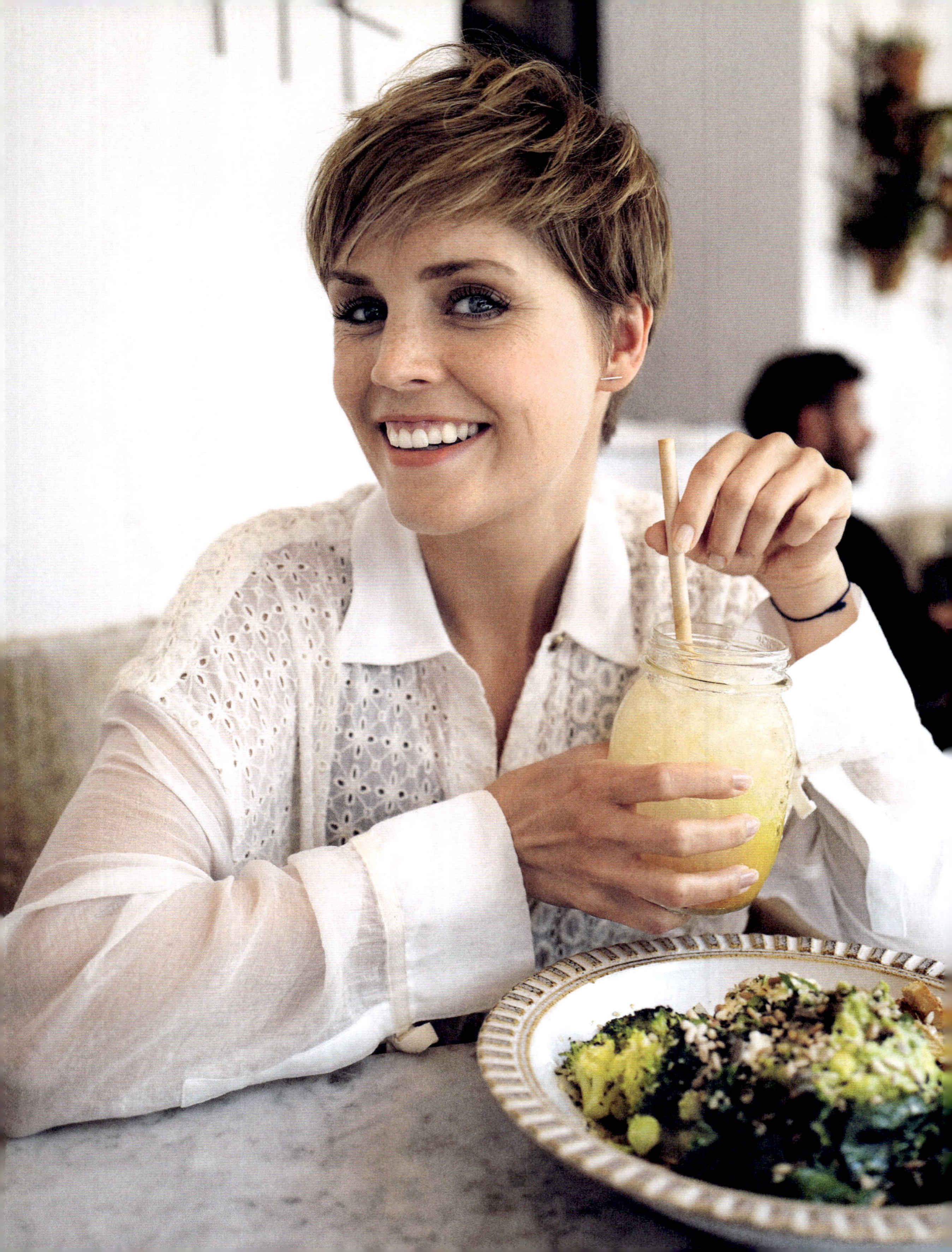

SALATE UND BOWLS

Die einfachste Möglichkeit, eine große Vielfalt an Obst und Gemüse in deinen Alltag zu integrieren, bieten Salate und Bowls. Du kannst sie ganz nach Belieben zusammenstellen und immer wieder variieren. Hier stelle ich dir meine Favoriten vor. Die Rezepte für Dressings, die ich jeweils empfehle, findest du auf den Seiten 150 bis 153.

SÜSSKARTOFFEL-PFIRSICH-SALAT

ZUTATEN

200 g Süßkartoffeln
2 EL Kokosöl
Salz
Pfeffer
gemahlener Ceylon-Zimt
gemahlener Kreuzkümmel
80 g Kirschtomaten
2 Handvoll Blattspinat
1 Pfirsich
25 g Walnüsse

Für 2 Personen
Zubereitungszeit: 25 Min.

GOOD TO KNOW:

Die in den Süßkartoffeln und dem Pfirsich enthaltenen Carotinoide wandelt der Körper in Vitamin A um, das unsere Immunabwehr stärkt, unsere Zellen schützt und für schöne Haut sorgt.

ZUBEREITUNG

1 Die Süßkartoffeln schälen und in kleine Würfel schneiden.

2 In einer Pfanne das Kokosöl erhitzen, darin die Süßkartoffeln bei mittlerer Hitze 10–15 Min. leicht anbraten, bis sie weich sind. Mit Salz, Pfeffer, Zimt und Kreuzkümmel würzen. Anschließend aus der Pfanne nehmen und abkühlen lassen.

3 Kirschtomaten, Blattspinat und Pfirsich waschen. Kirschtomaten halbieren, den Pfirsich entkernen und in Stücke schneiden.

4 Die Süßkartoffelwürfel auf zwei Teller verteilen, jeweils mit dem Blattspinat vermengen, mit Kirschtomaten, Pfirsichstücken und Walnüssen belegen und etwas Dressing darüberträufeln.

TIPP: Dazu empfehle ich das Dattel-Zimt-Dressing (siehe Seite 153). Wer mag, streut noch ein paar Kräuter wie Minze oder Basilikum über den Salat.

MAKRONÄHRSTOFFE	MIKRONÄHRSTOFFE
41 % KH 54 % Fett 5 % Eiweiß	Vitamin A, Vitamin C, B-Vitamine, Calcium, Magnesium

30,8 g KH | 19 g F | 4,5 g E | 328 kcal (pro Portion)

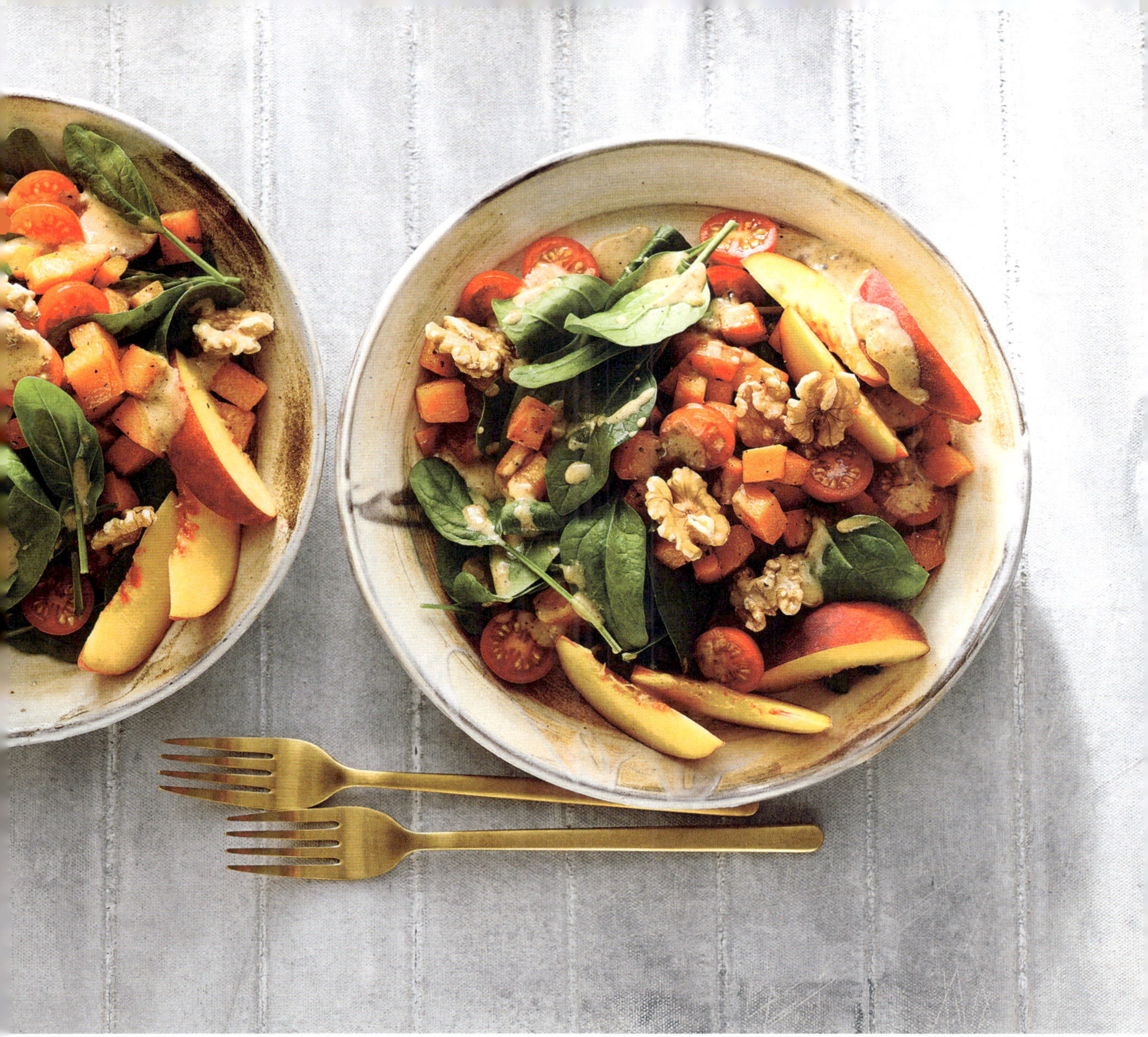

VARIANTE

+ 100 G BIO-HÄHNCHENBRUST-FILET, 1 TL SESAMÖL, SALZ, PFEFFER, 1 TL SESAM

Das Hähnchenbrustfilet in mundgerechte Stücke schneiden, Sesamöl in einer Pfanne erhitzen, darin das Fleisch in ca. 5 Min. goldbraun anbraten. Salzen, pfeffern und mit Sesam bestreuen.

MAKRONÄHRSTOFFE	+ MIKRONÄHRSTOFFE
26 % KH 48 % Fett 26 % Eiweiß	Vitamin B12 Eisen

31,3 g KH | 25,2 g F | 28,6 g E | 479 kcal (pro Portion)

ERDBEER-RUCOLA-SALAT

ZUTATEN

200 g Erdbeeren
120 g Rote Bete (gegart)
15 g Basilikum
80 g Rucola
½ Avocado
20 g Mandelstifte

Für 2 Personen
Zubereitungszeit: 15 Min.

GOOD TO KNOW:

Rucola liefert viele Bitterstoffe, die besonders wertvoll für unsere Leber sind. Erdbeeren und Rote Bete sind eine gute Ergänzung für den bitteren Geschmack.

ZUBEREITUNG

1 Die Erdbeeren waschen und in Scheiben schneiden. Die Rote Bete in dünne Scheiben schneiden, große Knollen vorher halbieren.

2 Basilikum und Rucola waschen und trocken tupfen. Basilikumblättchen abzupfen, Rucola grob hacken. Mit den Erdbeeren und der Roten Bete vermengen.

3 Das Avocadofruchtfleisch mit einem Löffel aus der Schale heben und in Stücke schneiden. Salat mit Mandelstiften und Avocado belegen und mit Dressing beträufeln.

TIPP: Für diesen Salat empfehle ich das Klassische Essig-Öl-Dressing (siehe Seite 150) – allerdings mit Aceto balsamico statt mit Apfelessig zubereitet.
Der Salat ist perfekt als Beilage, um den Obst- und Gemüseanteil eines Hauptgerichts zu erhöhen.

MAKRONÄHRSTOFFE	MIKRONÄHRSTOFFE
27 % KH 60 % Fett 13 % Eiweiß	Vitamin C, Vitamin B9, Vitamin E Magnesium, Calcium, Eisen

13,4 g KH | 12,4 g F | 6,6 g E | 207 kcal (pro Portion)

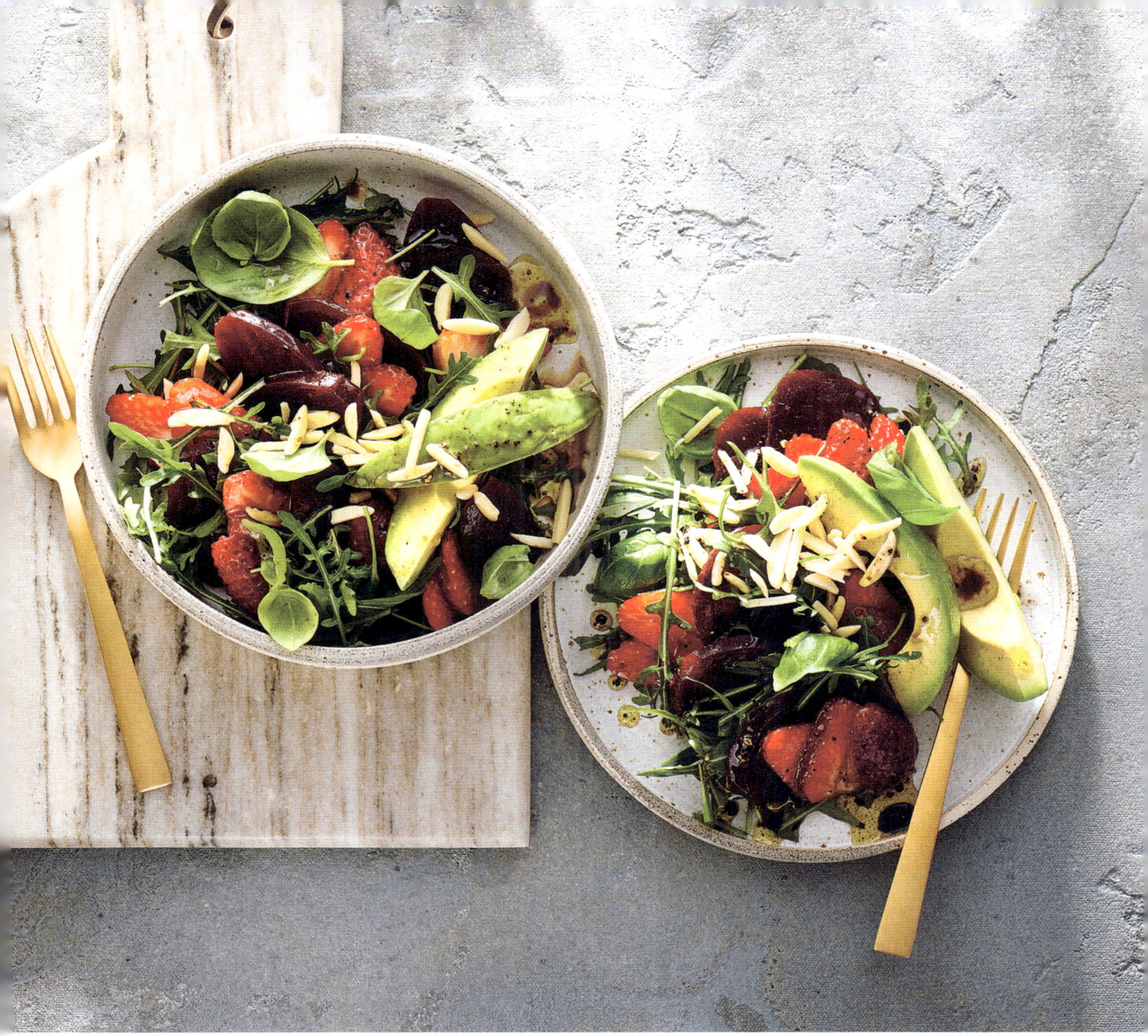

VARIANTE

+ 60 G SCHAFSKÄSE (FETA)

Im Rahmen einer basischen Ernährung ist ein Verhältnis von ca. 80 % Basen und 20 % Säuren empfehlenswert. Das ist hier gegeben, wenn du Käse zu dem Salat gibst, zum Beispiel Ziegenkäse oder Feta. Den Schafskäse (Feta) einfach in kleine Würfel schneiden und zusammen mit Mandeln und Avocado über den Salat geben.

MAKRONÄHRSTOFFE	+ MIKRONÄHRSTOFFE
19 % KH 65 % Fett 16 % Eiweiß	Vitamin B12 Calcium Natrium

13,6 g KH | 19,6 g F | 11,3 g E | 293 kcal (pro Portion)

GURKE-KOHLRABI-SALAT

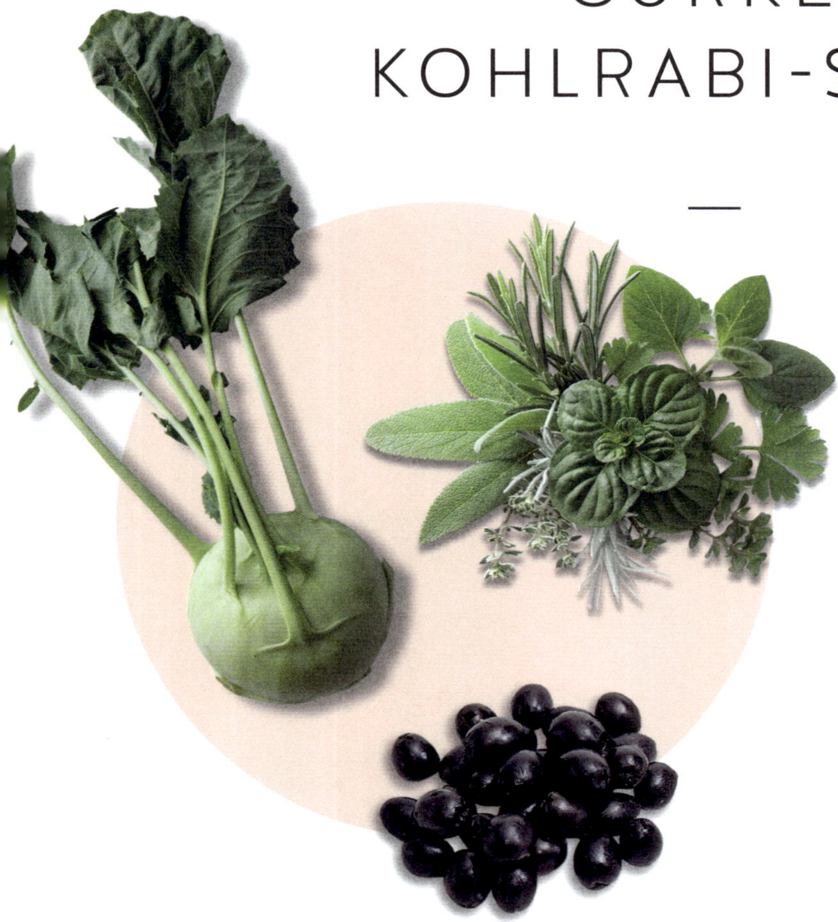

ZUTATEN

160 g Salatgurke
120 g Kohlrabi
½ Apfel
30 g schwarze Oliven (entsteint)
Kräuter nach Wahl (z. B. Dill, Thymian, Rosmarin)
½ TL Kümmel
Salz
Pfeffer

Für 2 Personen
Zubereitungszeit: 10 Min.

MAKRONÄHRSTOFFE	MIKRONÄHRSTOFFE
53 % KH 35 % Fett 12 % Eiweiß	B-Vitamine, Vitamin C, Vitamin E Eisen, Magnesium, Calcium

9,4 g KH | 2,8 g F | 2,2 g E | 80 kcal (pro Portion)

ZUBEREITUNG:

1 Gurke, Kohlrabi und Apfel waschen, den Kohlrabi schälen, den Apfel entkernen. Alles in kleine Stücke schneiden.

2 Oliven, Kräuter sowie Kümmelsamen dazugeben und alles vermengen. Mit Salz und Pfeffer würzen.

TIPP: Das ist der perfekte Beilagensalat. Dazu empfehle ich das Klassische Essig-Öl-Dressing (siehe Seite 150). Wenn du gegarte Kartoffeln unter den Salat mischst (siehe Variante), wird er zur Hauptspeise.

GOOD TO KNOW:

Viele Gemüsesorten wie Gurken, Karotten oder Kartoffeln werden oft geschält, doch gerade in der Schale stecken wertvolle Nährstoffe wie Vitamine und Ballaststoffe. Bei hochwertigem Biogemüse ist das Schälen nicht notwendig, gründliches Waschen reicht aus.

VARIANTE

+ 250 G KARTOFFELN, ½ TL SALZ

Die Kartoffeln gründlich waschen, in gleich große Stücke schneiden und in leicht gesalzenem Wasser zugedeckt in 20–25 Min. garen. Kurz abkühlen lassen, in Würfel schneiden und zum Salat geben. Noch besser: Die Kartoffeln schonend mithilfe eines Dampfgareinsatzes oder Dampfgarers garen.

MAKRONÄHRSTOFFE	+ MIKRONÄHRSTOFFE
70 % KH 18 % Fett 12 % Eiweiß	B-Vitamine Kalium, Magnesium, Eisen

27,9 g KH | 3,0 g F | 4,8 g E | 173 kcal (pro Portion)

HIRSESALAT

ZUTATEN

120 g Hirse
240 ml Gemüsebrühe
150 g Salatgurke
80 g Kirschtomaten
1 Karotte
½ Frühlingszwiebel
40 g Heidelbeeren
100 g Kichererbsen (gegart)
1 Stängel Minze
1 Stängel Petersilie
Salz
Pfeffer
gemahlener Kreuzkümmel
gemahlener Ceylon-Zimt
gemahlene Kurkuma

Für 2 Personen
Zubereitungszeit: 30 Min.
Garzeit: 25 Min.

GOOD TO KNOW:

Hirse ist ein wahres Beautyfood. Das darin enthaltene Silizium kräftigt Haut und Haare sowie das Bindegewebe.

ZUBEREITUNG

1 Hirse mit der Gemüsebrühe in einen kleinen Topf geben, aufkochen und bei schwacher bis mittlerer Hitze 20–25 Min. köcheln lassen. Auskühlen lassen.

2 Währenddessen Gurke, Tomaten, Karotte und Frühlingszwiebel waschen, putzen und in mundgerechte Stücke schneiden. Heidelbeeren waschen, die Kichererbsen in einem Sieb abtropfen lassen.

3 Alles zur abgekühlten Hirse geben und vermengen.

4 Minze und Petersilie waschen, die Blättchen abzupfen und hacken. Den Salat mit Salz, Pfeffer, Kreuzkümmel, Zimt und Kurkuma würzen und die Kräuter darüberstreuen.

TIPP: Der Salat ist bereits fein gewürzt. Wenn du es noch etwas frischer magst, träufle zum Schluss ein wenig Joghurtdressing (siehe Seite 151) darüber.
Du brauchst etwas Abwechslung? Statt Hirse kannst du auch Quinoa verwenden, statt Heidelbeeren passen zum Beispiel Trockenfrüchte wie Gojibeeren, Cranberrys oder Rosinen sehr gut.

MAKRONÄHRSTOFFE	MIKRONÄHRSTOFFE
75 % KH 10 % Fett 15 % Eiweiß	B-Vitamine, Vitamin C, Vitamin A Zink, Magnesium, Eisen

58,5 g KH | 3,7 g F | 12 g E | 337 kcal (pro Portion)

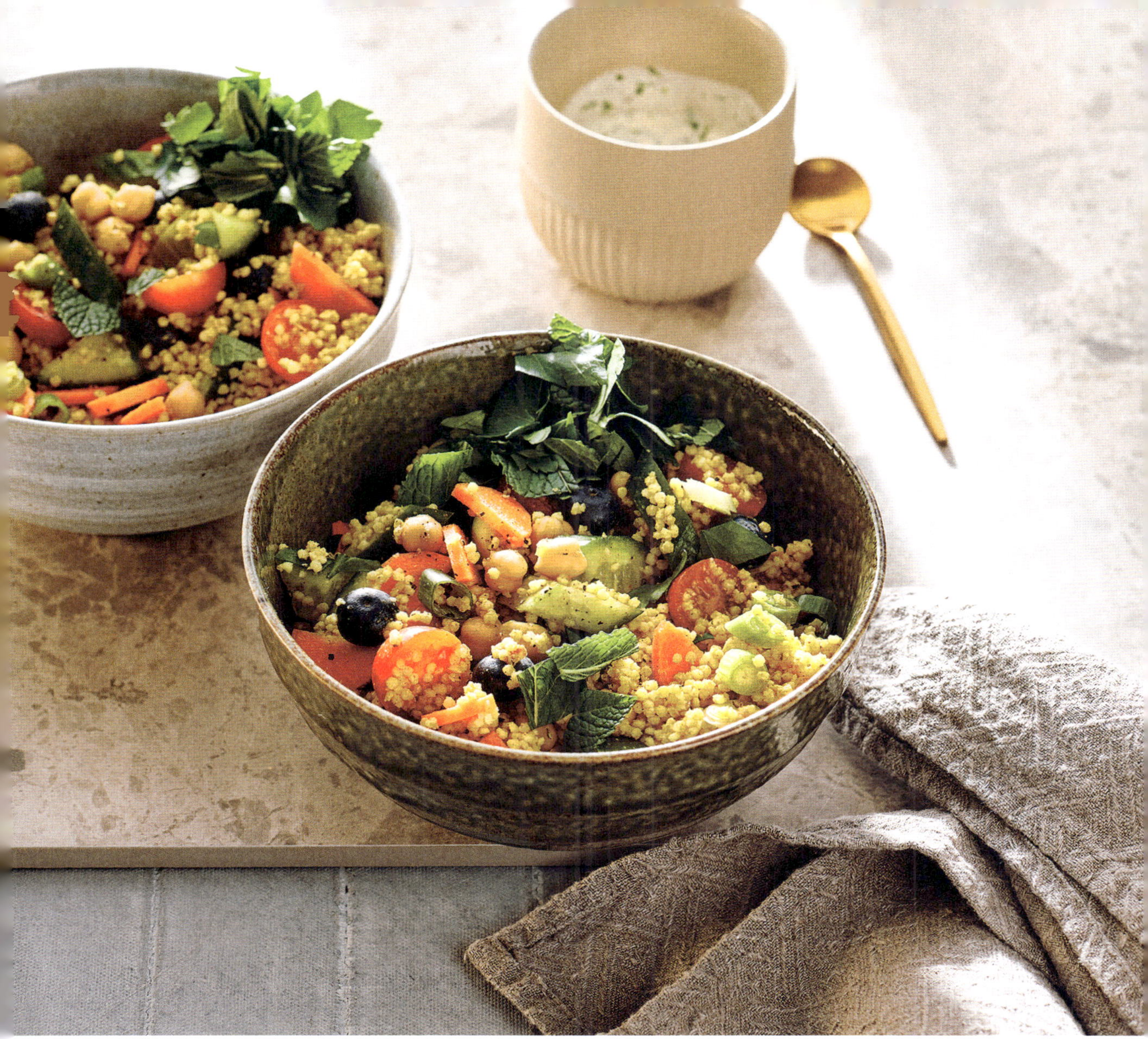

VARIANTE

30 G KÜRBISKERNE STATT 100 G KICHERERBSEN

Dir ist dieser Salat zu mächtig? Dann ersetze die Kichererbsen durch Kürbiskerne, die dich mit guten Fetten, Proteinen und einer großen Portion an B-Vitaminen und Vitamin E versorgen.

MAKRONÄHRSTOFFE	MIKRONÄHRSTOFFE
58 % KH 26 % Fett 16 % Eiweiß	Vitamin A, B-Vitamine, Vitamin E, Eisen, Zink, Magnesium

50,5 g KH | 10,2 g F | 13,2 g E | 359 kcal (pro Portion)

RAINBOW-BOWL

ZUTATEN

100 g Lupinen (aus dem Glas)
1 EL Olivenöl (nativ)
150 g Salatgurke
1 Karotte
100 g Radieschen
100 g Kirschtomaten
1 Pfirsich
2 Handvoll Blattspinat
10 g Brokkolisprossen

Für 2 Personen
Zubereitungszeit: 20 Min.

ZUBEREITUNG

1 Die Lupinen in ein Sieb geben und abtropfen lassen. Das Olivenöl in einer Pfanne erhitzen, darin die Lupinen ca. 5 Min. leicht andünsten.

2 Währenddessen Gurke, Karotte, Radieschen und Kirschtomaten waschen und in mundgerechte Stücke schneiden. Den Pfirsich ebenfalls waschen, entkernen und in Stücke schneiden. Den Blattspinat waschen.

3 Die Lupinen in zwei große Schalen geben. Das Gemüse und die Pfirsichstücke darauf anrichten und die Brokkolisprossen darüberstreuen

TIPP: Dazu empfehle ich das Pfirsichdressing (siehe Seite 152). Der Cashew-Frischkäse (siehe Seite 122) passt ebenso ausgezeichnet zu dieser Bowl. Du verträgst Rohkost nicht so gut? Dann dünste das Gemüse gern leicht an.

MAKRONÄHRSTOFFE	MIKRONÄHRSTOFFE
33 % KH	Vitamin C, Vitamin E, Vitamin K
50 % Fett	Eisen, Calcium, Magnesium
17 % Eiweiß	

14,9 g KH | 9,4 g F | 7,8 g E | 191 kcal (pro Portion)

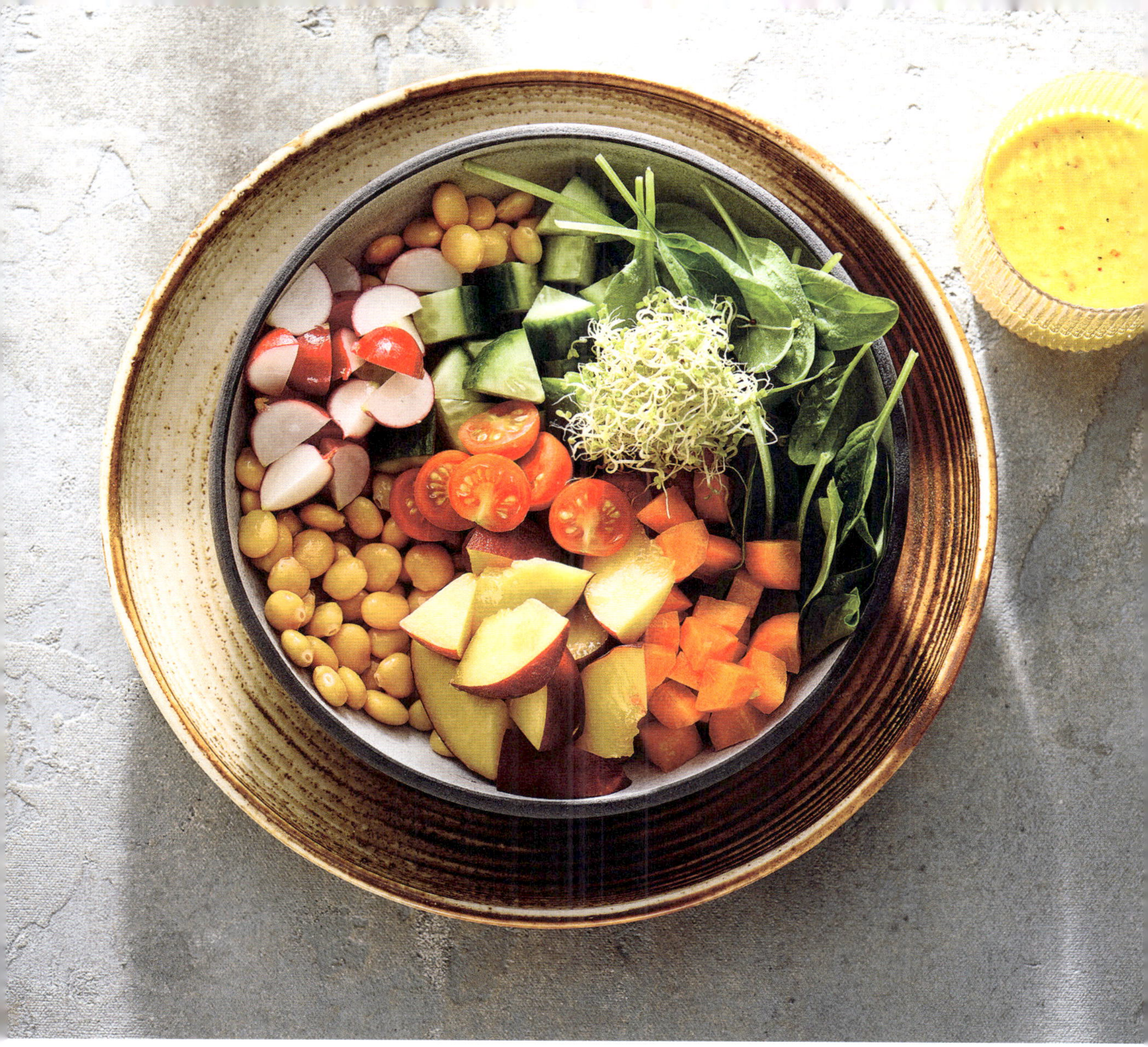

VARIANTE

+ 2 EIER

Gib noch Eier dazu, dann ist es eine Protein-Bowl, perfekt für alle Leistungssportler. Denn auch wenn Eier nicht basisch sind, besitzen sie die höchste Bioverfügbarkeit an Proteinen. Die Eier hart kochen. Abschrecken, schälen, halbieren und auf der Bowl anrichten.

MAKRONÄHRSTOFFE	+ MIKRONÄHRSTOFFE
22 % KH 54 % Fett 24 % Eiweiß	Vitamin D Vitamin B12

15,4 g KH | 16 g F | 15,6 g E | 283 kcal (pro Portion)

LAUWARME HERBST-BOWL

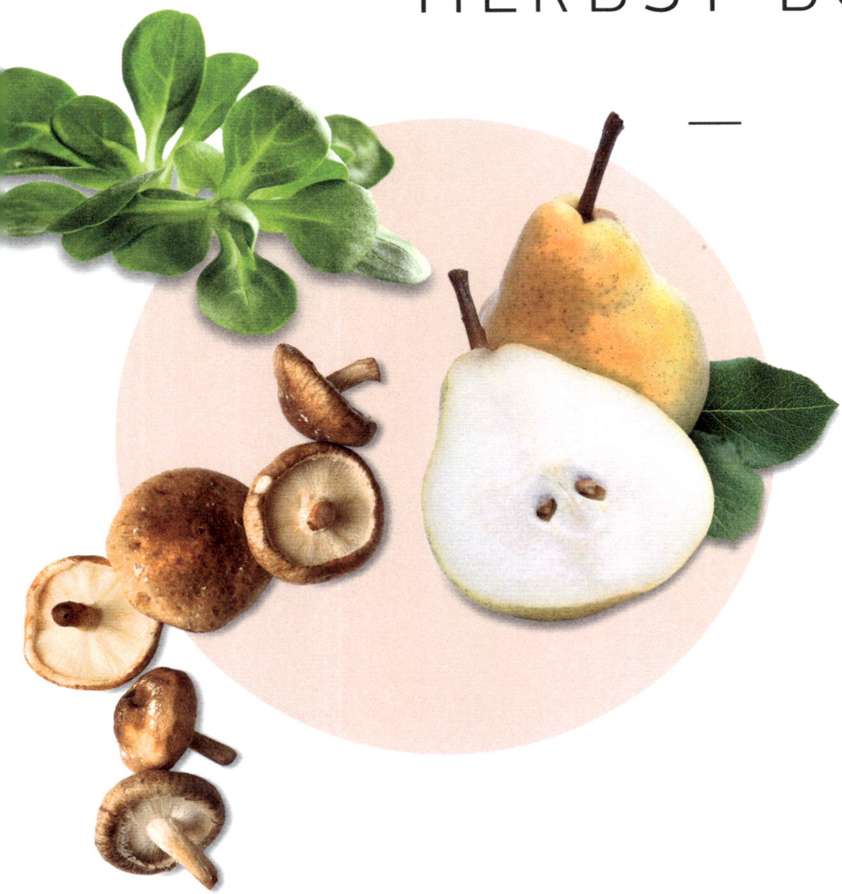

ZUTATEN

50 g Belugalinsen
150 g Rote Bete
100 g Birne
100 g Zucchini
50 g Shiitake (Pilze)
1 kleine Schalotte
1 kleine Knoblauchzehe
1 EL Olivenöl (nativ)
Salz
Pfeffer
1 Prise gemahlener Ceylon-Zimt
gehackte Petersilie
1 Handvoll Feldsalat

Für 2 Personen
Zubereitungszeit: 30 Min.

MAKRONÄHRSTOFFE	MIKRONÄHRSTOFFE
47 % KH 34 % Fett 19 % Eiweiß	Vitamin A, Vitamin B9, Vitamin C Vitamin D, Vitamin E, Selen

230 kcal | 26,2 g KH | 8,4 g F | 9,5 g E (pro Portion)

ZUBEREITUNG

1 Belugalinsen waschen, zusammen mit 100 ml Wasser in einen Topf geben und in 20–25 Min. garen.

2 Währenddessen die Rote Bete waschen und schälen, die Birne waschen, entkernen, Zucchini und Pilze waschen und putzen. Alles in mundgerechte Stücke schneiden.

3 Schalotte und Knoblauch schälen und hacken. Das Öl in einer Pfanne erhitzen, darin erst die Schalotte 2–3 Min. bei niedriger Hitze glasig dünsten, anschließend den Knoblauch und die Pilze dazugeben und ca. 2 Min. mitdünsten.

4 Rote Bete, Zucchini und Birne in die Pfanne geben und bei niedriger Hitze weitere 8–10 Min. mitdünsten. Mit Salz, Pfeffer und Zimt würzen und zum Schluss etwas Petersilie dazugeben. Kurz abkühlen lassen.

5 Den Feldsalat waschen, zusammen mit dem Gemüse und den Linsen in zwei Schalen anrichten.

TIPP: Dazu empfehle ich das Tahin-Dressing (siehe Seite 151). Diese Bowl kannst du auch mit gekeimten Linsen zubereiten (siehe Seite 49). Dann verringert sich die Zubereitungszeit und der Nährstoffgehalt steigt.

GOOD TO KNOW:

Shiitake sind meine absoluten Favoriten unter den Pilzen. Sie sind eine gute pflanzliche Proteinquelle und reich an B-Vitaminen, Calcium, Kalium, Eisen, Natrium, Zink und enthalten sogar Vitamin D.

VARIANTE

100 G MARONEN (GEGART) STATT 50 G BELUGALINSEN

Ersetze die Belugalinsen durch Maronen. Dadurch steigt der Gehalt an Kohlenhydraten und der an Eiweiß sinkt etwas. Die Maronen schälen, ca. 15 Min. in leicht gesalzenem Wasser kochen und im Rezept statt der Linsen verwenden.

MAKRONÄHRSTOFFE	MIKRONÄHRSTOFFE		
60 % KH	Vitamin A	B-Vitamine	Vitamin C
32 % Fett			
8 % Eiweiß	Vitamin D	Vitamin E	Selen

36,7 g KH | 8,9 g F | 5,1 g E | 260 kcal (pro Portion)

BROKKOLI-POWER-BOWL

ZUTATEN

80 g Quinoa Tricolore
150 ml Gemüsebrühe
150 g Brokkoli
2 EL Olivenöl (nativ)
Salz
100 g Kichererbsen (aus dem Glas)
1 TL Paprikapulver
½ TL Currypulver
2 Handvoll Pflücksalat
½ Apfel

Für 2 Personen
Zubereitungszeit: 35 Min.

GOOD TO KNOW:

Der Strunk vom Brokkoli kann mitgegessen werden, sollte aber geschält werden. Er hat ein feines und mildes Aroma und enthält viele wertvolle Vitamine und Nährstoffe.

ZUBEREITUNG

1 Die Quinoa in ein Sieb geben und mit kaltem Wasser abbrausen. Dann mit der Gemüsebrühe in einen Topf geben, zum Kochen bringen und die Quinoa in ca. 15 Min. garen.

2 Den Brokkoli waschen, in Röschen zerteilen, den Strunk in kleine Stücke schneiden und alles in eine Auflaufform geben. Mit 1 EL Olivenöl beträufeln und leicht salzen.

3 Die Kichererbsen in ein Sieb geben, mit kaltem Wasser abbrausen und in eine kleine Schale geben. Salz, Paprikapulver, Currypulver und das restliche Olivenöl (1 EL) zugeben und alles gut mischen. Die Kichererbsen zu dem Brokkoli in die Auflaufform füllen und bei 180° (Umluft) ca. 10 Min. garen, bis der Brokkoli und die Kichererbsen leicht braun geworden sind.

4 Währenddessen den Pflücksalat waschen und trocken tupfen, den Apfel entkernen und in kleine Stücke schneiden.

5 Die Form aus dem Backofen nehmen. Quinoa in zwei Schalen geben. Salat, Brokkoli, Kichererbsen und Apfelstücke darauf anrichten.

TIPP: Dazu empfehle ich das Pfirsichdressing (siehe Seite 152).

MAKRONÄHRSTOFFE	MIKRONÄHRSTOFFE		
44 % KH	B-Vitamine	Vitamin C	Vitamin K
43 % Fett	Eisen	Magnesium	Calcium
13 % Eiweiß			

41,7 g KH | 18,7 g F | 12,7g Eiweiß | 409 kcal (pro Portion)

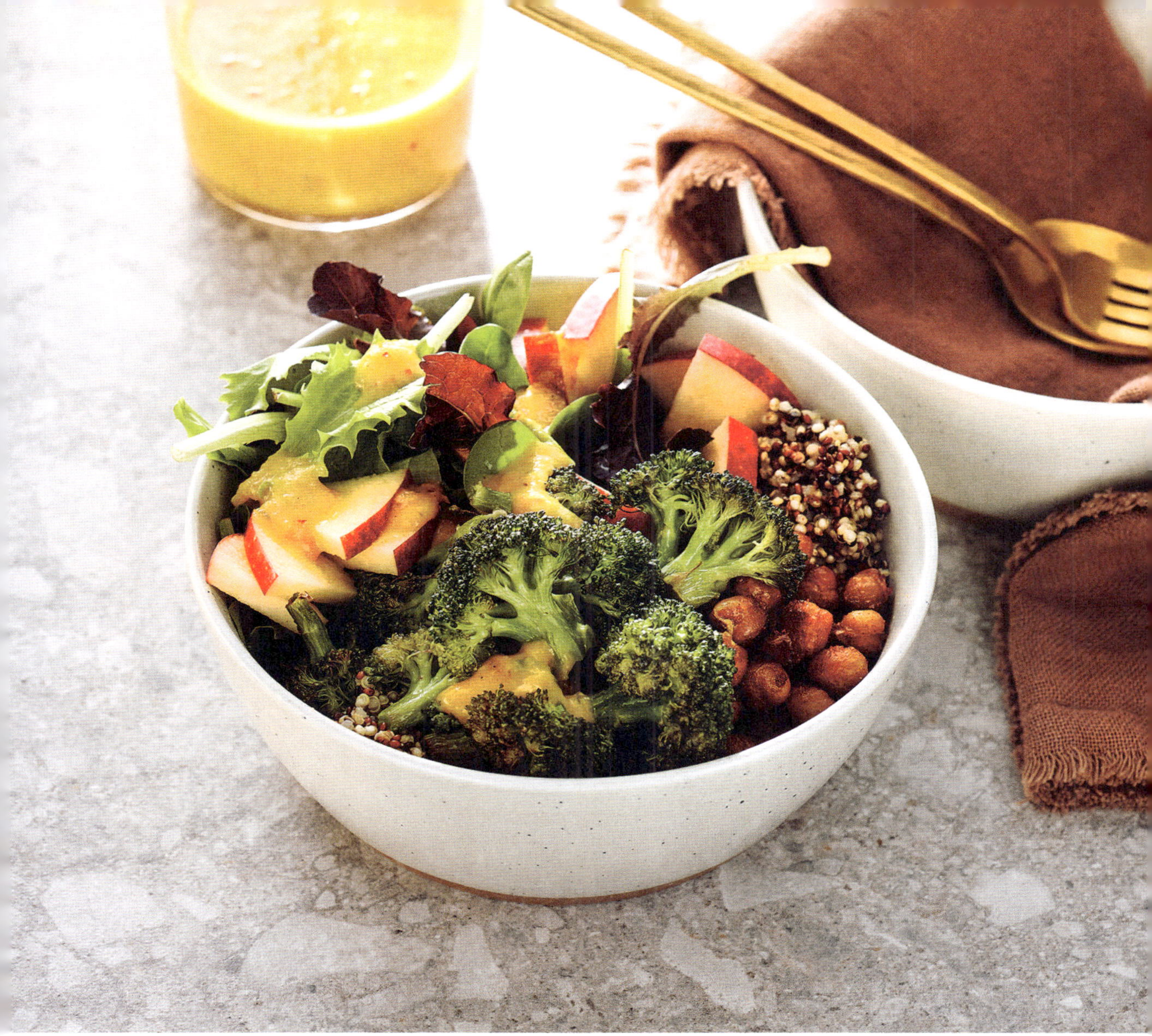

VARIANTE

+ 30 G GANZE MANDELN

Mandeln sind wahre Nährstoffbomben. Mit einer Handvoll Mandeln erhöhen wir in dieser Bowl nicht nur den Anteil an Proteinen und wertvollen ungesättigten Fettsäuren, sondern können damit bereits fast die Hälfte unseres Tagesbedarfs an Ballaststoffen decken. Die Mandeln am Schluss über den Salat streuen.

MAKRONÄHRSTOFFE	+ MIKRONÄHRSTOFFE
35 % KH 50 % Fett 15 % Eiweiß	B-Vitamine Vitamin E Calcium Zink

42,5 g KH | 26,7 g F | 16,3 g E | 501 kcal (pro Portion)

GREEN BOWL

ZUTATEN

50 g Wildreis
Salz
130 g Brokkoli
100 g TK-Erbsen
150 g Salatgurke
30 g Blattspinat
40 g Oliven (entsteint)
1 großes Noriblatt
2 TL Sesam

Für 2 Personen
Zubereitungszeit: 45 Min.

GOOD TO KNOW:

Wieso wir mehr Grünzeug in unseren Alltag integrieren sollten? Aufgrund des darin enthaltenen Chlorophylls, das den Sauerstofftransport in unseren Blutgefäßen verbessert und unsere Leber schützt und entgiftet.

ZUBEREITUNG

1 Den Wildreis mit Salzwasser in einen Topf geben und nach Packungsanweisung garen. Dabei regelmäßig umrühren.

2 Währenddessen den Brokkoli waschen, in Röschen zerteilen, den Strunk schälen und in kleine Stücke schneiden. Brokkoli mit etwas Wasser und einer Prise Salz in einen Topf geben, erhitzen und ca. 10 Min. zugedeckt dünsten.

3 In einem weiteren Topf die tiefgefrorenen Erbsen mit einer Prise Salz und etwas Wasser aufkochen und 4–5 Min. garen.

4 Die Gurke waschen und in Stücke schneiden. Den Blattspinat waschen, die Oliven halbieren.

5 Wildreis, Brokkoli, Erbsen, Gurken und Oliven sowie Blattspinat einzeln in zwei großen Schalen anrichten. Das Noriblatt mit einer Schere in kleine Stücke oder Streifen schneiden und die Bowl damit dekorieren. Zum Schluss Sesam darüberstreuen.

TIPP: Zu dem Salat empfehle ich das Joghurtdressing (siehe Seite 151). Ebenso passen Cashew-Frischkäse (siehe Seite 122) oder Hummus (siehe Seite 124) perfekt dazu.

MAKRONÄHRSTOFFE	MIKRONÄHRSTOFFE
53 % KH 24 % Fett 22 % Eiweiß	B-Vitamine, Vitamin C, Vitamin K Calcium, Zink, Eisen

29,2 g KH | 6,0 g F | 12,1 g E | 239 kcal (pro Portion)

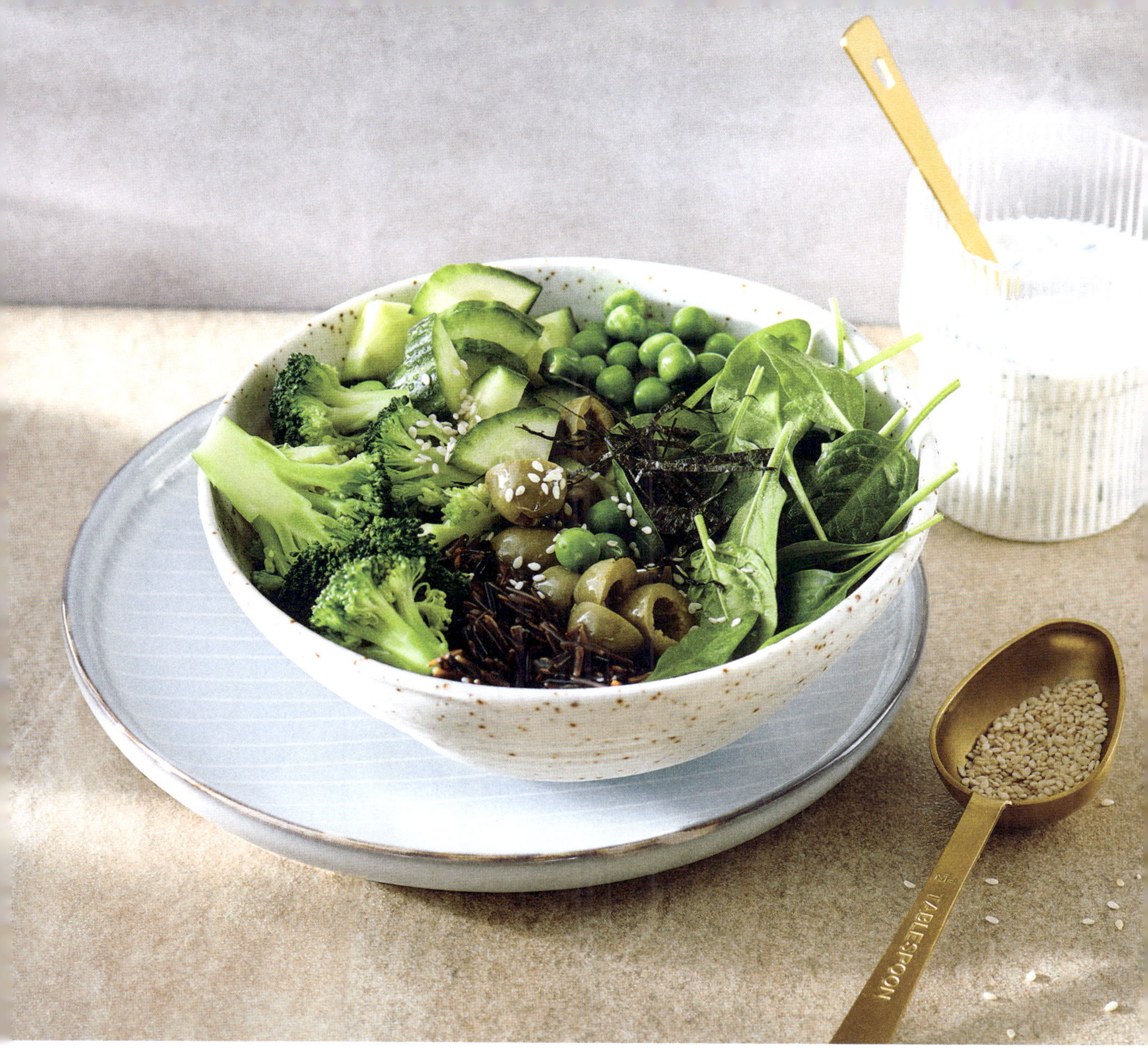

VARIANTE

+ 200 G LACHSFILET, SALZ,
1 SCHUSS ZITRONENSAFT

Dieses Gericht kannst du super mit Lachs ergänzen. Den Lachs mit kaltem Wasser waschen, trocken tupfen und in mundgerechte Stücke schneiden. Leicht salzen, mit Zitronensaft beträufeln und zur Bowl geben.

MAKRONÄHRSTOFFE	+ MIKRONÄHRSTOFFE
48 % KH 41 % Fett 13 % Eiweiß	Vitamin A, B-Vitamine, Vitamin B9 Eisen, Magnesium, Zink

496 kcal | 50 g KH | 19,5 g F | 5,3 g E (pro Portion)

DRESSINGS

Hier kommt meine Lieblingsauswahl an Dressings. In der Regel verwende ich dafür Olivenöl, weil dieses dem Ganzen eine schöne intensive Frische gibt. Alternativ gehen auch Sesam-, Avocado- oder Hanföl. Schau, welches Öl dir am liebsten ist, und variiere nach Belieben. Als Essig wird in der basischen Küche naturtrüber Apfelessig verwendet.

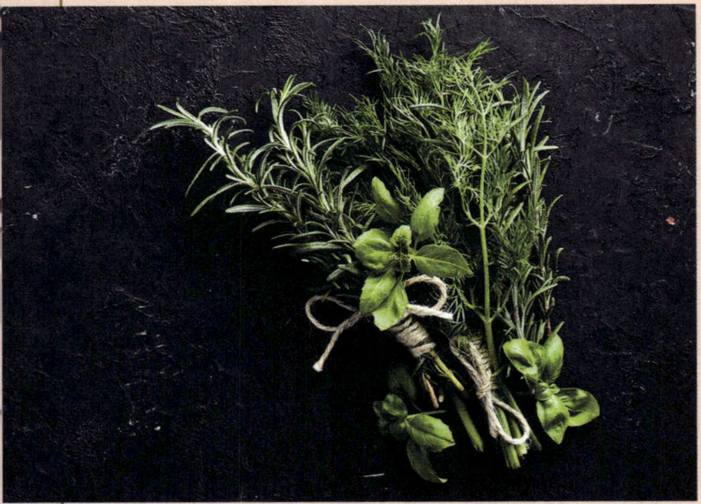

KLASSISCHES ESSIG-ÖL-DRESSING

ZUTATEN

3 EL Olivenöl (nativ)
1 EL Apfelessig (naturtrüb)
Kräutersalz
Pfeffer

Zubereitungszeit: 2 Min.
Für 2 Personen

ZUBEREITUNG

Olivenöl und Apfelessig in einer Schüssel mit einer Gabel gut mischen. Mit Kräutersalz und Pfeffer würzen.

TIPP: Je nach Belieben kannst du zum Beispiel noch 1 Schuss Agavendicksaft und frische Kräuter unterrühren.

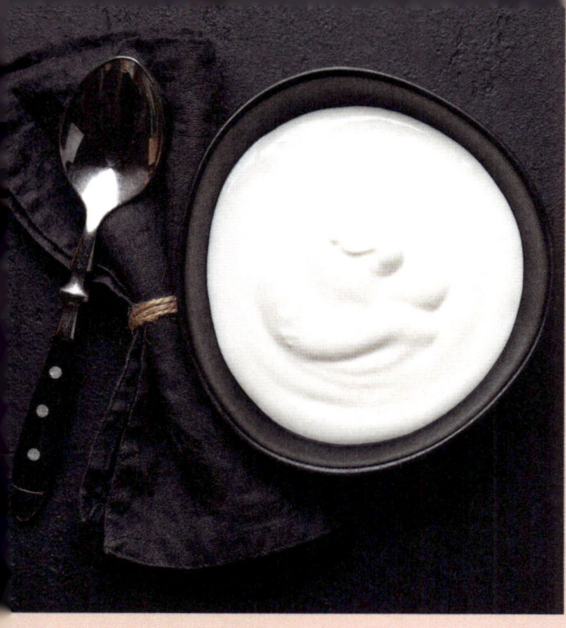

TAHIN-DRESSING

ZUTATEN

2 EL Tahin (Sesampaste)
1 EL Apfelessig (naturtrüb)
2 EL Olivenöl (nativ)
1 TL Agavendicksaft
½ TL Salz
gemahlener Kreuzkümmel

Zubereitungszeit: 5 Min.
Für 2 Personen

ZUBEREITUNG

Tahin, Apfelessig, Olivenöl, Agavendicksaft und 5 EL Wasser in einer Schüssel mit einer Gabel gut vermengen. Mit Salz und Kreuzkümmel würzen.

GOOD TO KNOW:
Sesam enthält blutbildendes Eisen, Calcium für unsere Knochen sowie Selen für unser Immunsystem. Ich verwende Tahin sehr gern für Dressings, Dips und Saucen.

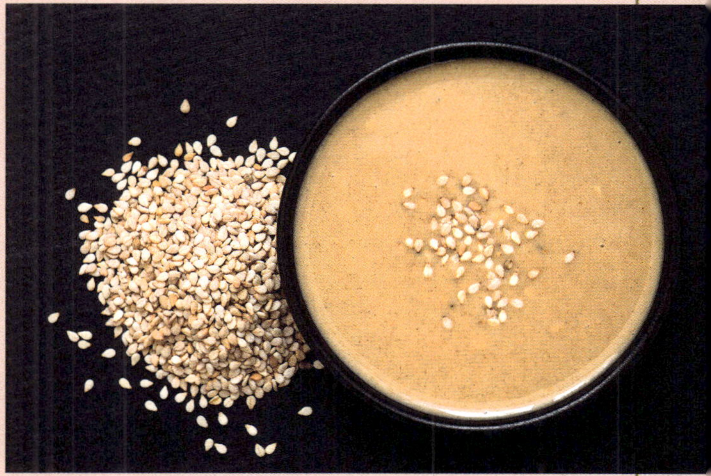

JOGHURTDRESSING

ZUTATEN

40 g Kokosjoghurt
20 ml Kokosdrink
1 TL Apfelessig (naturtrüb)
1–2 EL gehackte Kräuter nach Wahl (z.B. Schnittlauch, Petersilie, Minze)
½ TL Agavendicksaft
1 TL Olivenöl (nativ)
Salz
Pfeffer

Für 2 Personen
Zubereitungszeit: 5 Min.

ZUBEREITUNG

Kokosjoghurt, Kokosdrink, Apfelessig, Kräuter, Agavendicksaft und Olivenöl in eine Schüssel geben und mit einer Gabel gut vermengen. Mit Salz und Pfeffer würzen.

TIPP: Lass den Kokosdrink weg und du hast einen leckeren Dip, der zum Beispiel perfekt zu Kartoffeln oder Ofengemüse passt.

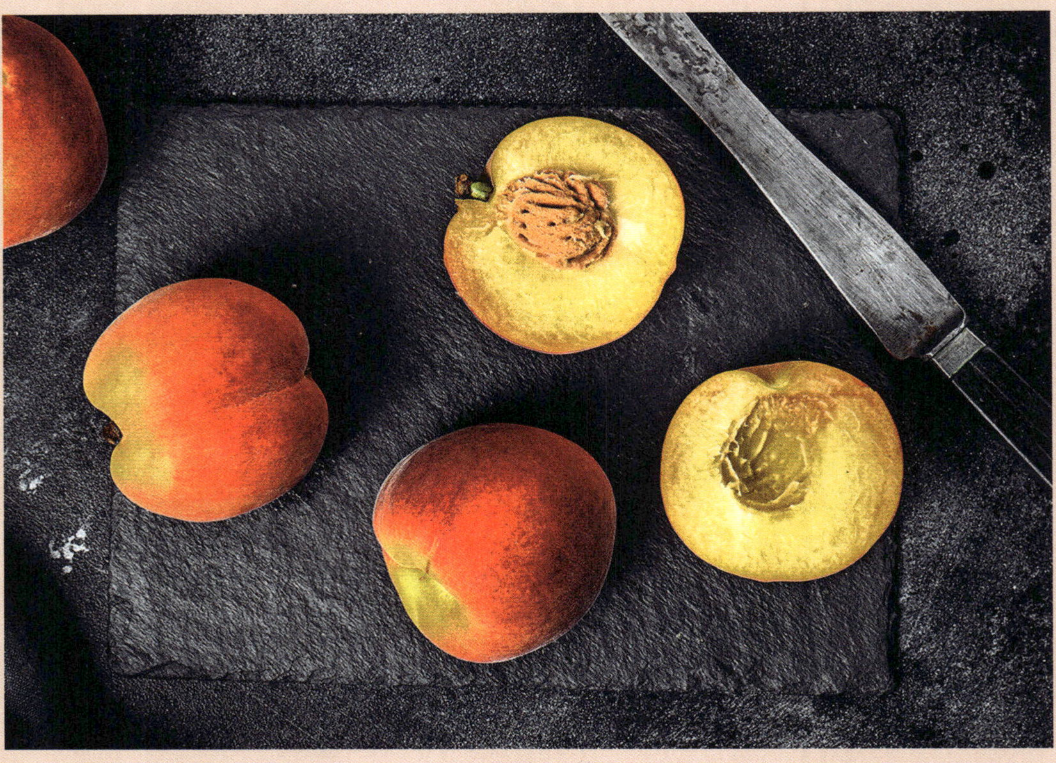

PFIRSICHDRESSING

ZUTATEN

1 kleiner Pfirsich
2 EL Olivenöl (nativ)
1 EL Apfelessig (naturtrüb)
½ TL gemahlene Kurkuma
Salz
Pfeffer

Zubereitungszeit: 5 Min.
Für 2 Personen

ZUBEREITUNG

1 Den Pfirsich waschen, halbieren und den Kern herauslösen. Das Fruchtfleisch in grobe Stücke schneiden und in einen Mixer geben.

2 Olivenöl, Apfelessig, Kurkuma und 2 EL Wasser dazugeben und alles zu einem cremigen Dressing pürieren. Bei Bedarf noch etwas Wasser hinzugeben.

3 Das Dressing mit Salz und Pfeffer würzen.

TIPP: Mit etwas Senf wird das Dressing nicht nur schärfer, auch Essig und Öl verbinden sich besser. Falls das Dressing dir zu sauer ist, kannst du noch etwas Agavendicksaft hinzugeben.

DATTEL-ZIMT-DRESSING

ZUTATEN

2 Datteln (entsteint)
1 EL Senf
1 EL Apfelessig (naturtrüb)
50 ml Mandeldrink
2 EL Olivenöl (nativ)
½ TL gemahlener Kreuzkümmel
½ TL gemahlener Ceylon-Zimt
etwas Kardamom
gemahlene Nelken
Salz
Pfeffer

Für 2 Personen
Zubereitungszeit: 8 Min.

ZUBEREITUNG

1 Die Datteln mit Senf, Apfelessig und Mandeldrink im Multizerkleinerer fein pürieren.

2 Öl, Kreuzkümmel, Zimt, Kardamom und Nelke unterrühren. Mit Salz und Pfeffer würzen.

TIPP: Zimt hat viele positive Eigenschaften. Doch Zimt ist nicht gleich Zimt. Wähle wenn möglich Ceylon-Zimt. Cassia-Zimt wurde seitens des Bundesinstituts für Risikobewertung (BfR) aufgrund seines hohen Cumaringehalts kritisch bewertet, sodass zu einem maßvollen Verzehr geraten wird.

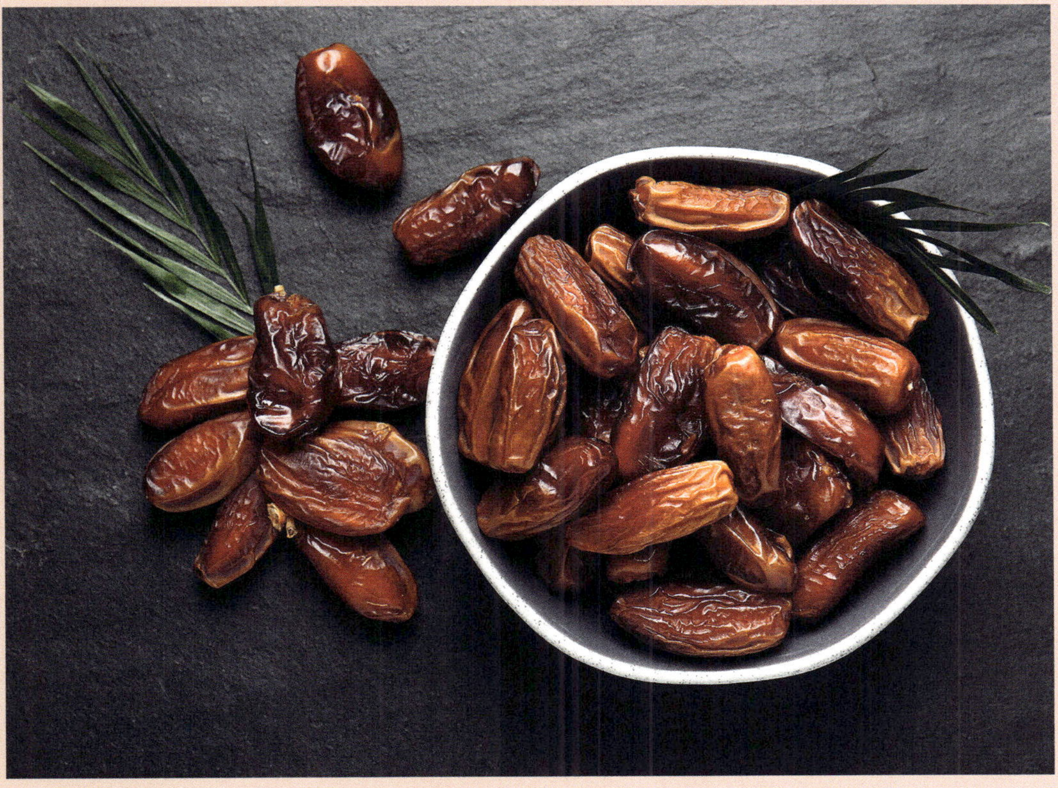

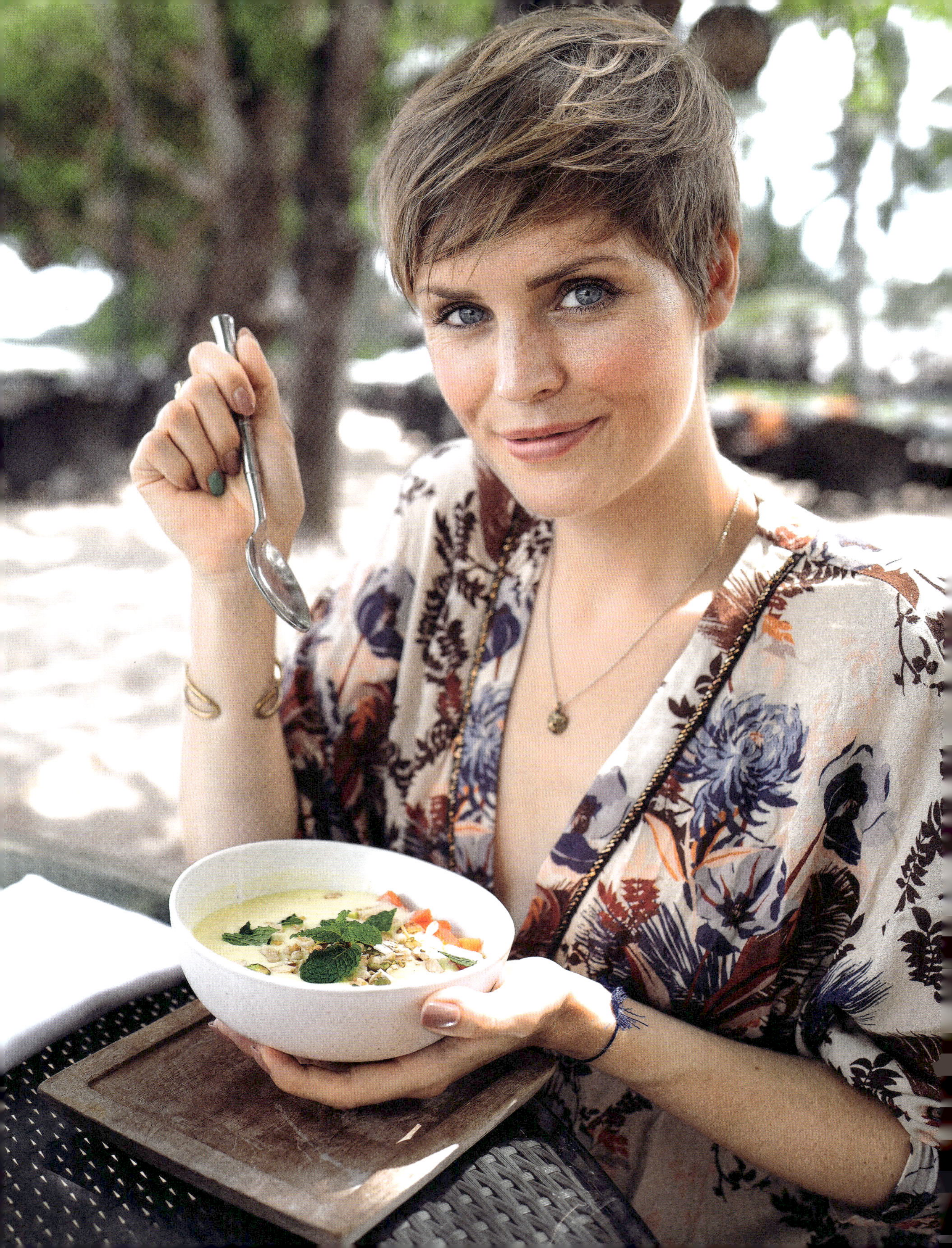

SUPPEN UND HAUPTGERICHTE

In diesem Kapitel findest du meine liebsten Suppenrezepte. Sie sind perfekt als Vorspeise oder mit Brot oder einem Brötchen auch als Hauptspeise. Außerdem stelle ich dir ein paar weitere meiner Lieblingsgerichte vor. Du kannst sie nach Belieben variieren und mit deinen liebsten Gemüsesorten zubereiten – lass deiner Kreativität freien Lauf.

ROTE-BETE-SUPPE

ZUTATEN

250 g Rote Bete (gegart)
1 Apfel
1 kleine Zwiebel
1 Stück Ingwer (2 cm lang)
1 kleine Knoblauchzehe
1 EL Olivenöl (nativ)
150 ml Gemüsebrühe
3 cm Meerrettichwurzel
100 ml Kokosmilch
Salz
Pfeffer
Kümmel
1 EL Apfelessig (naturtrüb)

Für 2 Personen
Zubereitungszeit: 25 Min.

ZUBEREITUNG

1 Rote Bete in kleine Stücke schneiden. Apfel waschen, entkernen und ebenfalls klein schneiden. Zwiebel, Ingwer und Knoblauch schälen und fein hacken.

2 Öl in einem Topf erhitzen, darin Zwiebel, Ingwer und Knoblauch bei mittlerer Hitze in 2–3 Min. leicht anbraten. Rote Bete und Apfel dazugeben und kurz andünsten.

3 Nun die Gemüsebrühe hinzugeben und kurz aufkochen. Danach die Hitze reduzieren und die Suppe zugedeckt ca. 5 Min. leicht köcheln lassen.

4 Inzwischen den Meerrettich schälen und raspeln. Die Suppe mit einem Pürierstab pürieren. Kokosmilch und Meerrettich hinzugeben und die Suppe mit Salz, Pfeffer, Kümmel und Apfelessig würzen.

TIPP: Rote Bete ist ein wahres Zauberfood. Sie wirkt antioxidativ, unterstützt dein Immunsystem und enthält als besonderen Wirkstoff Betain, das unter anderem die Produktion des Glückshormons Serotonin ankurbelt. Rote Bete ist also perfekt, um in der trüben Jahreszeit, deine Stimmung aufzuhellen.

MAKRONÄHRSTOFFE	MIKRONÄHRSTOFFE
31 % KH 61 % Fett 8 % Eiweiß	B-Vitamine, Vitamin C, Kalium Calcium, Magnesium, Eisen

21,2 g KH | 18,2 g F | 4,2 g E | 276 kcal (pro Portion)

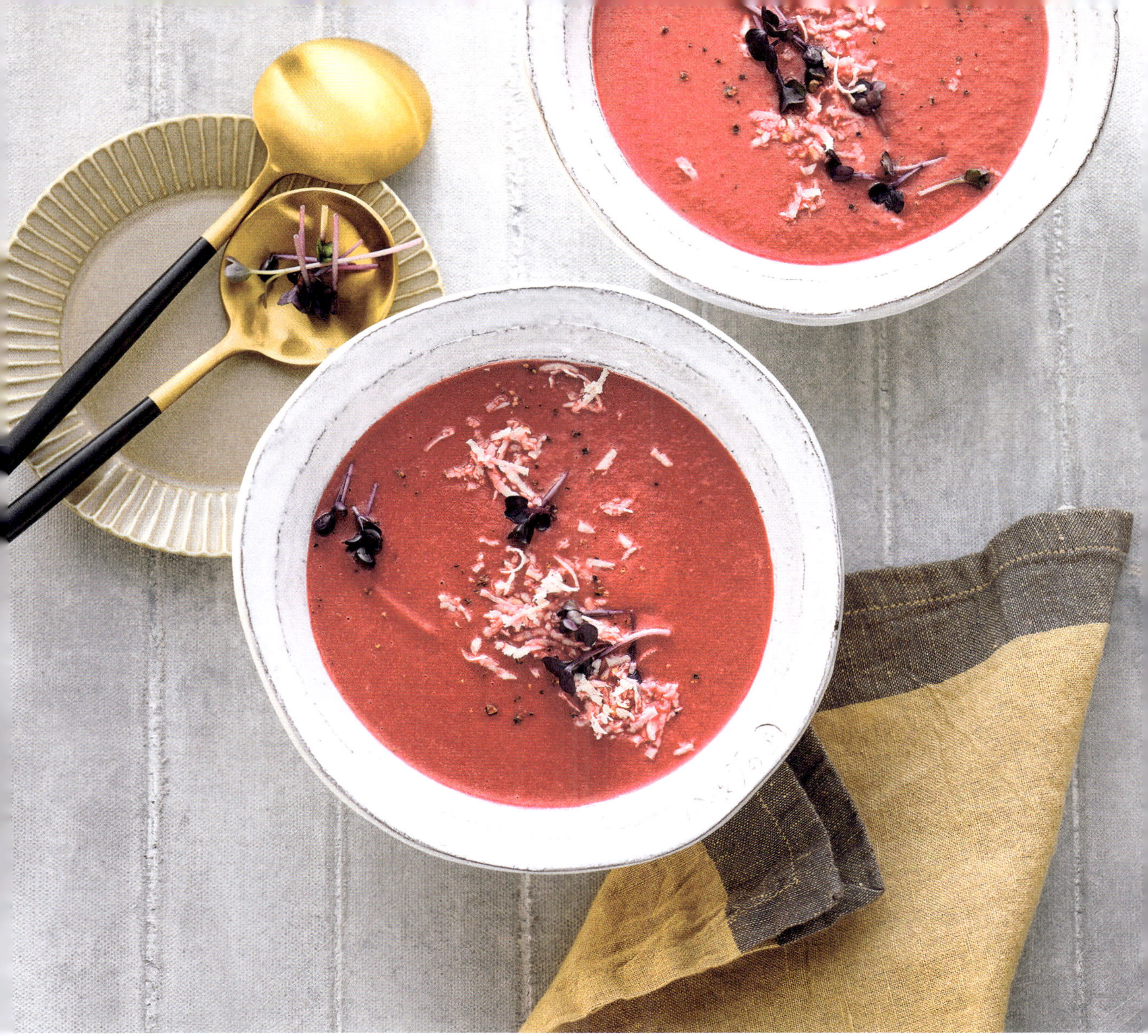

VARIANTE

+ 1 EL BUCHWEIZEN

Ich verfeinere die Suppe gern noch mit Buchweizen, der der Suppe einen Extracrunch gibt. Du kannst aber auch einen EL Kresse oder Sprossen darüberstreuen.

MAKRONÄHRSTOFFE	+ MIKRONÄHRSTOFFE
36 % KH 58 % Fett 6 % Eiweiß	B-Vitamine Vitamin E Eisen

24 g KH | 18,3 g F | 4,6 g E | 290 kcal (pro Portion)

WILDKRÄUTERSUPPE

ZUTATEN

1 kleine Zwiebel
1 kleine Knoblauchzehe
½ Knolle Fenchel
100 g Kartoffeln
1 EL Olivenöl (nativ)
750 ml Gemüsebrühe
2 Handvoll Wildkräuter (z. B. Brennnessel, Löwenzahn, Minze, Giersch, Bärlauch, Spinat)
½ TL Muskatnuss
Salz
Pfeffer
1 EL Zitronensaft

Für 2 Personen
Zubereitungszeit: 30 Min.

GOOD TO KNOW:

Wildkräuter sind wahre Vitalstoffbomben, sie liefern uns zahlreiche Vitamine, Mineralstoffe und sekundäre Pflanzenstoffe. Daher sollten sie in keiner basischen Ernährung fehlen. Halte im Frühjahr und Sommer einmal die Augen offen und schau, welche Wildkräuter in deiner Umgebung wachsen.

ZUBEREITUNG

1 Zwiebel und Knoblauch schälen und hacken. Fenchelknolle waschen und in kleine Stücke schneiden. Kartoffeln schälen und ebenfalls klein schneiden.

2 Das Öl in einer Pfanne erhitzen, darin Zwiebeln und Knoblauch leicht anbraten. Fenchel und Kartoffeln dazugeben und kurz mitbraten. Mit Gemüsebrühe ablöschen und ca. 15 Min. köcheln lassen, gelegentlich umrühren.

3 Die Wildkräuter gründlich waschen und am Ende der Garzeit zur Suppe geben.

4 Die Suppe mit dem Pürierstab fein pürieren und mit Muskatnuss, Salz, Pfeffer und Zitronensaft würzen.

TIPP: Habe beim Kauf deiner Gemüsebrühe die Inhaltsstoffe im Blick, denn oftmals verstecken sich hier Geschmacksverstärker und Zucker.

MAKRONÄHRSTOFFE	MIKRONÄHRSTOFFE
36 % KH	Vitamin A, Vitamin C, Vitamin E
51 % Fett	
13 % Eiweiß	Calcium, Magnesium, Eisen

13,6 g KH | 8,1 g F | 5,1 g E | 149 kcal (pro Portion)

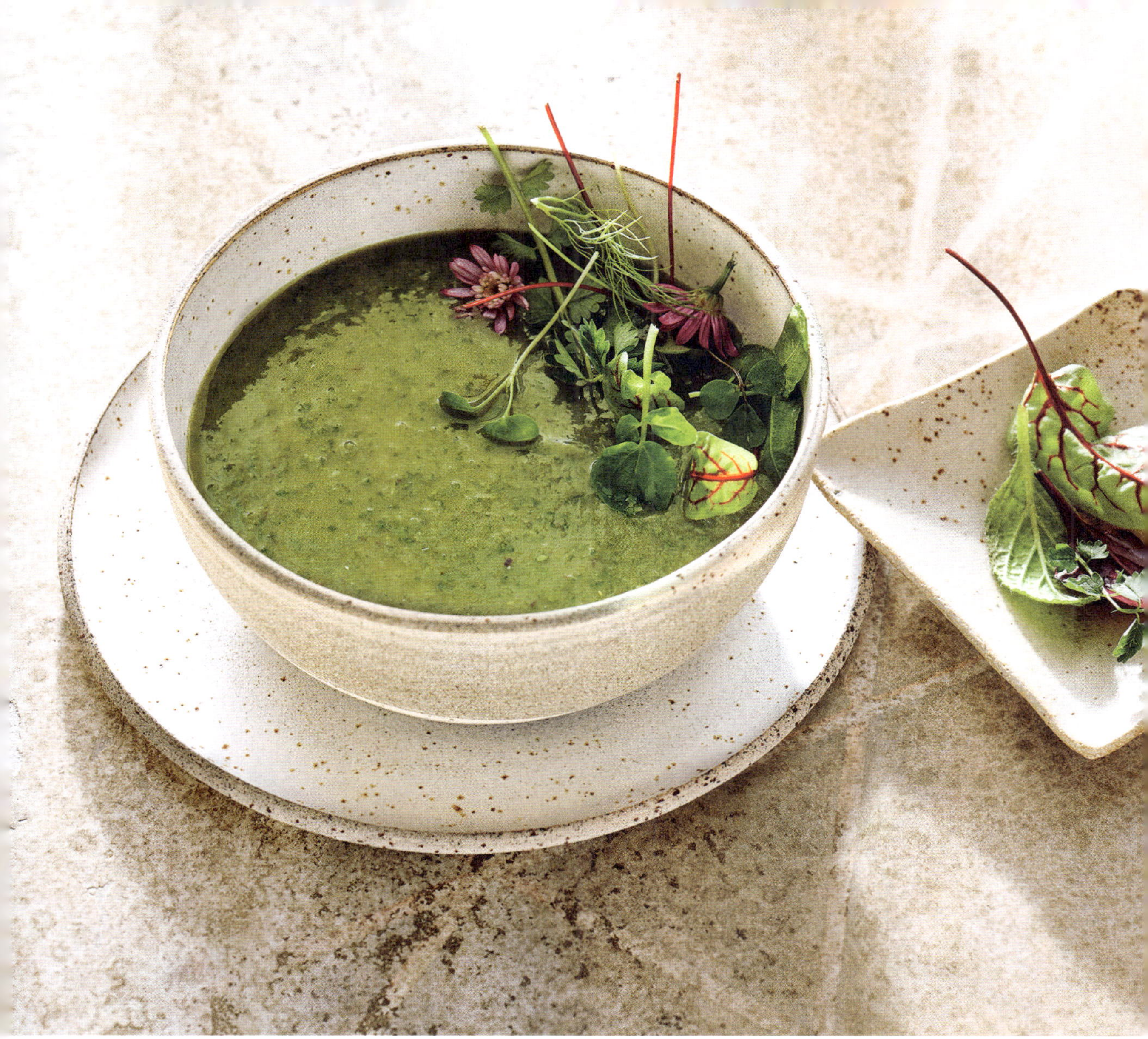

VARIANTE

+ 2 SCHEIBEN SAATENBROT

Dazu passt perfekt das Saatenbrot, das die Suppe zu einer Hauptmahlzeit macht und dich mit weiteren wertvollen Nährstoffen versorgt.

MAKRONÄHRSTOFFE	+ MIKRONÄHRSTOFFE
39 % KH 46 % Fett 15 % Eiweiß	Vitamin C, Vitamin A, Kalium, Natrium, Magnesium

28 g KH | 15,1 g F | 11,1 g E | 298 kcal (pro Portion)

KÜRBIS-KAROTTEN-SUPPE MIT KURKUMA

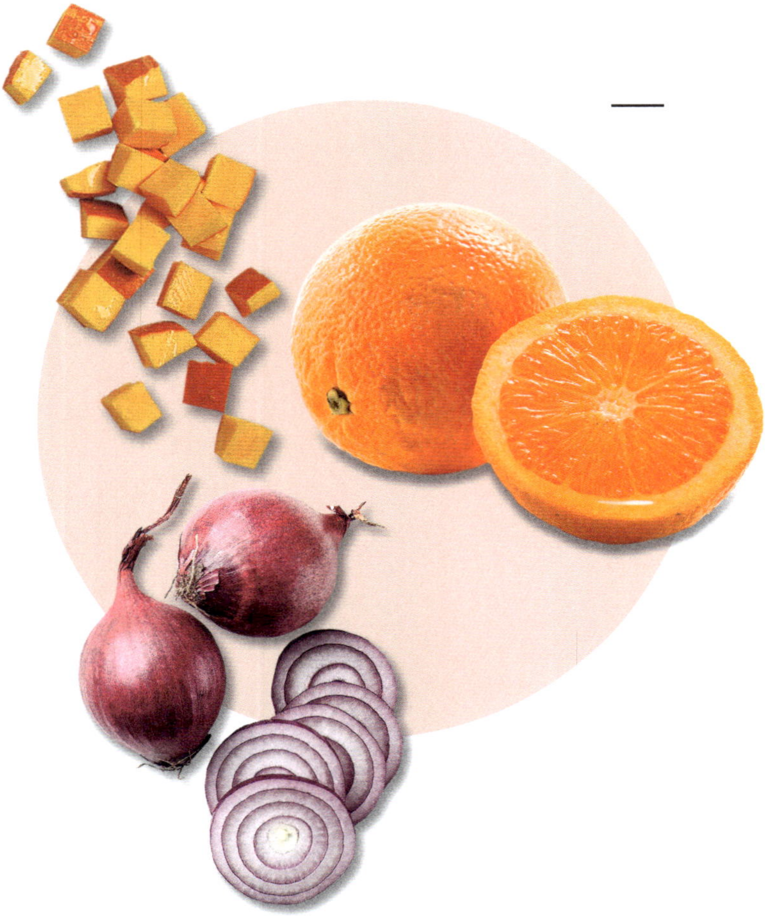

ZUTATEN

200 g Hokkaido-Kürbis, geputzt
1 Karotte
1 Stück Ingwer (2 cm lang)
1 kleine Zwiebel
1 EL Olivenöl (nativ)
500 ml Gemüsebrühe
Saft von 1 Orange
1 TL gemahlene Kurkuma
1 Prise Chiliflocken
Salz
Pfeffer
Thymian
Rosmarin
Kresse

Für 2 Personen
Zubereitungszeit: 35 Min.

MAKRONÄHRSTOFFE	MIKRONÄHRSTOFFE
52 % KH 39 % Fett 9 % Eiweiß	Vitamin A, Vitamin C, Vitamin E Kalium, Calcium, Eisen

27,1 g KH | 9,0 g F | 4,2 g E | 218 kcal (pro Portion)

ZUBEREITUNG

1 Den Kürbis waschen, die Kerne entfernen und den Kürbis in kleine Stücke schneiden. Die Karotte waschen und klein schneiden. Den Ingwer schälen und fein hacken. Die Zwiebel schälen und klein schneiden.

2 Das Öl in einer Pfanne erhitzen, darin die Zwiebel andünsten. Kürbis, Karotte und Ingwer dazugeben und kurz mitdünsten.

3 Mit der Gemüsebrühe ablöschen, den Orangensaft dazugeben und zugedeckt bei niedriger Hitze 15–20 Min. garen, bis der Kürbis und die Karotten weich sind.

4 Die Suppe mit einem Pürierstab pürieren und mit Kurkuma, Chiliflocken, Salz und Pfeffer würzen.

5 Mit Thymian und Rosmarin bestreuen und etwas Kresse darübergeben.

TIPP: Als Topping passen Cranberrys oder Granatapfelkerne, die uns reichlich wertvolle Vitamine liefern. Ebenso kannst du zum Schluss noch etwas Schmand, Sahne oder Pflanzencuisine dazugeben. Ich nehme zum Beispiel gern Mandelcuisine.

VARIANTE

\+ 40 G MANDELBLÄTTCHEN

Gib noch ein paar Mandelblättchen als Topping dazu, damit erhöhst du den Proteinanteil der Suppe.

MAKRONÄHRSTOFFE	+ MIKRONÄHRSTOFFE
34 % KH 55 % Fett 11 % Eiweiß	B-Vitamine, Vitamin E, Calcium, Zink

28,1 g KH | 20,2 g F | 8,2 g E | 343 kcal (pro Portion)

QUINOA MIT GEMÜSE UND AVOCADOCREME

ZUTATEN

120 g Quinoa
Salz
4 Radieschen
½ halbe Paprika
½ Zucchino
200 g Wildkräutersalat
1 Avocado
100 ml Mandeldrink
Pfeffer
1 Schuss Zitronensaft
2 EL Apfelessig (naturtrüb)
20 g Pinienkerne

Für 2 Personen
Zubereitungszeit: 20 Min.

ZUBEREITUNG

1 Quinoa in einem Sieb mit heißem Wasser abbrausen, mit Wasser und etwas Salz in einen Topf geben, zum Kochen bringen und die Quinoa in ca. 15 Min. garen.

2 Inzwischen Radieschen, Paprika und Zucchino waschen, putzen und in kleine Stücke schneiden. Den Wildkräutersalat waschen und abtropfen lassen.

3 Die Avocado halbieren, entkernen und das Fruchtfleisch mit einem Löffel aus der Schale heben. Avocado zusammen mit dem Mandeldrink, etwas Salz und Pfeffer sowie Zitronensaft in den Mixer geben und zu einer cremigen Masse pürieren.

4 Die fertige Quinoa mit dem Gemüse, dem Wildkräutersalat und der Avocadocreme anrichten. Den Wildkräutersalat mit Apfelessig beträufeln und alles mit Pinienkernen bestreuen.

TIPP: Dieses Gericht kannst du wunderbar zu Hause vorbereiten und mit in die Arbeit nehmen, denn die Quinoa schmeckt auch kalt. Die Avocadocreme am besten mit etwas Zitrone beträufeln, extra verpacken und erst kurz vor dem Essen dazugeben, damit das Gemüse schön knackig bleibt.

MAKRONÄHRSTOFFE	MIKRONÄHRSTOFFE
39 % KH 46 % Fett 15 % Eiweiß	Vitamin A, Vitamin C, Vitamin E Vitamin K, Magnesium, Eisen

496 kcal | 50 g KH | 19,5 g F | 5,3 g E (pro Portion)

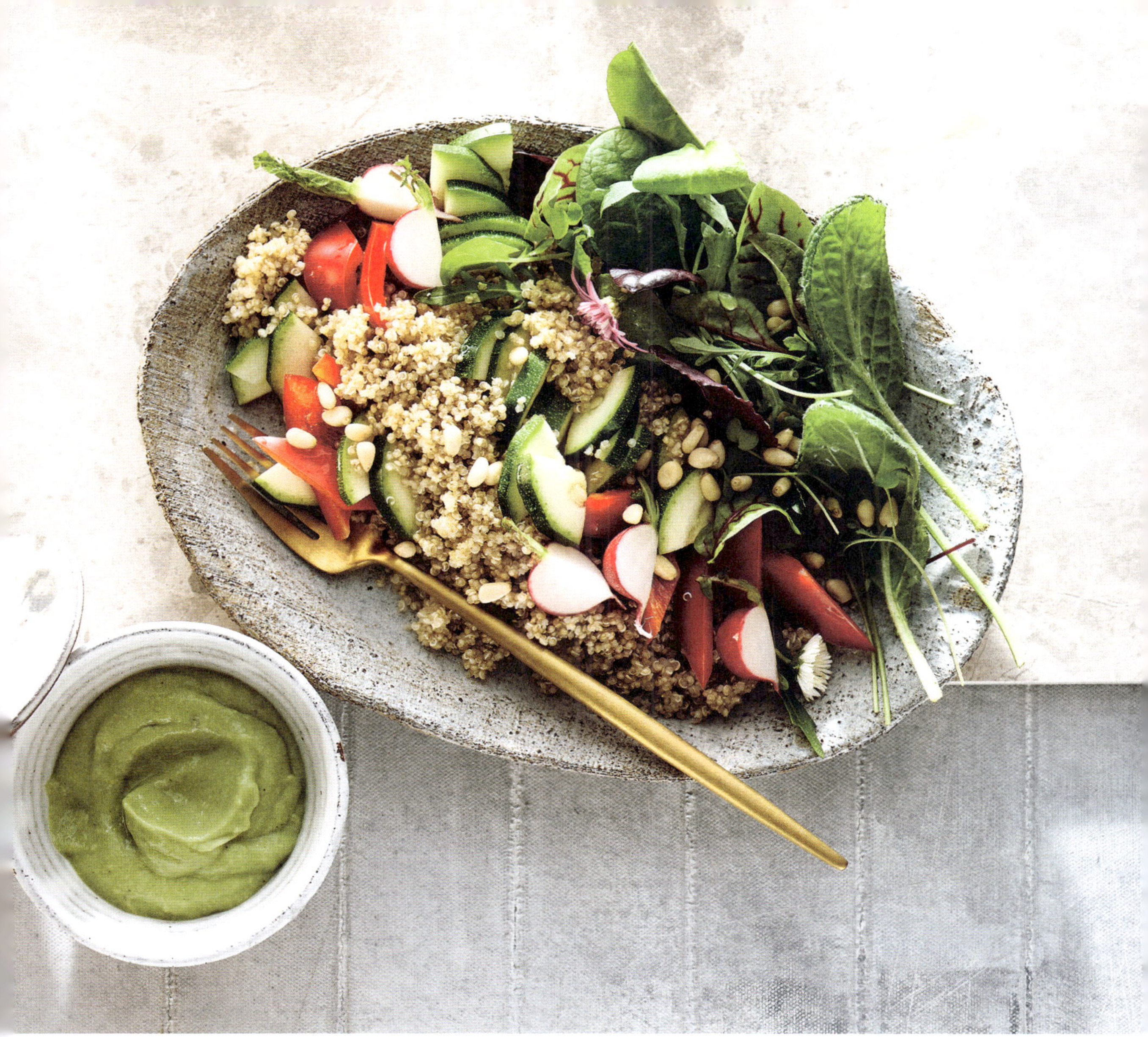

VARIANTE

+ 200 G HÄHNCHENBRUSTFILET,
1 EL GHEE

Um deinen Proteinbedarf zu optimieren, kannst du je nach Ernährungsform Tofu, Tempeh oder Hähnchenbrustfilet ergänzen: einfach in Streifen schneiden, in Ghee scharf anbraten, abkühlen lassen und mit anrichten.

MAKRONÄHRSTOFFE	+ MIKRONÄHRSTOFFE
31 % KH 44 % Fett 24 % Eiweiß	Vitamin B12 Eisen

47,4 g KH | 28,2 g F | 39 g E | 628 kcal (pro Portion)

DINKELNUDELN MIT ARTISCHOCKEN

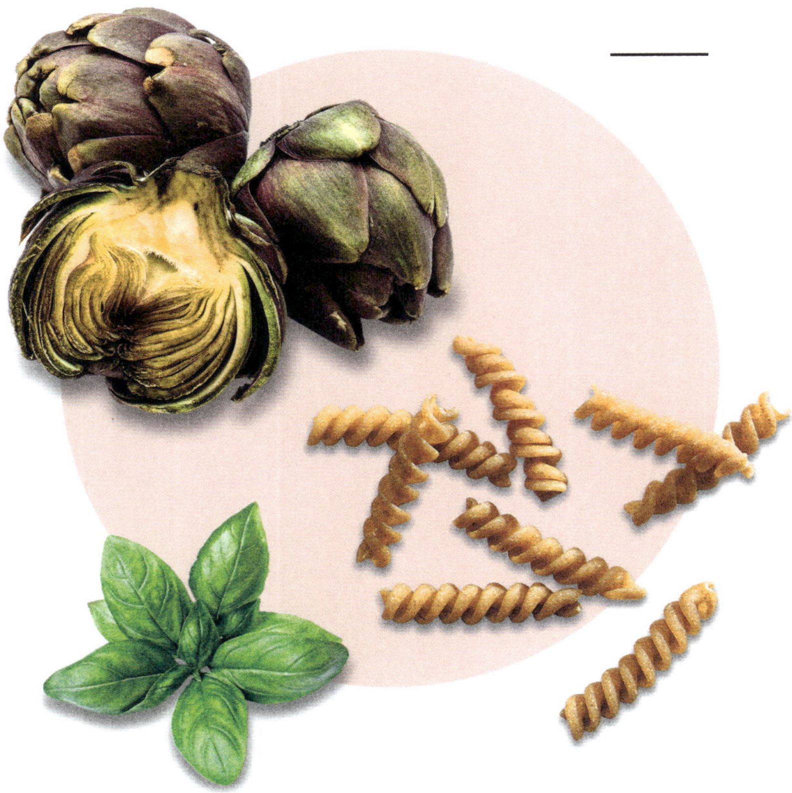

ZUTATEN

200 g gekeimte Dinkelnudeln
Salz
80 g Kirschtomaten
80 g Artischocken (aus dem Glas)
1 EL Olivenöl (nativ)

Für das Pesto:
30 g ganze Mandeln
1 Bund Basilikum (40 g)
1 kleine Knoblauchzehe
50 ml Olivenöl (nativ)
2 EL Mandelmus
1 EL Zitronensaft
1 EL Hefeflocken
Salz, Pfeffer

Für 2 Personen
Zubereitungszeit: 20 Min.

MAKRONÄHRSTOFFE	MIKRONÄHRSTOFFE
43 % KH 41 % Fett 16 % Eiweiß	Vitamin A, B-Vitamine, Vitamin E Kalium, Calcium, Eisen

62,8 g KH | 26,5 g F | 20,9 g E | 625 kcal (pro Portion)

ZUBEREITUNG

1 Die gekeimten Dinkelnudeln nach Packungsanweisung in Salzwasser al dente kochen.

2 Die Tomaten waschen. Die Artischocken in einem Sieb abtropfen lassen. Das Öl in einer Pfanne erhitzen, darin die Tomaten und die Artischocken bei niedriger Hitze leicht anbraten.

3 Für das Pesto die Mandeln in eine heiße Pfanne geben und ohne Fettzugabe 2–3 Min. rösten. Dabei immer wieder wenden, damit sie nicht anbrennen. Das Basilikum waschen und abtropfen lassen. Den Knoblauch schälen.

4 Die gerösteten Mandeln zusammen mit allen weiteren Zutaten außer Salz und Pfeffer in einen Multizerkleinerer geben und so lange mixen, bis eine cremige Masse entsteht. Das Pesto mit Salz und Pfeffer würzen.

5 Die Nudeln abgießen und abtropfen lassen. Mit Tomaten, Artischocken und Pesto anrichten.

TIPP: Statt Basilikum ist auch Spinat, Bärlauch oder Rucola sehr gut für das Pesto geeignet.
Für eine Low-Carb-Version ersetzt du die Dinkelnudeln ganz oder zur Hälfte durch Zucchininudeln.

GOOD TO KNOW:

Gekeimte Nudeln sind eine super Wahl, weil durch den Keimprozess der Mineral- und Vitamingehalt steigt. Zudem sind die Nudeln schneller zubereitet und lange sättigend.

VARIANTE

200 G PASTA AUS ROTEN LINSEN STATT 200 G DINKELNUDELN

Pasta aus Hülsenfrüchten liefert besonders viele Proteine. Kichererbsen enthalten zum Beispiel viel Calcium für Knochen und Zähne sowie Folsäure für die Zellteilung. Rote Linsen enthalten viel Eisen und Zink.

MAKRONÄHRSTOFFE	MIKRONÄHRSTOFFE
40 % KH 40 % Fett 20 % Eiweiß	Vitamin A, B-Vitamine, Vitamin E Calcium, Eisen, Zink

63,8 g KH | 26,4 g F | 32,9 g E | 647 kcal (pro Portion)

JACKFRUIT-CHILI

ZUTATEN

100 g Aubergine
100 g Tomaten
80 g Zucchini
80 g Paprika
100 g Karotten
75 g Champignons
200 g Jackfruit (gegart)
1 Schalotte
½ Knoblauchzehe
1 EL Ghee
500 g passierte Tomaten
Currypulver
Chiliflocken
gemahlener Kreuzkümmel
Salz
Pfeffer
1 Prise Dattelzucker
1 Handvoll Basilikumblättchen

Für 2 Personen
Zubereitungszeit: 40 Min.

GOOD TO KNOW:

Chili con Carne kennen wir ja alle. In diesem Gericht fungiert die Jackfruit als Fleischersatz und macht uns dank der enthaltenen Ballaststoffe auch noch lange satt.

ZUBEREITUNG

1 Aubergine, Tomaten, Zucchini, Paprika und Karotten waschen, putzen und in mundgerechte Stücke schneiden. Champignons abreiben und je nach Größe halbieren oder vierteln. Die Jackfruit zerteilen.

2 Schalotte und Knoblauch schälen und fein hacken.

3 Etwas Ghee in einer großen Pfanne erhitzen, darin Schalotte und Knoblauch in 2–3 Min. glasig dünsten. Das klein geschnittene Gemüse zusammen mit der Jackfruit und den passierten Tomaten dazugeben und alles ca. 20 Min. zugedeckt bei mittlerer Hitze köcheln lassen, bis das Gemüse gut gegart ist.

4 Mit Currypulver, Chiliflocken, Kreuzkümmel, Salz und Pfeffer sowie Dattelzucker würzen.

5 Basilikumblättchen grob hacken und über das Chili streuen.

TIPP: Dazu passt Reis und Quinoa sehr gut.
Entdecke deinen Sinn für Gewürze neu und schau, was dein Küchenschrank so hergibt. Zu diesem Gericht passen zum Beispiel auch Zimt, Oregano oder Koriander hervorragend.

MAKRONÄHRSTOFFE	MIKRONÄHRSTOFFE
55 % KH 26 % Fett 19 % Eiweiß	B-Vitamine, Vitamin C, Vitamin E Eisen, Kalium, Magnesium

28,5 g KH | 6,1 g F | 9,3 g E | 255 kcal (pro Portion)

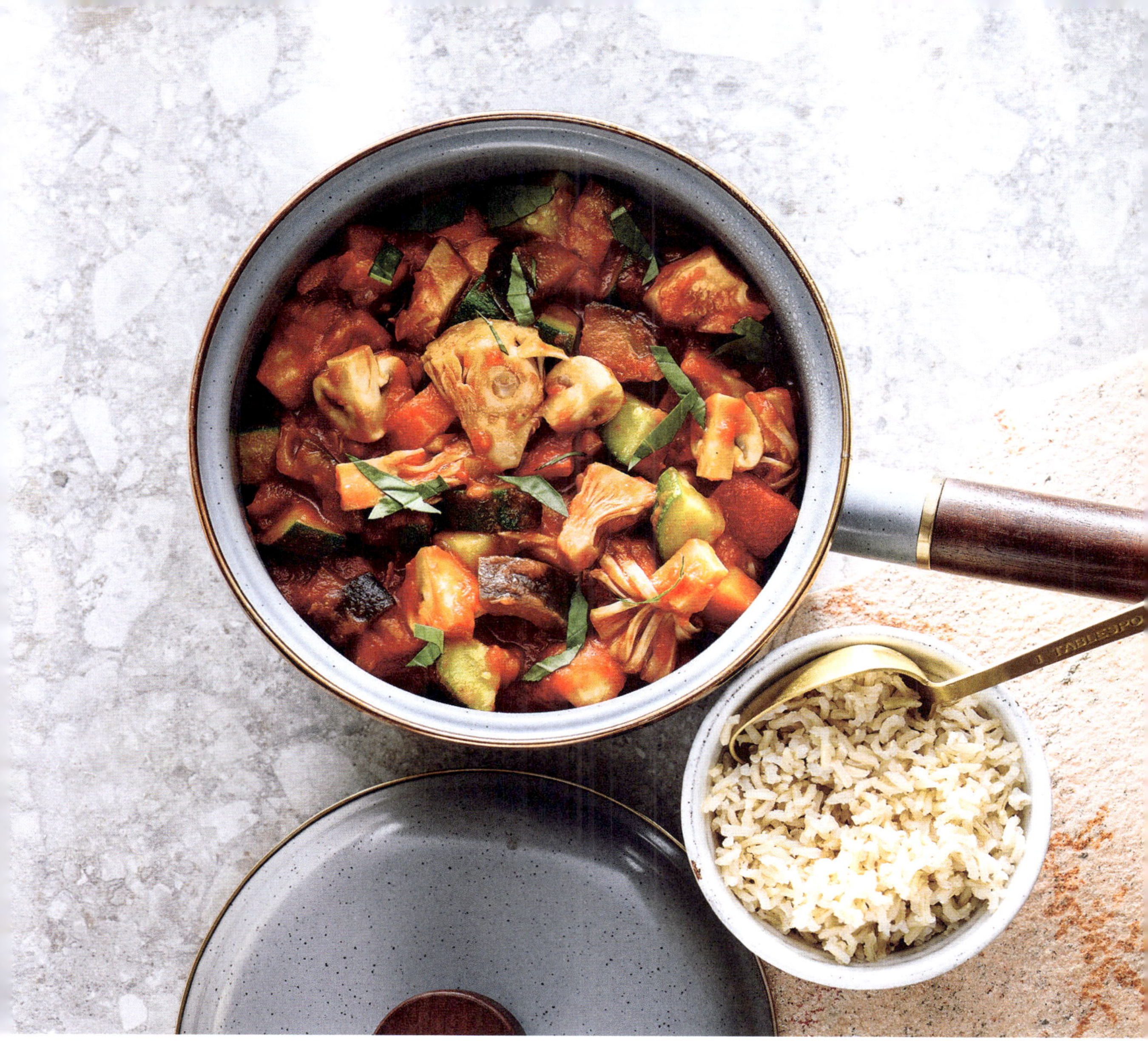

VARIANTE

38 G SONNENBLUMENHACK (GETROCKNET) STATT 200 G JACKFRUIT

Das Sonnenblumenhack kurz in lauwarmem Wasser einweichen. Anschließend in einem Sieb abtropfen lassen und anstelle der Jackfruit mit dem Gemüse in die Pfanne geben.

MAKRONÄHRSTOFFE	MIKRONÄHRSTOFFE
38 % KH 29 % Fett 33 % Eiweiß	B-Vitamine, Vitamin C, Vitamin E Eisen, Kalium, Magnesium

20,7 g KH | 6,4 g F | 18 g E | 236 kcal (pro Portion)

KÜRBIS-GRÜNKOHL-PFANNE

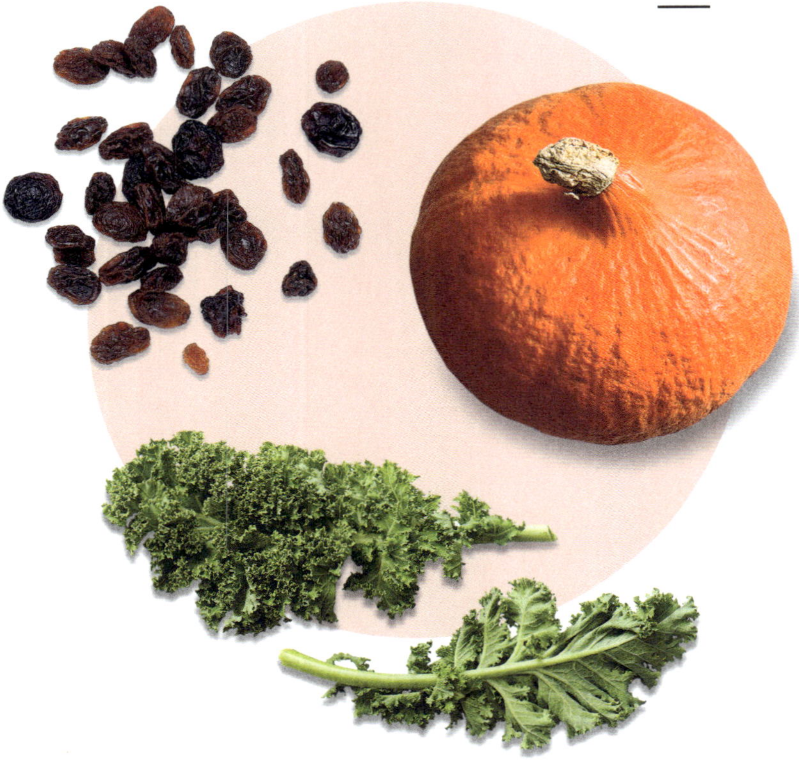

ZUTATEN

400 g Kürbis, geputzt
160 g Kichererbsen (gegart)
1 EL Kokosöl
2 EL Tahin (Sesampaste)
200 g Grünkohl
3 EL Rosinen
Zimt
Salz
Pfeffer
2 EL Kürbiskerne

Für 2 Personen
Zubereitungszeit: 30 Min.

MAKRONÄHRSTOFFE	MIKRONÄHRSTOFFE
38 % KH 44 % Fett 18 % Eiweiß	B-Vitamine, Vitamin C, Vitamin E, Vitamin K, Eisen, Calcium

44,3 g KH | 23,7 g F | 24,1 g E | 463 kcal (pro Portion)

ZUBEREITUNG

1 Den Kürbis putzen, entkernen und in kleine Würfel schneiden. Die Kichererbsen in ein Sieb abgießen und abtropfen lassen.

2 In einer Pfanne das Kokosöl erhitzen, darin die Kürbiswürfel zusammen mit den Kichererbsen andünsten.

3 Nach ca. 7 Min. mit 4–5 EL Wasser ablöschen. Nun das Tahin dazugeben und zugedeckt weitere 7 Min. köcheln lassen.

4 Währenddessen den Grünkohl waschen, trocken tupfen und in breite Streifen schneiden. Grünkohl zusammen mit den Rosinen in die Pfanne geben, 2–3 Min. mitköcheln lassen und das Ganze mit etwas Zimt, Salz und Pfeffer würzen.

5 Mit Kürbiskernen bestreuen und servieren.

TIPP: Statt Grünkohl kannst du auch ein anderes Kohlgemüse wie zum Beispiel Wirsing verwenden. Etwas Lupinen- oder Sojasauce gibt dem Gericht einen Extrakick.

GOOD TO KNOW:

Grünkohl ist nicht nur eine gute pflanzliche Proteinquelle, sondern hat unter allen Kohlsorten den höchsten Gehalt an Eisen. Er enthält beispielsweise pro Kalorie mehr Eisen als Rindfleisch.

VARIANTE

200 G ROTKOHL STATT KICHERERBSEN

Die Kichererbsen kannst du durch Rotkohl ersetzen. Die Rotkohlblätter in feine Streifen schneiden und zusammen mit dem Grünkohl in der Pfanne andünsten.

MAKRONÄHRSTOFFE	MIKRONÄHRSTOFFE
34 % KH 49 % Fett 17 % Eiweiß	Vitamin C, Vitamin E, Vitamin K Magnesium, Calcium, Selen

34,8 g KH | 20,8 g F | 18,0 g E | 438 kcal (pro Portion)

INNER-GLOW-CURRY

ZUTATEN

70 g Pak Choi
70 g Pastinake
100 g Blumenkohl
100 g Kartoffeln
½ Paprika
1 Karotte
40 g Mangofruchtfleisch
1 Schalotte
½ Knoblauchzehe
1 TL Kokosöl
200 ml Kokosmilch
½ Stange Zitronengras
1 TL gemahlener Ingwer
1 EL gemahlene Kurkuma
Saft von ½ Zitrone
1 Prise Chilipulver
gemahlener Koriander
Salz
Pfeffer
Kresse oder Sprossen
(nach Belieben)

Für 2 Personen
Zubereitungszeit: 40 Min.

ZUBEREITUNG

1 Das komplette Gemüse waschen, putzen und in mundgerechte Stücke schneiden. Mango ebenfalls in Stücke schneiden.

2 Schalotte und Knoblauch schälen und fein hacken.

3 Kokosöl in einer großen Pfanne erhitzen, darin Schalotte und Knoblauch glasig dünsten. Mit Kokosmilch und 100 ml Wasser ablöschen, kurz aufkochen lassen, dann das Gemüse zugeben und ca. 20 Min. zugedeckt köcheln lassen, bis das Gemüse gar ist.

4 Das Zitronengras in möglichst kleine Stücke schneiden und zusammen mit Ingwer und Kurkuma zum Gemüse geben.

5 Das Curry mit Zitronensaft, Chili, Koriander, Salz und Pfeffer würzen. Nach Belieben mit Kresse oder Sprossen bestreut servieren.

TIPP: Genieße das Curry mit Wildreis oder Parboiled Reis. Ein wenig frische Minze passt hervorragend dazu.

GOOD TO KNOW:

Durch die Vielfalt an Gemüse ist dieses Curry reich an antioxidativen, zellschützenden und entzündungshemmenden Inhaltsstoffen wie Beta-Carotin und Polyphenole.

MAKRONÄHRSTOFFE	MIKRONÄHRSTOFFE
33 % KH 59 % Fett 8 % Eiweiß	B-Vitamine, Vitamin C, Vitamin E Vitamin A, Eisen, Kalium

26,8 g KH | 20,9 g F | 4,9 g E | 333 kcal (pro Portion)

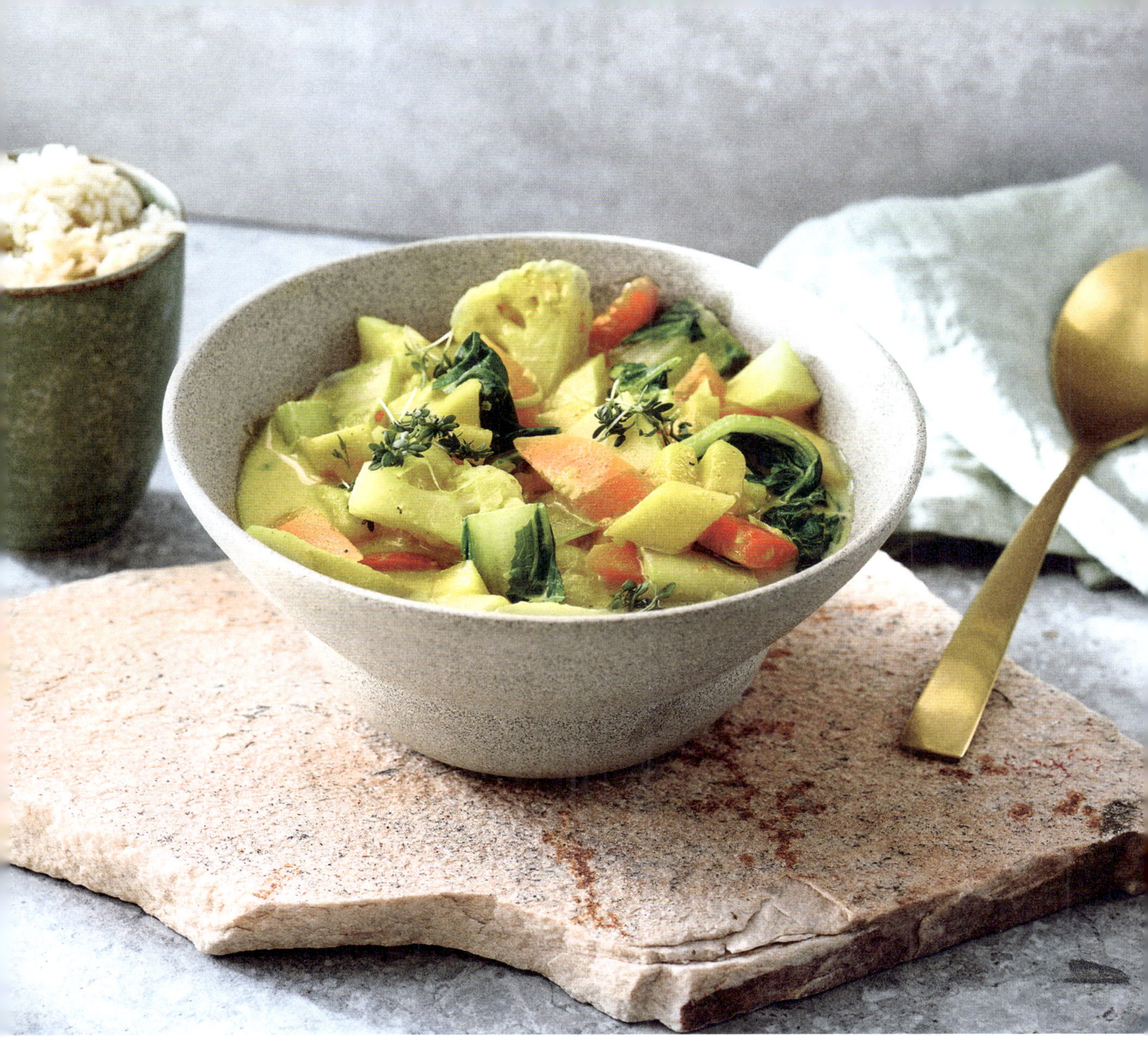

VARIANTE

+ 150 G KICHERERBSEN (GEGART)

Um den Proteinanteil zu erhöhen, kannst du noch Hülsenfrüchte wie Kichererbsen zu dem Curry geben. Dafür die Kichererbsen in ein Sieb geben, abbrausen und abtropfen lassen. Zusammen mit dem Gemüse in die Pfanne geben und garen.

MAKRONÄHRSTOFFE	+ MIKRONÄHRSTOFFE
36 % KH 54 % Fett 10 % Eiweiß	Vitamin B9 Eisen, Zink, Magnesium

36,6 g KH | 23,2 g F | 10,6 g E | 426 kcal (pro Portion)

BUNTES OFENGEMÜSE MIT TOMATENSAUCE

ZUTATEN

1 große Süßkartoffel
1 Rote-Bete-Knolle
1 Karotte
½ Knolle Fenchel
1 kleiner Zucchino
1 kleine Zwiebel
Paprikapulver
Oregano
Salz
Pfeffer
3 EL Olivenöl (nativ)
1 TL mediterrane Kräuter nach Wahl (getrocknet)

Für die Tomatensauce:
150 g passierte Tomaten
½ TL Curry
½ TL Salz
1 Prise Pfeffer

Für 2 Personen
Zubereitungszeit: 40 Min.

ZUBEREITUNG

1 Den Backofen auf 180° (Ober-/Unterhitze) vorheizen.

2 Süßkartoffel und Rote Bete schälen und würfeln. Karotte, Fenchel und Zucchino waschen und in mundgerechte Stücke schneiden. Etwas Fenchelgrün zur Seite legen. Die Zwiebel schälen und hacken.

3 Das Gemüse auf einem mit Backpapier ausgelegten Backblech verteilen, mit Paprikapulver, Oregano und etwas Salz und Pfeffer würzen und mit dem Olivenöl beträufeln. Im Backofen ca. 25 Min. backen.

4 Währenddessen für die Sauce die passierten Tomaten in einem kleinen Topf leicht erhitzen und würzen.

5 Das fertige Ofengemüse mit der Tomatensauce servieren und Fenchelgrün sowie mediterrane Kräuter nach Wahl darüberstreuen.

TIPP: Ofengemüse ist immer noch eines meiner absolut liebsten Rezepte, da es wirklich leicht zuzubereiten ist und nach Belieben variiert werden kann. Statt einer Süßkartoffel kannst du zum Beispiel Kartoffeln oder Kürbis wählen. Die Tomatensauce kannst du durch Hummus (siehe Seite 124), Cashew-Frischkäse (siehe Seite 122) oder Joghurtdressing als Dip (siehe Seite 151) ersetzen.

MAKRONÄHRSTOFFE	MIKRONÄHRSTOFFE
38 % KH 56 % Fett 6 % Eiweiß	Vitamin A, Vitamin C, Vitamin E Eisen, Kalium, Magnesium

37,6 g KH | 23,4 g F | 6,8 g E | 400 kcal (pro Portion)

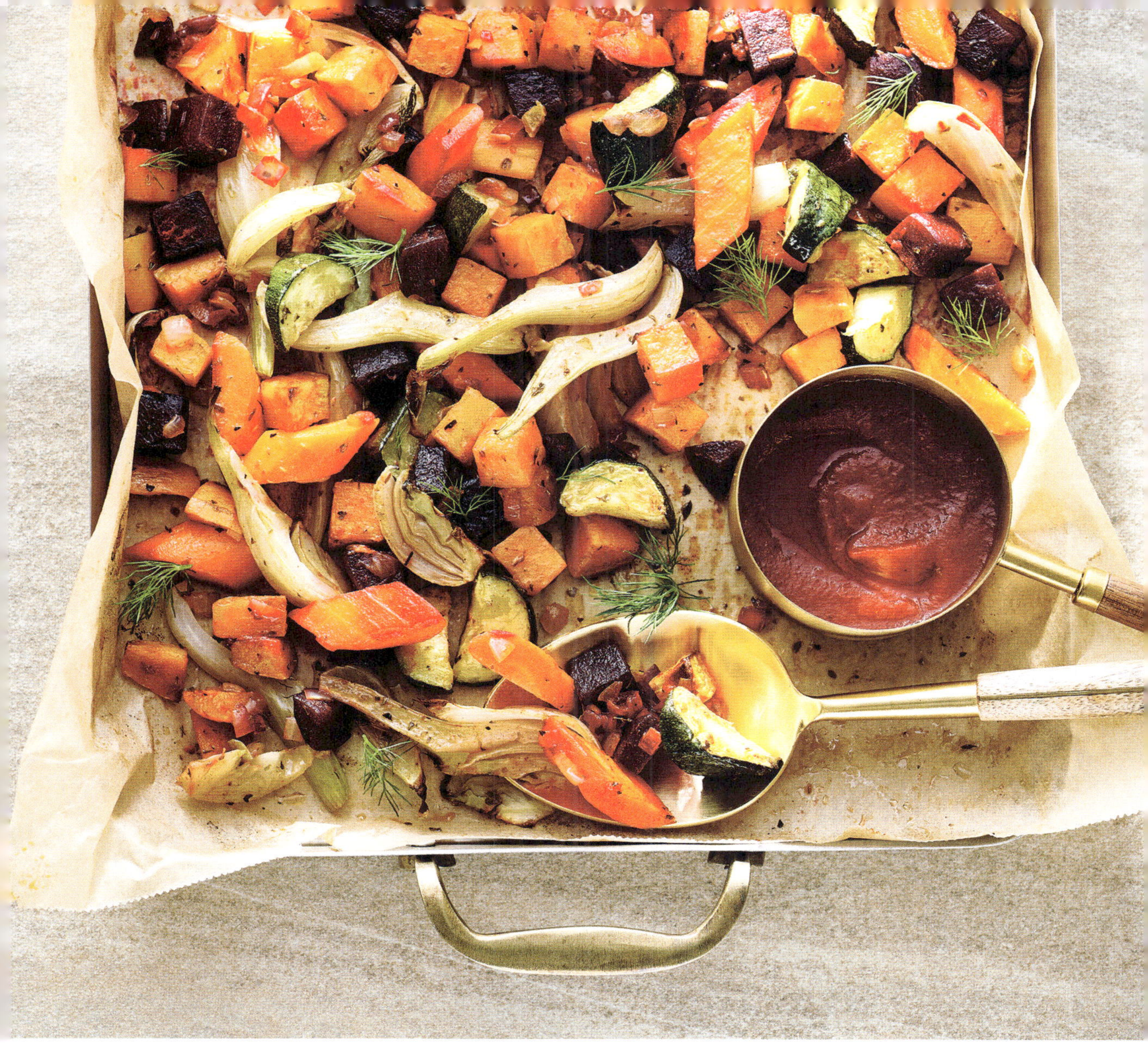

VARIANTE

+ 50 G SCHAFSKÄSE (FETA),
25 G WALNÜSSE

Um die Protein- und Calciumzufuhr zu erhöhen, kannst du noch ein paar Walnüsse und Schafskäse zum Ofengemüse geben. Den Käse in kleine Stücke schneiden und zusammen mit den Walnüssen über das fertige Ofengemüse streuen.

MAKRONÄHRSTOFFE	+ MIKRONÄHRSTOFFE
28 % KH 62 % Fett 10 % Eiweiß	Vitamin B12 Calcium Natrium

39,2 g KH | 38,5 g F | 12,7 g E | 573 kcal (pro Portion)

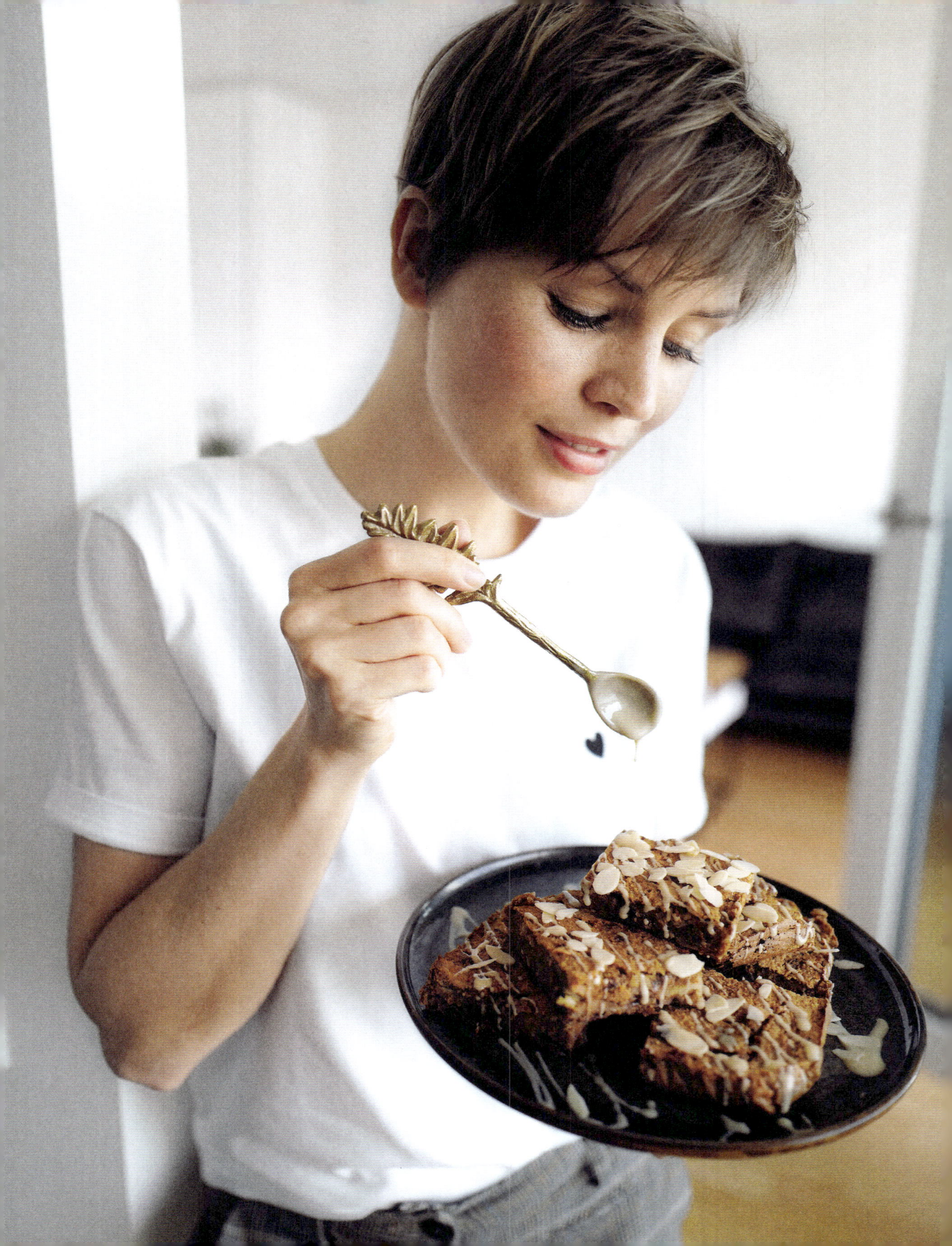

SWEETS

Gesund und basisch naschen?
Ja, das geht! Statt Weizen verwende
ich zum Beispiel Haferflocken,
Buchweizen, Mandeln oder Erdmandeln,
die zahlreiche wertvolle Nährstoffe
mit sich bringen. Ebenso gibt es feine
Süßungsalternativen wie Datteln, Agaven-
dicksaft oder Kokosblütenzucker.

BUCHWEIZENWAFFELN MIT APFELMUS

ZUTATEN

2 Äpfel
1 TL Zitronensaft
1 Banane
80 g Buchweizenmehl
30 g gemahlene Mandeln
1 TL Mandelmus
1 TL Weinsteinbackpulver
1 Prise Salz
½ TL gemahlene Bourbon-Vanille
220 ml Haferdrink
4 TL Kokosöl

Für 2 Personen (4 Waffeln)
Zubereitungszeit: 40 Min.

GOOD TO KNOW:

Verarbeite die Äpfel mit der Schale, da diese die meisten Ballaststoffe und Polyphenole enthält. Die darin enthaltenen Pektine können auch helfen, Schwermetalle aus dem Körper auszuleiten.
Das Apfelmus kannst du nach Belieben variieren: Ergänze je nach Saison zum Beispiel Rhabarber, Heidelbeeren oder Pflaumen und würze mit Kurkuma, Bourbon-Vanille, Zimt oder Ingwer.

ZUBEREITUNG

1 Zunächst für das Apfelmus die Äpfel waschen, entkernen und in kleine Stücke schneiden. Zusammen mit 50 ml Wasser und Zitronensaft in einen Topf geben und bei mittlerer Hitze ca. 20 Min. kochen. Alles mit einer Gabel zu einem Mus zerdrücken oder mit einem Pürierstab pürieren.

2 Für die Waffeln die Banane schälen, klein schneiden, in eine Schüssel geben und mit einer Gabel zerdrücken. Alle weiteren Zutaten bis auf das Kokosöl dazugeben und alles zu einem Teig verrühren.

3 Das Waffeleisen erhitzen, mit 1 TL Kokosöl einfetten und zwei große Esslöffel Teig hineingeben. Die Waffel 1–2 Min. goldbraun backen. Auf diese Weise vier Waffeln backen.

4 Die fertigen Waffeln mit dem Apfelmus servieren.

TIPP: Du hast kein Waffeleisen zu Hause? Dann kannst du den Teig auch wie Pancakes in der Pfanne ausbacken.
Wenn es schnell gehen soll, koche das Apfelmus schon am Vortag. Es hält sich im Kühlschrank ein paar Tage.

MAKRONÄHRSTOFFE	MIKRONÄHRSTOFFE
55 % KH 37 % Fett 8 % Eiweiß	B-Vitamine, Vitamin E, Eisen Calcium, Magnesium, Zink

36,3 g KH | 11,1 g F | 5,6 g E | 272 kcal (pro Waffel)

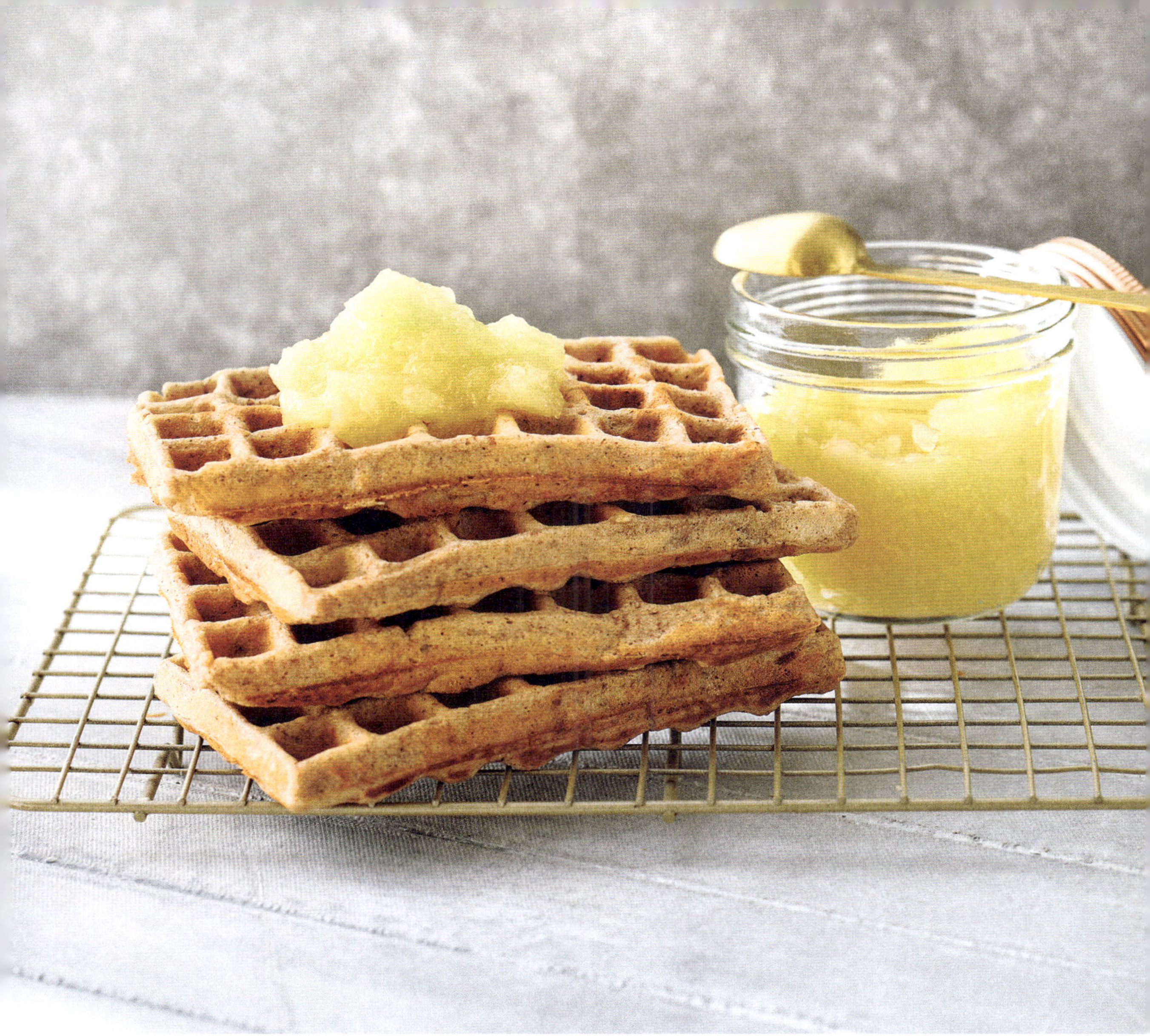

VARIANTE

+ 2 EL ERBSENPROTEIN

Um die Proteinzufuhr zu erhöhen, kannst du noch 1 EL Proteinpulver deiner Wahl unter den Teig rühren.

MAKRONÄHRSTOFFE	+ MIKRONÄHRSTOFFE
50 % KH 36 % Fett 14 % Eiweiß	Vitamin E Magnesium Eisen Zink

36,4 g KH | 11,5 g F | 9,6 g E | 289 kcal (pro Waffel)

PANNACOTTA MIT BEERENSAUCE

ZUTATEN

200 ml Mandeldrink
55 g weißes Mandelmus
1 Msp. gemahlene Bourbon-Vanille
2–3 EL Agavendicksaft
½ TL Agar-Agar

Für die Beerensauce:
50 g TK Heidelbeeren
½ TL Agavendicksaft
1 Messerspitze Agar-Agar
75 g frische Erdbeeren

Für 2 Personen
Zubereitungszeit: 15 Min.
Kühlzeit: 3 Std.

GOOD TO KNOW:

Ananas und Mango (siehe Variante) versorgen uns mit wertvollen Enzymen. Mango enthält das Enzym Amylase, welches den Körper dabei unterstützt, Kohlenhydrate aufzuspalten und besser zu verdauen. Ananas ist reich an Bromelain, dem eine entzündungshemmende und entschlackende Wirkung nachgesagt wird.

ZUBEREITUNG

1 Mandeldrink, Mandelmus, Bourbon-Vanille und Agavendicksaft in einer Schüssel mit einem Schneebesen verrühren.

2 Etwa 100 ml der Flüssigkeit in einen Topf gießen, mit Agar-Agar vermischen, zum Kochen bringen und 2 Min. köcheln lassen. Vom Herd nehmen und die restliche Flüssigkeit mit einem Schneebesen gut unterrühren, bis keine Klümpchen mehr vorhanden sind. In zwei Dessertgläschen füllen und mindestens 3 Std. kalt stellen.

3 Für die Sauce die Heidelbeeren in einem Topf mit 35 ml Wasser, Agavendicksaft und Agar-Agar vermengen, unter Rühren zum Kochen bringen und 2–3 Min. köcheln lassen. Die Erdbeeren halbieren und zu der Sauce geben. Die Sauce in den Kühlschrank stellen und quellen lassen.

4 Wenn die Pannacotta fest ist, auf einen Dessertteller stürzen, die Beerensauce daraufgeben und servieren.

TIPP: Als Topping passt etwas erfrischende Minze hervorragend. Achte darauf, dass es sich bei dem Produkt, das du verwendest, um 100 Prozent Agar-Agar handelt. Manche Hersteller fügen Zucker hinzu, was die Gelierkraft deutlich verringert.

MAKRONÄHRSTOFFE	MIKRONÄHRSTOFFE
27 % KH 62 % Fett 11 % Eiweiß	B-Vitamine, Vitamin C, Vitamin E Calcium, Magnesium, Zink

15,9 g KH | 15,8 g F | 6,6 g E | 245 kcal (pro Portion)

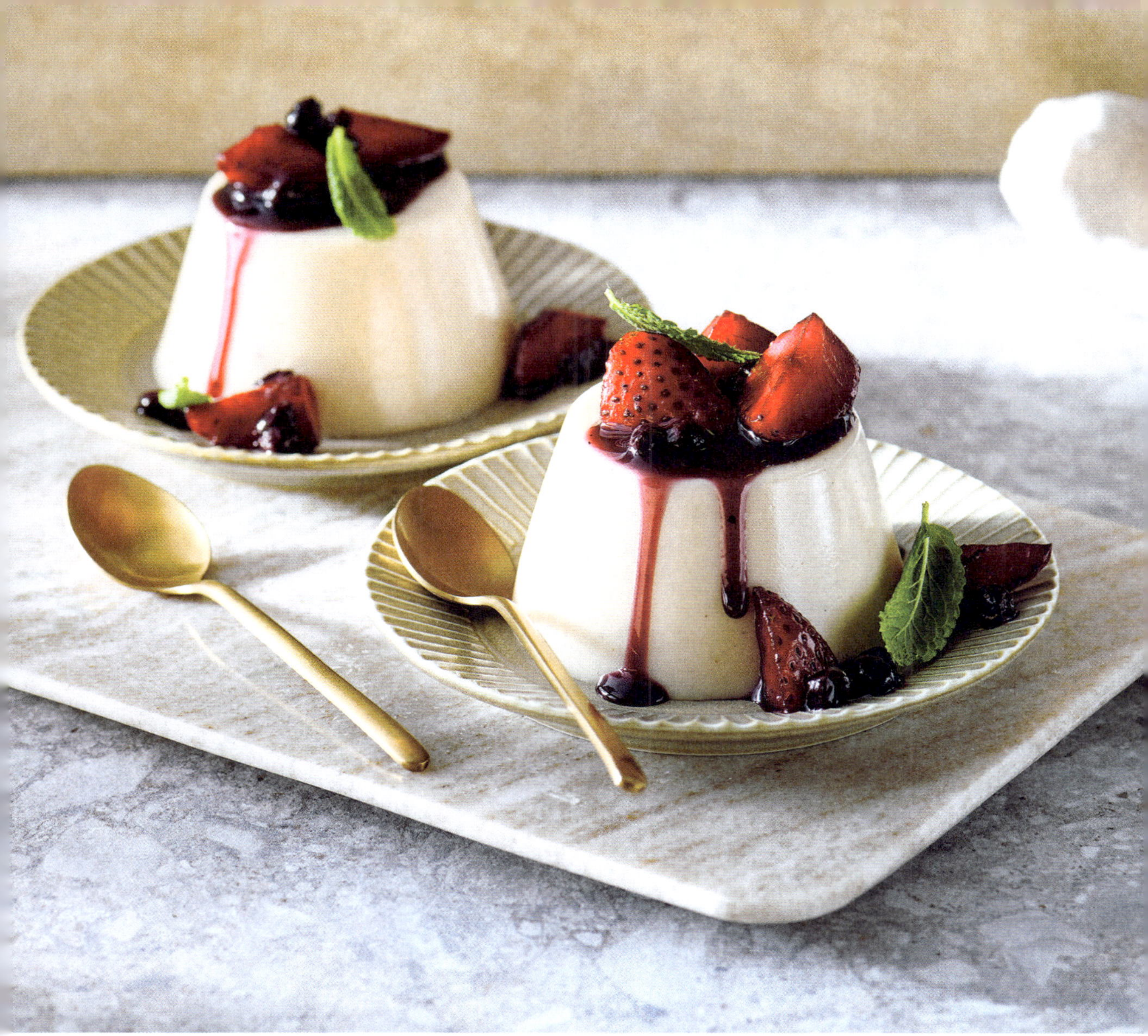

VARIANTE

75 G TK-MANGO, 50 G TK-ANANAS, ½ TL AGAVENDICKSAFT, 1 MSP. AGAR-AGAR STATT BEERENSAUCE

Mango und Ananas mit 35 ml Wasser aufkochen, 2–3 Min. köcheln lassen und pürieren. Agavendicksaft und Agar-Agar untermischen und im Kühlschrank quellen lassen.

MAKRONÄHRSTOFFE	MIKRONÄHRSTOFFE
30 % KH 60 % Fett 10 % Eiweiß	Vitamin A, B-Vitamine, Vitamin C Calcium, Magnesium, Zink

20,9 g KH | 15,5 g F | 6,5 g E | 261 kcal (pro Portion)

NICECREAM

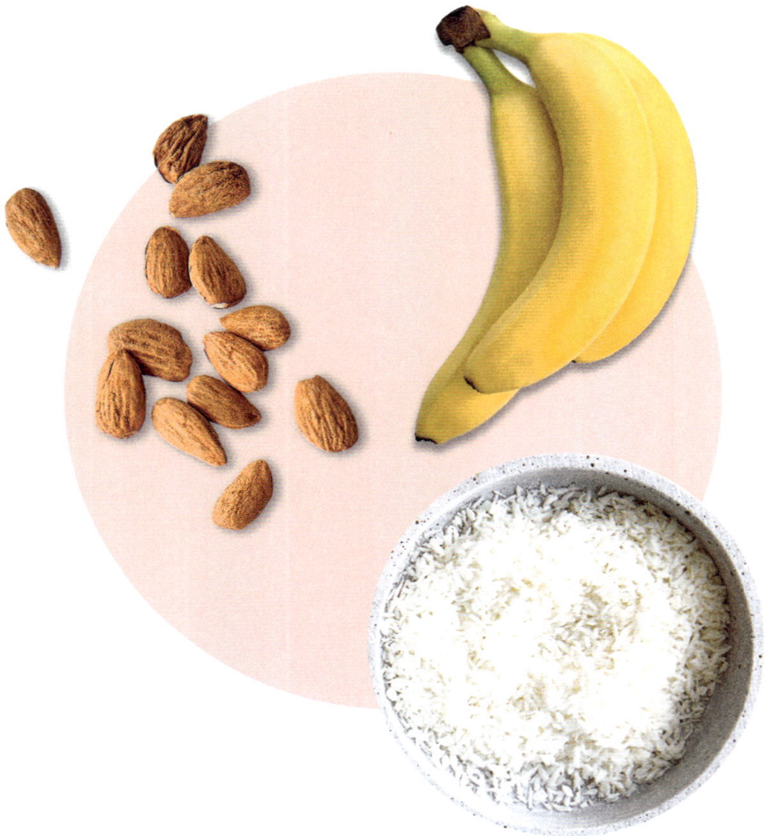

ZUTATEN

4 reife Bananen
300 g TK-Heidelbeeren
1 EL Mandelstifte
1 TL Kakao-Nibs
1 TL Kokosraspel

Für 2 Personen
Zubereitungszeit: 5 Min.
Gefrierzeit: 24 Std.

MAKRONÄHRSTOFFE	MIKRONÄHRSTOFFE
75 % KH 19 % Fett 6 % Eiweiß	B-Vitamine Vitamin C Vitamin E Eisen Kalium Magnesium

69,8 g KH | 7,4 g F | 6,3 g E | 408 kcal (pro Portion)

ZUBEREITUNG

1 Die Bananen schälen, in kleine Stücke schneiden, in einen Gefrierbeutel geben und für mindestens 24 Std. einfrieren.

2 Die Bananen aus dem Tiefkühlfach holen und kurz antauen lassen. Zusammen mit den gefrorenen Heidelbeeren in einen Mixer geben und zu einer cremigen Masse mixen.

3 In zwei Dessertschälchen füllen und mit Mandelsplittern, Kakao-Nibs und Kokosraspeln dekorieren.

TIPP: Je reifer die Bananen, desto süßer die Nicecream. Du kannst die Nicecream natürlich auch mit anderen Beeren und Früchten wie Himbeeren, Mango oder Kiwi zubereiten. Sie lässt sich auch sehr gut mit Matchapulver anreichern.

GOOD TO KNOW:
Heidelbeeren sind besonders reich an wertvollen Anthocyanen, die zu den stärksten zellschützenden Antioxidantien gehören und denen krebshemmende Eigenschaften nachgesagt wird.

VARIANTE

1 EL MANDELMUS STATT 300 G HEIDELBEEREN

Sehr lecker schmeckt das Eis auch mit Nussmus statt Heidelbeeren. Mein Favorit: Mandelmus-Nicecream. Dafür die Heidelbeeren einfach durch das Mandelmus ersetzen.

MAKRONÄHRSTOFFE	MIKRONÄHRSTOFFE
68 % KH	B-Vitamine, Vitamin E
23 % Fett	
9 % Eiweiß	Calcium, Zink, Magnesium

61 g KH | 9,3 g F | 6,5 g E | 377 kcal (pro Portion)

HIMBEER-RAW-CAKE

—

ZUTATEN

250 g Cashewkerne
100 g Mandeln
60 g Haferflocken
150 g Datteln (entsteint)
70 g Kokosöl
Salz
250 g Himbeeren
Zitronenabrieb
Bourbon-Vanille
Beeren oder Mandelblättchen zum Garnieren

Für 1 Raw Cake (12 Stücke)
Einweichzeit: 5 Std.
Zubereitungszeit: 15 Min.
Kühlzeit: 6 Std.

GOOD TO KNOW:

Ein absoluter Happy Cake, denn mit fast 290 mg Tryptophan pro 100 g gehören Cashewkerne zu den besten Lieferanten dieser Aminosäure, aus der der Körper das Glückshormon Serotonin herstellen kann.

ZUBEREITUNG

1 Zur Vorbereitung die Cashewkerne mindestens 5 Std. (am besten über Nacht) in Wasser einweichen. Danach in ein Sieb abgießen und abtropfen lassen.

2 Für den Boden Mandeln, Haferflocken, Datteln, 10 g Kokosöl und 1 Prise Salz in einen Multizerkleinerer geben und so lange zerkleinern, bis eine einheitliche klebrige Masse entsteht. Die Masse mit den Händen vorsichtig in eine Springform drücken.

3 Für die Creme die Cashewkerne zusammen mit den Himbeeren, dem restlichen Kokosöl (60 g), etwas Zitronenabrieb und Vanille in einen Multizerkleinerer geben und cremig mixen. Die Füllung gleichmäßig auf dem Kuchenboden verteilen.

4 Den Kuchen für 5–6 Std. in den Kühlschrank oder alternativ für 2–3 Std. in die Tiefkühltruhe stellen. 30 Min. vor dem Servieren herausnehmen und mit einem Messer in 12 Stücke schneiden. Hierfür das Messer vorher am besten in warmes Wasser tauchen.

5 Mit ein paar Beeren oder Mandelblättchen dekorieren und servieren.

MAKRONÄHRSTOFFE	MIKRONÄHRSTOFFE
28 % KH 60 % Fett 12 % Eiweiß	Vitamin E, B-Vitamine, Eisen Kalium, Magnesium, Zink

17,3 g KH | 15,5 g F | 7,6 g E | 247 kcal (pro Stück)

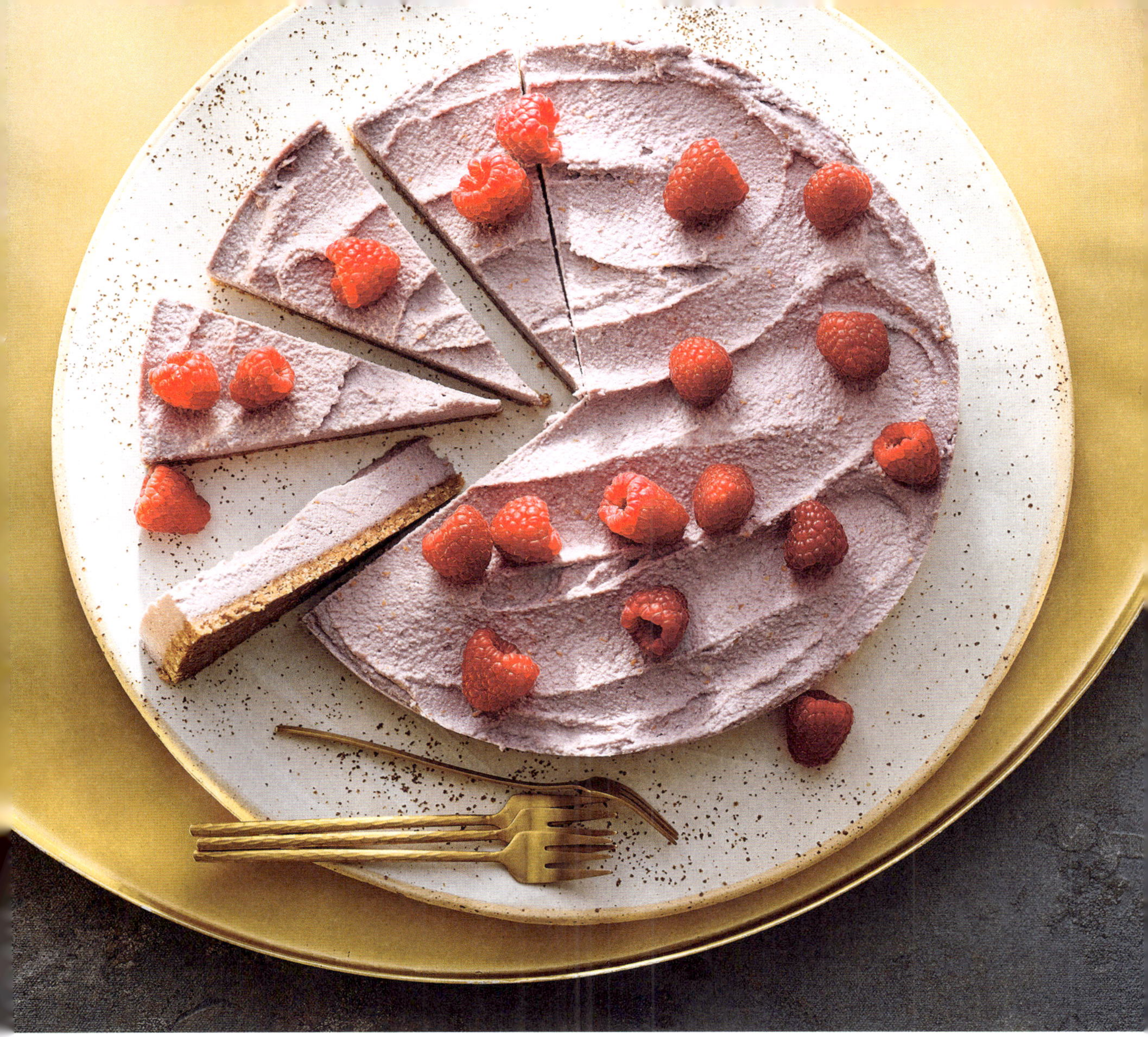

VARIANTE

60 G BUCHWEIZENFLOCKEN
STATT 60 G HAFERFLOCKEN

Als geschmackliche Variante kannst du statt der Haferflocken fein gemahlene Nüsse oder Buchweizenflocken verwenden.

MAKRONÄHRSTOFFE	MIKRONÄHRSTOFFE
31 % KH 57 % Fett 12 % Eiweiß	Vitamin E, B-Vitamine, Eisen, Kalium, Magnesium, Zink

17,9 g KH | 15,1 g F | 7,4 g E | 246 kcal (pro Portion)

ERDMANDELCOOKIES

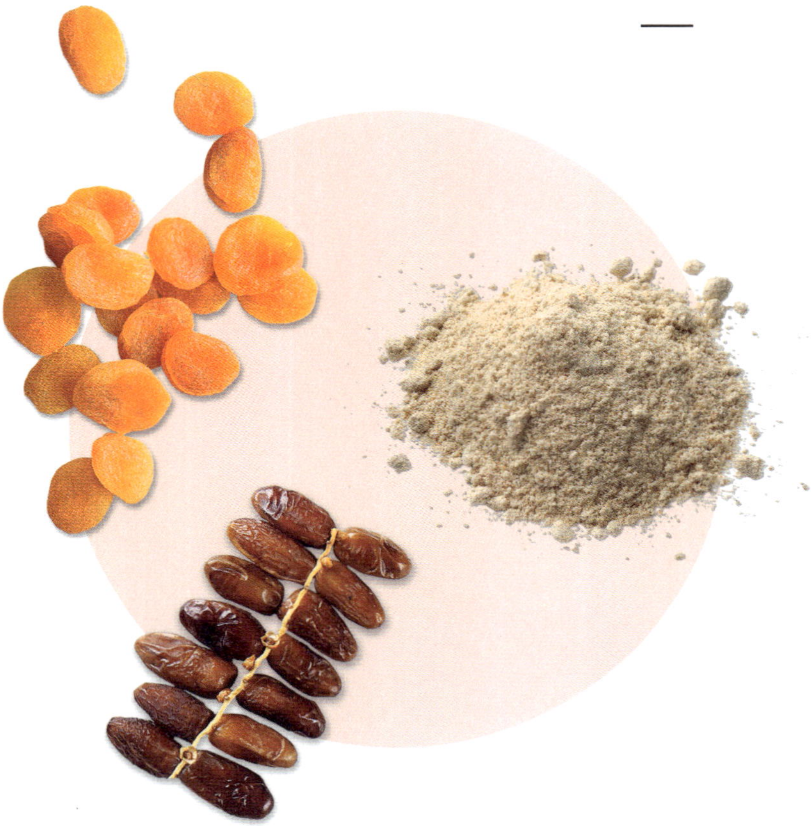

ZUTATEN

75 g Erdmandelflocken
25 g geschrotete Leinsamen
50 g Buchweizenflocken
40 g getrocknete Aprikosen
40 g Datteln (entsteint)
25 g gehobelte Mandeln
½ TL Natron
1 TL Apfelessig (naturtrüb)

Für ca. 20 kleine Cookies
Zubereitungszeit: 35 Min.
Quellzeit: 30 Min.

MAKRONÄHRSTOFFE	MIKRONÄHRSTOFFE
48 % KH 42 % Fett 10 % Eiweiß	B-Vitamine, Vitamin C, Vitamin E Eisen, Kalium, Magnesium

5,3 g KH | 2,1 g F | 1,2 g E | 47 kcal (pro Stück)

ZUBEREITUNG

1 Erdmandelflocken, Leinsamen und Buchweizenflocken in 200 ml Wasser einweichen und mindestens 30 Min. quellen lassen.

2 Die getrockneten Aprikosen und Datteln in einen Multizerkleinerer geben und klein hacken.

3 Den Backofen auf 200° (Ober-/Unterhitze) vorheizen.

4 Nun die Trockenfrüchte mit den Erdmandelflocken, Leinsamen und Buchweizenflocken vermengen, die gehobelten Mandeln sowie Natron und Apfelessig dazugeben.

5 Ein Backblech mit Backpapier auslegen. Den Teig esslöffelweise auf das Blech geben und leicht andrücken.

6 Das Blech in den Ofen schieben und die Cookies ca. 20 Min. backen, bis die knusprig braun sind.

7 Herausnehmen und auskühlen lassen.

TIPP: Als Topping kannst du etwas Mandelmus über die Cookies geben oder etwas Schokolade: dafür dunkle Schokolade (mind. 70 % Kakaoanteil) in einem Topf schmelzen und anschließend auf die Cookies träufeln. Yummy! Die Kekse sind auch perfekt für unterwegs.

VARIANTE

+ 2 EL KAKAO-NIBS

Schokoladen-Junkie? Dann gib zusätzlich ein paar Kakao-Nibs in den Teig.

MAKRONÄHRSTOFFE	+ MIKRONÄHRSTOFFE
43 % KH 45 % Fett 12 % Eiweiß	Calcium, Zink, Magnesium

5,4 g KH | 2,5 g F | 1,3 g E | 51 kcal (pro Stück)

ENERGY-BALLS

ZUTATEN

100 g Datteln (entsteint)
60 g ganze Mandeln
50 g Vollkornhaferflocken
1 EL Mandelmus
1 TL gemahlener Ceylon-Zimt
Salz
30 g Kokosraspel

Für 10 Energy-Balls
Zubereitungszeit: 15 Min.
Kühlzeit: 1 Std.

GOOD TO KNOW:

Datteln sind ein wahrer Powersnack für zwischendurch und optimal bei Heißhungerattacken. Sie liefern dir nicht nur viele Vitamine und Mineralstoffe, sondern halten auch deinen Blutzuckerspiegel schön niedrig und enthalten wertvolle Ballaststoffe, die den Stoffwechsel ankurbeln.

ZUBEREITUNG

1 Datteln und Mandeln in einen Multizerkleinerer geben und klein hacken. Haferflocken, Mandelmus, Zimt und 1 Prise Salz dazugeben und alles zu einer gleichmäßigen Masse verarbeiten.

2 Aus dem Teig kleine Kugeln formen und diese in Kokosraspeln wälzen.

3 Die Energy-Balls mindestens 1 Std. im Kühlschrank fest werden lassen.

TIPP: Statt Kokosraspeln funktioniert zum Beispiel auch Fruchtpulver wie Himbeerpulver oder Matchapulver als Topping.

MAKRONÄHRSTOFFE	MIKRONÄHRSTOFFE
38 % KH 52 % Fett 10 % Eiweiß	B-Vitamine, Vitamin E, Eisen Magnesium, Zink, Kalium

10,3 g KH | 6,4 g F | 2,8 g E | 113 kcal (pro Stück)

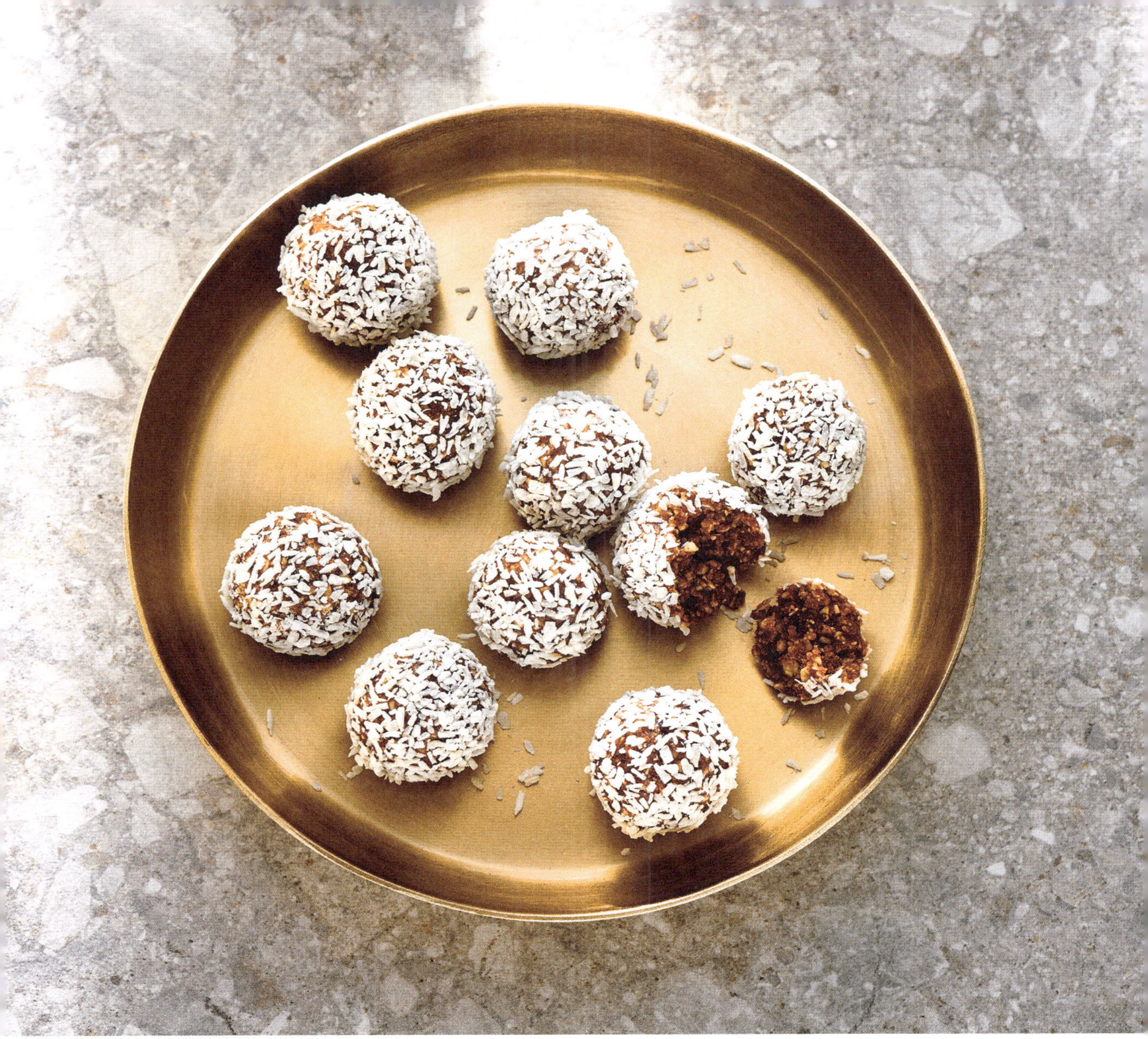

VARIANTE

\+ 2 KLEINE KAROTTEN

Zu diesen Energy Balls passen Karotten perfekt und machen daraus ein absolutes Beauty-Food. Die Karotten waschen, zerkleinern, mit einem Multizerkleinerer fein raspeln und zur Teigmasse geben. 14–16 kleine Kugeln formen und im Kühlschrank fest werden lassen.

MAKRONÄHRSTOFFE	+ MIKRONÄHRSTOFFE
40 % KH 50 % Fett 10 % Eiweiß	Vitamin A Vitamin C

11,3 g KH | 6,4 g F | 3 g E | 119 kcal (pro Stück)

Bücher und Links

LESENSWERTE BÜCHER

Ernährung

Elmadfa, Ibrahim / Fritzsche, Doris / Meyer, Alexa Leonie / Muskat, Erich: **Die große GU Nährwert-Kalorien-Tabelle 2022/23.** Gräfe und Unzer

Frey, Hannah: **Inner Glow.** Gräfe und Unzer

Greger, Michael: **How Not To Die.** Unimedica

Grillparzer, Marion: **Meine GLYX-Zahlen.** Gräfe und Unzer

Kast, Bas: **Der Ernährungskompass.** C. Bertelsmann

Servan-Schreiber, David: **Das Antikrebs-Buch.** Goldmann

Smollich, Martin: **Das große Praxisbuch Ernährungsmedizin.** Gräfe und Unzer

Mindset

Coelho, Paulo: **Der Alchimist.** Diogenes

Egorov, Egor: **10 Atemzüge und nie wieder müde.** Gräfe und Unzer

Hartley, Aimee: **Richtig gut atmen.** ZS

Mertens, Wilhelm / Oberlack, Helmut: **Qigong.** Gräfe und Unzer

Strelecky, John: **Das Cafe am Rande der Welt.** dtv

Strelecky, John: **The Big Five for Life.** dtv

Thich Nhat Hanh: **Leben ist, was jetzt passiert.** Heyne

Interessante und nützliche Links

Deutsche Gesellschaft für Ernährung
www.dge.de

Österreichische Gesellschaft für Ernährung
www.oege.at

Schweizerische Gesellschaft für Ernährung
www.sge-ssn.ch

5 am Tag
Infos rund um die Kampagne 5 am Tag
www.5amtag.de

Säure-Basen-Forum
Informationen und Studien zum Thema **Säure-Basen-Haushalt** aus Medizin und Forschung
www.saeure-basen-forum.de

Lebensmittelklarheit
Portal der Verbraucherzentralen mit Informationen rund um die Kennzeichnung von Lebensmitteln
www.lebensmittelklarheit.de

foodwatch – die Lebensmittelretter
Organisation, die gegen verbraucherfeindliche Praktiken der Lebensmittelindustrie und für das Recht auf qualitativ gute, gesundheitlich unbedenkliche Lebensmittel kämpft
www.foodwatch.org/de

Deutsche Allianz Nichtübertragbare Krankheiten (DANK)
Zusammenschluss von mehreren wissenschaftlich-medizinischen Fachgesellschaften, Verbänden und Forschungseinrichtungen
www.dank-allianz.de

World Cancer Research Fund International
Organisation, die sich mit Krebsprävention und mit den Zusammenhängen zwischen Ernährung, körperlicher Aktivität und Krebs befasst
www.wcrf.org/diet-and-cancer/cancer-prevention-recommendations (englisch)

EAT
Wissenschaftsbasierte globale Plattform für die Transformation des Lebensmittelsystems
eatforum.org (englisch)

Empfehlenswerte Apps

YAZIO
Überblick über Kalorien und Nährstoffe der Lebensmittel

Saisonkalender
Der Saisonkalender des Bundeszentrums für Ernährung (BZfE) für Obst und Gemüse

Gartenplaner fürs Gemüsebeet
Planungshilfe zum Selbstanbau

Wasser trinken Erinnerung Lama
Erinnerung daran, genügend Wasser zu trinken

Headspace
Meditation, Entspannung und Schlaf

Calm
Meditation, Entspannung und Schlaf

Register

Die Autorin

Carolin Kotke ist Ernährungscoach, Healthy-Living-Bloggerin und Brustkrebsaktivistin. 2017, mit 29 Jahren, erkrankte sie an Brustkrebs, was ihr Leben drastisch veränderte. Sie beschäftigte sich intensiv mit gesunder Ernährung und absolvierte schließlich eine Ausbildung als Ernährungsberaterin. Heute lebt sie viel bewusster und unbeschwerter und möchte auch viele andere Menschen zu einem gesünderen Lebensstil motivieren.

2020 startete Carolin mit ihren ersten »eat well, feel better«-Seminaren. Daraus entwickelte sich die gleichnamige Online-Seminarreihe, in der sie ihr Wissen rund um das Thema nährstoffoptimierte Ernährung und Säure-Basen-Haushalt teilt.

Im Oktober 2021 brachte sie ihren ersten Ernährungsratgeber für Krebspatienten »Ernährung bei Krebs: Wie komme ich gut durch die Therapie?« heraus. Er kann hier kostenlos heruntergeladen werden:
carolionk.com/wp-content/uploads/2021/10/Ernaehrung_bei_Krebs_web.pdf.

Sie engagiert sich bei vielerlei Events, unter anderem in öffentlichen Einrichtungen wie Kliniken und Krankenhäusern, um den Menschen mehr Bewusstsein für eine gesunde und ausgewogene Ernährung nahezubringen.

Mehr über Carolin Kotke unter carolionk.com

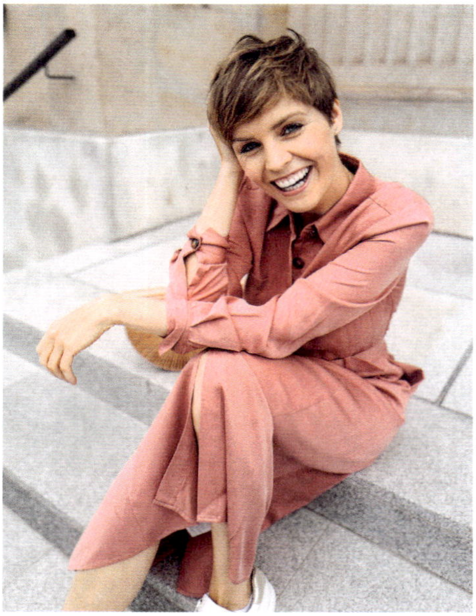

Nicht nur das Äußere profitiert von gesundem Beauty-Food – meine neu gewonnene Energie ist unbezahlbar!

MEHR ENERGIE, MEHR WOHLBEFINDEN!

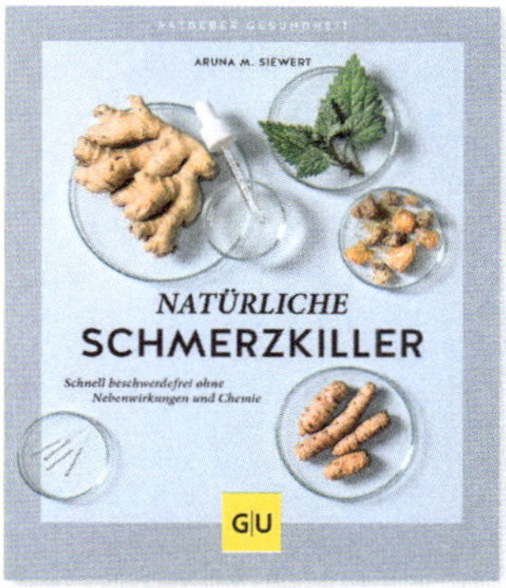

ISBN 978-3-8338-7312-6

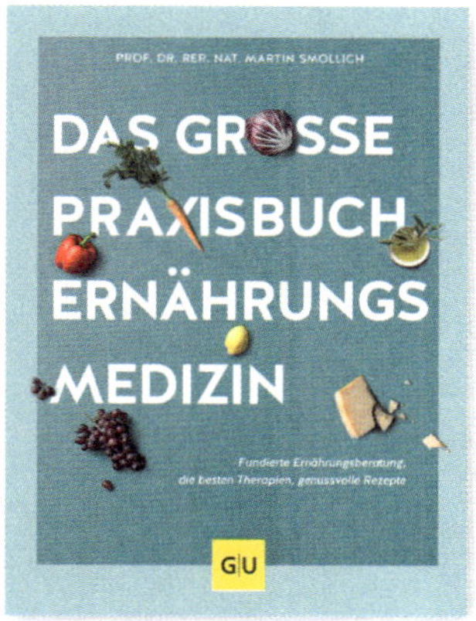

ISBN 978-3-8338-7915-9

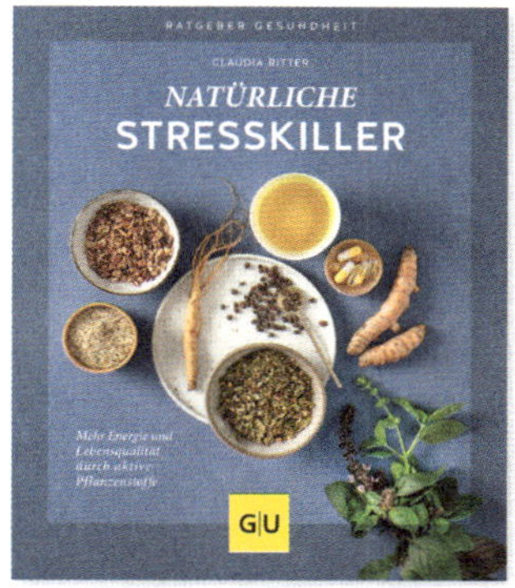

ISBN 978-3-8338-7550-2

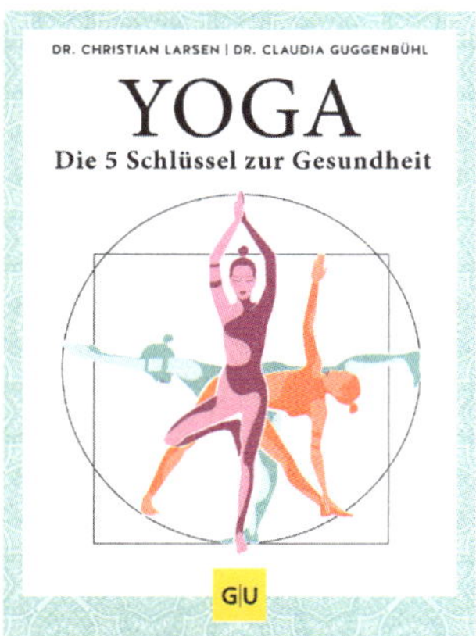

ISBN 978-3-8338-7896-1

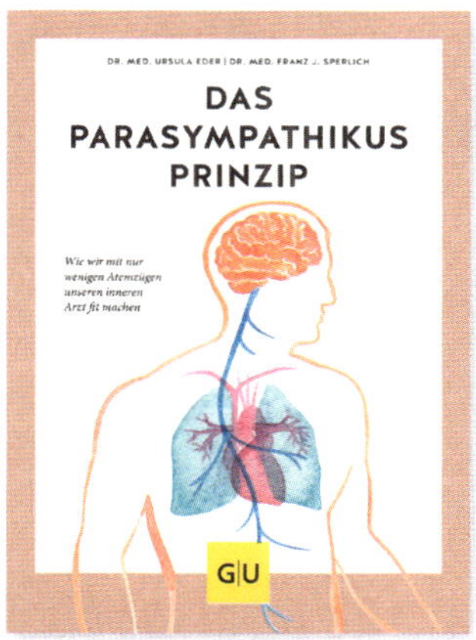

ISBN 978-3-8338-7088-0

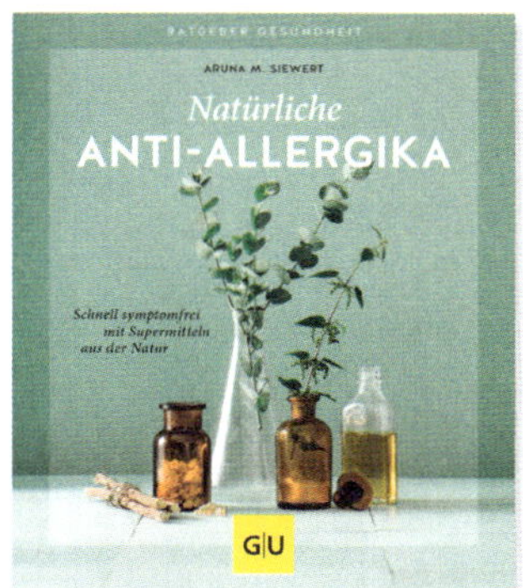

ISBN 978-3-8338-7118-4

e Alle hier vorgestellten Bücher sind auch als eBook erhältlich.

G|U

Mehr von GU auf **www.gu.de** und **facebook.com/gu.verlag**

LIEBE LESERINNEN UND LESER,

wir wollen Ihnen mit diesem Buch Informationen und Anregungen geben, um Ihnen das Leben zu erleichtern oder Sie zu inspirieren, Neues auszuprobieren. Wir achten bei der Erstellung unserer Bücher auf Aktualität und stellen höchste Ansprüche an Inhalt und Gestaltung. Alle Anleitungen und Rezepte werden von unseren Autoren, jeweils Experten auf ihren Gebieten, gewissenhaft erstellt und von unseren Redakteur*innen mit größter Sorgfalt ausgewählt und geprüft.

Haben wir Ihre Erwartungen erfüllt? Sind Sie mit diesem Buch und seinen Inhalten zufrieden? Wir freuen uns auf Ihre Rückmeldung. Und wir freuen uns, wenn Sie diesen Titel weiterempfehlen, in Ihrem Freundeskreis oder bei Ihrem Online-Kauf.

Sollten wir Ihre Erwartungen so gar nicht erfüllt haben, tauschen wir Ihnen Ihr Buch jederzeit gegen ein gleichwertiges zum gleichen oder ähnlichen Thema um.

KONTAKT ZUM LESERSERVICE

GRÄFE UND UNZER VERLAG
Grillparzerstraße 12
81675 München
www.gu.de

GRÄFE UND UNZER

Ein Unternehmen der
GANSKE VERLAGSGRUPPE

Impressum

GU ist eine eingetragene Marke der GRÄFE UND UNZER VERLAG GmbH, www.gu.de

ISBN 978-3-8338-8179-4
1. Auflage 2022

Projektleitung: Nadine Widl
Lektorat: Annette Gillich-Beltz
Bildredaktion: Simone Hoffmann
Umschlaggestaltung und Layout: Marta Olesniewicz/Stephanie Reindl, ki 36, München
Herstellung: Susanne Fuhrmann
Satz: griesbeckdesign, Dorothee Griesbeck
Repro: Longo AG, Bozen
Druck & Bindung: aprinta GmbH, Wemding

UMWELTHINWEIS:

Nachhaltigkeit ist uns sehr wichtig. Der Rohstoff Papier ist in der Buchproduktion hierfür von entscheidender Bedeutung. Daher ist dieses Buch auf PEFC-zertifiziertem Papier gedruckt. PEFC garantiert, dass ökologische, soziale und ökonomische Aspekte in der Verarbeitungskette unabhängig überwacht werden und lückenlos nachvollziehbar sind.

BILDNACHWEIS:

Cover: Georg Verhasselt
Rezeptfotos: Katrin Winner
Illustrationen: Susan Hassmann/Kombinatrotweiss

Adobe Stock: S. 39, 52, 58, 88 u., 102 o., 102 re., 108 u., 116 re., 122 u., 130 li., 130 re., 144 re., 150, 151, 152, 153, 160 re., 164, 168 u.; Getty Images: S. 128 u., 184 re.; Dorothee Griesbeck: S. 23, 30, 43, 45, 51, 54, 63, 67; GU-Archiv/Pia Bublies: S. 72–75; iStockphoto: S. 88 o., 94, 102 u., 104, 108 o., 110, 112, 116 o., 116 li., 118, 122 o., 122 li., 124 o., 124 li., 128 li., 128 re., 130 o., 138, 144 o., 144 li., 180 o.; Carolin Kotke: S. 49 u., 61, 65, 71; seasons.agency/Barbara Bonisolli: S. 184 li.; seasons.agency/Maria Brinkop: S. 180 li.; seasons agency/Julia Hoersch: S. 124 u.; seasons.agency/Coco Lang: S. 168 re.; seasons.agency/Nicolas Leser: S. 184 u.; seasons.agency/Nicky Walsh: 160 o., 180 u.; Shutterstock: S. 59, 88 re., 108 re., 160 u., 168 li.; Georg Verhasselt: S. 4, 8, 28, 31, 33, 35, 36, 39, 46, 48, 49 o., 50, 55, 57, 60, 61, 70, 78, 79, 82, 98, 114, 132, 154, 174, 190, U4; Vije Vijendranath/Unsplash: S. 14

Bildredaktion: Simone Hoffmann

Syndication: seasons.agency

WICHTIGER HINWEIS

Die Gedanken, Methoden und Anregungen in diesem Buch stellen die Meinung bzw. Erfahrung der Verfasserin dar. Sie wurden von der Autorin nach bestem Wissen erstellt und mit größtmöglicher Sorgfalt geprüft. Sie bieten jedoch keinen Ersatz für persönlichen kompetenten medizinischen Rat. Jede Leserin, jeder Leser ist für das eigene Tun und Lassen auch weiterhin selbst verantwortlich. Weder Autorin noch Verlag können für eventuelle Nachteile oder Schäden, die aus den im Buch gegebenen praktischen Hinweisen resultieren, eine Haftung übernehmen.